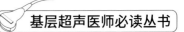
基层超声医师必读丛书

# 心脏超声解剖
# 及临床应用手册

XINZANG CHAOSHENG JIEPOU JI LINCHUANG YINGYONG SHOUCE

主　编　丁云川　王庆慧　陈　剑
副主编　罗庆祎　苏　璇　李建华
　　　　李海燕　赵　丽　崔　丽

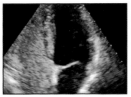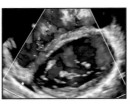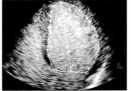

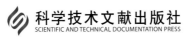
科学技术文献出版社
SCIENTIFIC AND TECHNICAL DOCUMENTATION PRESS

·北京·

**图书在版编目（CIP）数据**

心脏超声解剖及临床应用手册/丁云川，王庆慧，陈剑主编. —北京：科学技术文献出版社，2022.7（2023.3重印）

（基层超声医师必读丛书）

ISBN 978-7-5189-9002-3

Ⅰ.①心… Ⅱ.①丁… ②王… ③陈… Ⅲ.①心脏病—超声波诊断—手册 Ⅳ.① R540.4-62

中国版本图书馆 CIP 数据核字（2022）第 046970 号

**心脏超声解剖及临床应用手册**

| | | |
|---|---|---|
| 策划编辑：张　蓉　责任编辑：张　蓉　危文慧　责任校对：王瑞瑞　责任出版：张志平 | | |
| 出　版　者 | 科学技术文献出版社 | |
| 地　　　址 | 北京市复兴路15号　邮编 100038 | |
| 编　务　部 | （010）58882938，58882087（传真） | |
| 发　行　部 | （010）58882868，58882870（传真） | |
| 邮　购　部 | （010）58882873 | |
| 官 方 网 址 | www.stdp.com.cn | |
| 发　行　者 | 科学技术文献出版社发行　全国各地新华书店经销 | |
| 印　刷　者 | 北京地大彩印有限公司 | |
| 版　　　次 | 2022 年 7 月第 1 版　2023 年 3 月第 2 次印刷 | |
| 开　　　本 | 889×1194　1/32 | |
| 字　　　数 | 325千 | |
| 印　　　张 | 10.75 | |
| 书　　　号 | ISBN 978-7-5189-9002-3 | |
| 定　　　价 | 118.00元 | |

由丁云川教授、王庆慧教授、陈剑教授主编的《心脏超声解剖及临床应用手册》，称主要面对基层超声医师，但仔细读完全书后，却感觉这是一本针对临床医师、超声工作者且具有极强指导性和操作性的工具书，可见丁教授团队略有过谦之嫌。

本书不但从解剖学、超声图像识别等方面详细阐述了心血管系统相关的疾病，并且将超声诊断思路、鉴别诊断和报告书写方面的问题也娓娓道来，有很强的实用性。书中也介绍了大量的新技术和新观点，配上可通过扫码观看的精美动态图像，令人爱不释手。

我与丁云川教授认识已久，知其长期从事超声心动图专业工作，为人诚恳、和善可亲，对专业孜孜不倦，力求完美。忆起十多年前国内刚开展三维工作不久，在一次专业会议上交流时，我为丁教授对三维的理解、发展和未来期望的观点甚为惊讶，当时国内对三维的临床应用尚有争议，而现在却已在临床广泛应用，可见丁教授眼界之高远。

超声心动图发展至今，已成为临床必不可少且广泛应用的诊断工具之一，但由于其发展过快，许多临床和超声医学从业者对该技术的掌握程度略有不足。希望广大的年轻医师抽出时间，读读本书，让思想跟上身体前进的步伐，且行且珍惜。

2022.7.1

前　言

　　由于超声诊断技术具有方便、无创、重复性和准确度高等优势，其在临床中的应用极为广泛，尤其是近些年，随着各种超声成像技术的出现及革新，超声诊断在临床工作中占有举足轻重的地位，已成为临床诊断不可或缺的检查技术。对于临床医师，尤其是一些基层超声及临床医师，迫切需要一套简明实用、指导性强的基础丛书，因此，为了使全国基层超声医师能够共享先进的精英培养理念、优质医疗与教学资源，与专业领域的专家们近距离接触，切实学习到过硬的技术并提升学术水平，在科学技术文献出版社的组织邀请下，国内一流三甲医院的著名专家编写了本套《基层超声医师必读丛书》，力求将先进的专业技术传递到基层。

　　本书是《基层超声医师必读丛书》系列之一，详细地讲解了心脏和大血管系统相关疾病的临床及超声诊断知识，采用图文并茂的方式，在突出基础理论知识的同时，注重实用性，并加入了超声心动图的新技术、新理论，另外，为展现疾病的整体临床诊断思路，还加入了"报告书写"板块，使得本书内容饱满、不失趣味。旨在为基层超声和临床医师提供一本通俗易懂、重点突出、实用高效的专业参考书。

　　参编人员均为长期从事心脏超声的临床专家，具有丰富的临床和教学经验。本书在汇集专家们宝贵专业经验的同时，还体现了近年来超声领域的新理论、新观点、新进展，旨在提高基层医师分析问题、解决问题的能力并具有交互功能。本书以简明、精炼、实用为编写原则，使其内容尽量条理化；选图精良，具有代表性，超声征象明显，并配有线条图辅以文字说明，对临床诊断具有指导意义。

　　全书共分为17章，前7章介绍了心脏超声物理基础和仪器调节、正常心脏超声解剖及标准切面（经胸和经食管）、心功能评估及心脏超声造影技术；第8至16章依次介绍了冠状动脉粥样硬化性心脏病、心肌病、心脏瓣膜病、先天性心脏病、心包疾病、人工瓣膜、心内膜炎、心脏占位、主动脉相关疾病，每个章节按照超声解剖概要、相关切面、超声表现（包含二维超声、M型超声、多普勒技术、经食管超声心动图及声学造影等）、操作技巧、鉴别诊断、报告书写、要点与讨论、诊断思路来展开阐述；第17章详细介绍了介入超声在心血管系统中的适应证、禁忌证及相关并发症的处理。

　　本书在编写中也得到了多位专家及科学技术文献出版社的大力支持，在此，我们向对本书做出贡献的专家、教授、同仁和昆明医科大学附属延安医院表示由衷的感谢！

　　由于筹备及编写较为仓促，且限于编者知识和水平，疏忽和错误在所难免，敬请广大读者批评指正，谢谢！

2022.7.1

# 目 录

第 1 章　心脏超声物理基础和仪器调节....................... 1

第 2 章　经胸超声心动图解剖及标准切面.............. 23

第 3 章　经食管超声................................................. 33

第 4 章　心脏超声造影............................................. 43

第 5 章　常见心脏解剖变异....................................... 53

第 6 章　心室收缩功能评估....................................... 61
　第一节　左心室收缩功能评估...................................... 62
　第二节　右心室收缩功能评估...................................... 68

第 7 章　左心室舒张功能评估................................... 75

第 8 章　冠状动脉粥样硬化性心脏病....................... 83

第 9 章　心肌病....................................................... 95
　第一节　肥厚型心肌病.............................................. 96
　第二节　扩张型心肌病.............................................. 104
　第三节　限制型心肌病.............................................. 109
　第四节　致心律失常性心肌病...................................... 113

第 **10** 章　心脏瓣膜病 ......................................... 117

第一节　二尖瓣狭窄 .................................. 118

第二节　二尖瓣关闭不全 ........................... 125

第三节　主动脉瓣狭窄 .............................. 132

第四节　主动脉瓣关闭不全 ....................... 138

第五节　三尖瓣与肺动脉瓣 ....................... 144

第 **11** 章　先天性心脏病 .................................. 153

第一节　房间隔缺损 .................................. 154

第二节　室间隔缺损 .................................. 159

第三节　动脉导管未闭 .............................. 167

第四节　法洛四联症 .................................. 174

第五节　右心室双出口 .............................. 180

第六节　大动脉转位 .................................. 185

第七节　冠状动脉异常 .............................. 191

第八节　肺动脉异常起源 ........................... 202

第九节　心内膜垫缺损 .............................. 207

第十节　肺静脉异位引流 ........................... 212

第十一节　主动脉缩窄与主动脉弓离断 ............. 217

第 **12** 章　心包疾病 ....................................... 223

第一节　心包积液 ..................................... 224

第二节　缩窄性心包炎 .............................. 228

第 **13** 章　人工瓣膜................................235

第 **14** 章　心内膜炎................................245

第 **15** 章　心脏占位................................253

第一节　心脏血栓形成................254

第二节　黏液瘤................................259

第三节　其他心脏肿瘤................264

第 **16** 章　主动脉相关疾病................275

第一节　马方综合征................276

第二节　主动脉夹层与主动脉壁间血肿................280

第三节　主动脉窦瘤及主动脉窦瘤破裂................288

第 **17** 章　介入治疗................................297

第一节　超声心动图在先天性心脏病介入治疗中的应用......298

第二节　主动脉窦瘤破裂介入治疗................304

第三节　左心耳介入治疗................306

第四节　主动脉瓣介入治疗................312

第五节　瓣周漏介入治疗................317

参考文献　................................321

中英文名词对照索引................................327

# 第1章

## 心脏超声物理基础和仪器调节

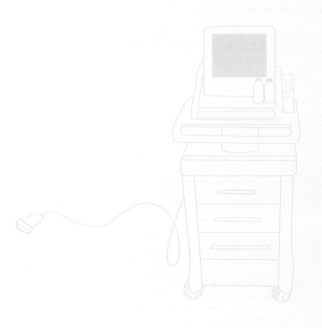

超声成像在医学领域中有着广泛的应用，可用于身体几乎所有区域的超声影像学检查。现代用于超声成像的仪器尺寸不一，既有小如智能手机的便携超声设备，又有大到能够进行几乎所有超声先进技术成像的大型超声设备。在心血管的超声检查中，其成像的基本物理原理和仪器调节方法与其他部位运用的超声设备都是一样的。每一位超声医师都应该熟悉这些最基本的物理基础，理解超声成像和多普勒超声心动图的基本原理，了解最基本的仪器调节方法和技巧，知道超声设备的局限性，并能根据不同患者体型、不同疾病的声像图特点去优化调节超声仪器，使超声图像的清晰度在有限的条件下达到最佳，为疾病的准确诊断提供最高质量的超声图像，以减少漏诊和误诊。在本章中，我们仅对简单的心脏超声基本原理做一概述，对于初学者，可以反复阅读本章并结合后续章节的学习加深理解。

## 一、超声波的定义及参数

超声图像的产生基于脉冲波原理，由电脉冲引发换能器中压电晶体变形，这种变形产生了高频（>20 000 Hz）声波，其远远超出了人类可听到的水平，因此被称为超声波。换能器产生的声波可以通过介质传播，从而产生声学压缩波，该压缩波将以大约1530 m/s的速度通过软组织传播。与所有声波一样，每个压缩波都跟着一个减压波，两者的速率决定了波的频率。在超声诊断设备中，施加的频率通常在2.5～10 MHz。

超声波的3个主要参数：①波长（$\lambda$），代表2个压缩波之间的空间距离；②频率（$f$），与波长成反比；③声速（$c$），对于给定的介质，其为常数（图1-1）。

3个参数之间有固定的公式关系，即$c=\lambda f$。

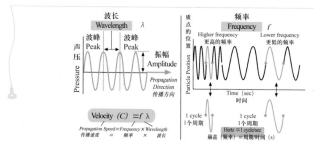

当波以给定的波长在组织中传播时，该波长由频率决定（与频率成反比）

图1-1　将（超）声波描述为正弦波

关于波长和频率，需要了解：①波长是轴向分辨率的主要决定因素，理论上图像分辨率<1/2波长；②超声波进入体内的穿透深度与波长直接相关，较短波长比较长波长的穿透距离短，因为随着频率的增加（即波长的缩短），产生的黏性效应更大，使得衰减产生的更快，从而穿透深度减少。因此，在图像分辨率（更短的波长或更高频率）和穿透深度（更长的波长或更低频率）之间需要检查者权衡并做出选择。

关于声速：不同类型的人体组织声速是不同的，如骨中超声的速度（约3000 m/s）比肺组织（约700 m/s）更快。超声设备默认人体组织平均声速约1540 m/s。这一设定必然会带来声速伪像，这一伪像将在后面进行阐述。

## 二、超声图像产生及其基本原理

超声波在体内传播所产生的超声图像和多普勒数据由传播组织的声阻抗决定。声阻抗（$Z$）取决于组织密度（$\rho$）和超声波该组织中的传播速度（$c$）：$Z=\rho c$。不同组织间的声阻抗的差异导致超声波在不同组织边界产生反射。

当声波穿过组织时，组织特性（如组织密度）的变化将导致声波传播的改变，如导致其产生部分反射和散射（图1-2）。通常反射源于不同类型组织的界面（如血腔血流和心肌、心肌和心包），而散射源于组织内（如心肌），其中产生的与原声波方向相反的散射称为背向散射。

反射和背向散射都向后传播到压电晶体，再次导致其变形，从而产生电信号。电信号（射频信号）的振幅与晶体的变形量（反射波的振幅）成正比，并可被仪器放大。操作者可通过放大信号和仪器的"增益"设置进行修改。除了定义返回信号的幅度之外，反射结构的深度可以根据从发射到接收脉冲的时间间隔来定义，该时间间隔等于超声波从换能器传播到组织并返回所需的时间。反射幅度和深度的数据被用于形成扫描线，并且整个图像基于前面提到的图像（扫描线）采集和（或）处理过程的重复操作。在图像采集过程中，换能器以一定的持续时间（脉冲长度）、一定的速率发射超声波，称为脉冲重复频率（pulse repetition frequency，PRF），这是回波图像时间分辨率的决定因素之一[显然受到脉冲回波测量持续时间（即其决定因素）的限制]，进一步阐明见图1-3。

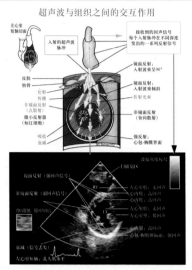

图1-2　超声波与不同声学界面相互作用示意及超声图像

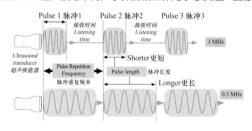

图1-3　频率、脉冲长度和脉冲重复频率示意

1.反射

反射超声成像的基础是从内部结构反射超声信号。超声波在组织边界和界面上反射，超声波的反射量取决于2个组织之间的声阻抗差异和反射角度。当平滑组织的横向尺寸大于超声波束波长时，组织的边界充当镜面反射器产生反射。对于给定的界面，超声反射量是恒定的。由于超声波入射角和反射角是相等的，反射超声的最佳回波角度出现在垂直角度（90°）。记住这一特点对于获得最佳超声图像至关重要；这一特点还解释了二维（2D）或三维（3D）图像中由于超声束和组织界面之间平行时导致反射太少或没有反射，产生回声的"丢失或失落"的原因。

2.散射

超声波的散射不同于反射，散射主要发生在小于波长的界面（如红细胞，其直径约4 μm，小于波长信号）。散射的方向是四面八方的，只有少量散射信号到达接收传感器，称为背向散射，且散射信号的振幅比镜面反射镜返回信号的振幅小100～1000倍（40～60 dB）。运动血细胞的超声散射是多普勒血流信号的基础。散射的程度取决于：①散射体的大小（如红细胞）；②散射体数目（如红细胞压积）；③超声换能器频率；④血细胞和血浆的可压缩性。

尽管实验研究表明背向散射随红细胞压积的变化而不同，但在临床范围内的变化对多普勒信号几乎没有影响。同样，红细胞的大小及血细胞和血浆的可压缩性没有显著变化。因此，散射的主要决定因素是传感器频率。散射也发生在组织内，如心肌，来自小于超声波波长的组织界面的背向散射信号。组织散射产生散斑图案，现代超声设备可以通过逐帧跟踪这些散射斑点来测量组织运动，即所谓的斑点追踪成像。

### 3.折射

超声波通过具有不同声阻抗的介质时，可以产生折射。超声波束的折射类似于光波通过玻璃透镜时的折射。通过使用声学"透镜"聚焦超声波束，折射可以提高图像质量。然而，在成像过程中，折射也会产生超声伪影，最明显的是"折射"伪影，见后述"折射伪像"部分。

### 4.衰减

衰减是指超声波与组织相互作用时信号强度的损失。随着超声波穿透人体，信号强度逐渐衰减，这是因为超声波能量被转换为热量，或者因反射和散射而被吸收。衰减程度与几个因素有关：①组织衰减系数；②传感器频率；③与传感器的距离；④超声强度（或功率）。

每个组织的衰减系数（$\alpha$）与从第一个点（$I_1$）到第二个点（$I_2$）的超声强度（以dB为单位）的降低有关，第一个点（$I_1$）到第二个点（$I_2$）之间的距离（$l$）计算方程：

$$I_2 = I_1 e^{-2\alpha l}$$

与软组织相比，空气的衰减系数非常高（约为软组织的1000倍），因此传感器和心脏之间的任何空气都会导致大量信号衰减。通过使用水溶性凝胶在传感器和皮肤之间形成无空气接触，可避免经胸超声心动图（transthoracic echocardiography，TTE）检查中的信号衰减；通过保持换能器和食管壁之间的紧密接触，可避免经食管超声心动图（transesophageal echocardiography，TEE）检查中的信号衰减。其他胸腔内空气（如纵隔气肿、心脏手术后残余空气）也会因衰减而导致超声组织穿透性差，从而使得图像质量不理想。传感器的功率输出与整体衰减程度直接相关。然而，功率输出的增加会引起热效应和机械效应，需要考虑生物效应和安全。

总体衰减取决于频率，较低的超声频率比较高的频率更能深入人体。因此，衰减和分辨率一样，决定了在特定的临床环境中需要持不同频率的超声探头，如成年人患者心尖入路远端结构的可视化通常需要低频换能器。通过TEE，同样的结构可以用高频换能器成像（分辨率更好）。通过在每个深度使用不同的增益设置［称为时间增益（或深度增益）补偿的仪器控制］，可使衰减对显示图像的影响最小化。

### 5.超声探头

超声探头重要的部分是压电陶瓷或晶体。压电陶瓷的作用是压力信号和电信号的相互转换，把电信号转为压力信号叫作逆压电效应，把压力信号转变成电信号叫作压电效应。超声换能器使用压电晶体来产生和接收超声波。压电晶体是一种材料（如石英或钛酸盐陶瓷），其特性是外加电流导致垂直于晶体表面的极化粒子按电荷排列，从而使晶体尺寸膨胀。当施加交流电时，晶体交替压缩和膨胀，产生超声波。换能器发射的频率取决于压电材料的性质和厚度。相反，当超声波撞击压电晶体时，就会产生电流。因此，晶体既可以作为"接收器"，也可以作为"发射器"。基本上，超声换能器发射一个短暂的超声脉冲后，会切换到"接收模式"，等待从声学接口反射的超声信号。该循环在时间和空间上重复以产生超声图像。成像基于超声发射和反射信号返回之间的时间延迟。较深的结构比较浅的结构有更长的飞行时间，确切的深度是根据血液中的声速和超声波发射到反射信号返回之间的时间间隔来计算的。压电晶体产生的超声波脉冲非常短，通常为1~6微秒，因为短脉冲长度可以提高轴向（沿光束长度）分辨率。阻尼材料的作用于控制晶体的衰减时间，从而控制脉冲长度。脉冲长度也由频率决定，因为在更高的频率下，相同数目的周期需要更短的时间。每秒的超声脉冲数称为脉冲重复频率。脉冲之间的总时间间隔称为周期长度，用于超声传输周期长度的百分比称为占空因数。超声成像的占空因数约为1%，而脉冲波多普勒（pulsed wave Doppler，PW）占空比为5%，连续波多普勒（continuous wave Doppler，CW）占空比为100%。占空比是患者总超声曝光量中的一个关键因素。脉冲中包含的频率范围被描述为频率带宽。更宽的带宽允许更好的轴向分辨率，因为系统能够产生窄脉冲。换能器带宽还会影响系统用更宽的带宽检测到的频率范围，这样就可以更好地分辨远离换能器的结构。换能器标注的频率通常代表脉冲的中心频率。常用的超声探头有凸阵探头、线阵探头和相控阵探头。

6.声束形状和聚焦

　　非聚焦超声光束的形状类似于手电筒发出的光，短距离内呈管状光束，随后发散为一个宽大的光锥。即使使用当前聚焦的换能器，超声波束的三维形状也会影响测量精度并造成成像伪影。波束形状和大小取决于几个因素，包括换能器频率、换能器锥孔大小和形状、波束聚焦孔径的大小和形状。这些均可在设计换能器时加以控制，但频率和深度对超声束的影响由超声波物理特性决定，且无法改变（图1-4）。

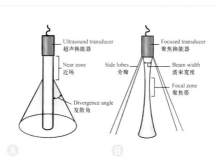

A.非聚集超声束形态；B.聚集超声束形态
图1-4　超声形态束

　　主声束的形状和焦点深度（最窄的点）可以通过使压电晶体表面凹陷或通过增加声透镜来改变。这允许在大多数心脏结构的深度产生具有最佳特性的射束，但同样，射束在焦点区域之外发散。一些传感器允许在检查期间操纵焦点区域。即使在聚焦的情况下，每个换能器产生的超声波束也有一个横向和垂直维度，这取决于换能器的孔径、频率和聚焦。相控阵换能器的波束几何形状还取决于阵列中压电晶体的大小、间距和排列。除了主超声波束之外，来自单晶换能器的超声能量的横向波束可与中心波束形成呈 θ 角的旁瓣。来自这些旁瓣的反射或反向散射信号被换能器接收，会导致旁瓣伪影。

### 7.分辨率

图像分辨率又分以下3类（图1-5）。

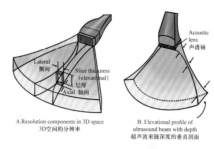

图1-5　声束的轴向、横向、厚度分辨率示意

- 沿超声波束长度的轴向分辨率。
- 横向分辨率并排穿过二维声像图。
- 高度或厚度分辨率。

轴向分辨率最精确，因此，将感兴趣区置于超声波束的轴向（纵轴方向）上时，测量最为可靠和精确。轴向分辨率取决于传感器的频率、带宽和脉冲长度，但与深度无关。用超声波确定2个镜面反射镜之间的最小可分辨距离是复杂的，但通常约为透射波长的两倍；更高频率（更短波长）的传感器具有更高的轴向分辨率，如使用3.5 MHz传感器，轴向分辨率约为1 mm，而使用7.5 MHz传感器，则为0.5 mm。更宽的带宽还可通过允许更短的脉冲来提高分辨率，从而避免来自2个相邻反射镜的反射超声信号之间的重叠。横向分辨率随反射深度而变化，主要与不同深度的声束宽度有关。在声束宽度较窄的聚焦区域，横向分辨率接近轴向分辨率，点目标将在二维图像上显示为点。在更深处，由于声波束宽度发散，点目标会随声波束的增宽而被识别为比点更宽的线样反射信号，这解释了远场图像看起来比近场图像"模糊"的原因。如果仔细检查二维声像图，便可理解为什么沿超声波束长轴方向的来自于类似目标的回波信号会逐渐加宽。当光束宽度的影响未被识别时，会出现错误的解释，如来自强镜面反射器的光束宽度伪影通常看起来是异常的线性结构。影响横向分辨率的其他因素有换能器频率、孔径、带宽等。在二维声像图上更难以识别的是厚度平面中的分辨率，但其在临床诊断中同样重要，通

常心脏超声图像的"厚度"为3～10 mm，具体取决于深度和所使用的特定换能器。实际上，由仪器生成的断层图像包括来自整个厚度的反射和反向散射信号。由于声束宽度，与图像平面相邻的强反射镜可能看起来"在"图像平面中。

## 三、超声成像方式

### 1.M型超声

在历史上，心脏超声以换能器重复的脉冲发送和接收，允许快速更新振幅-深度信息，以便检测快速移动的结构，如主动脉或二尖瓣瓣叶，通过其特征的运动时间和模式来识别（图1-6）。通过在水平轴上明确地显示时间维度，并且将沿超声波束长度的每个幅度信号转换成相应的灰度级，可产生运动（M）模式显示。M模式数据以50～100 mm/s的速度在视频监视器上显示。二维成像可以引导M模式波束，以确保M线和感兴趣的结构之间有合适的角度。由于M模式跟踪只包括一条"线"，发射和接收周期的脉冲重复频率仅受超声波束传播到最大目标深度并返回换能器所需时间的限制。即使是20 mm的深度也只需要0.26毫秒（假设传播速度为154 m/s），因此允许脉冲重复频率高达3850次/秒。在实际实践中，使用的采样率约为1800次/秒。这种极高的采样率对于准确评估快速正常的心内运动（如瓣膜打开和关闭）非常有价值。此外，当在M型声像图上清楚地显示运动随时间和深度的变化时，可以更准确地识别连续运动的结构，如心室内膜。M型超声最能显示心内快速运动的其他结构，包括主动脉瓣反流患者的二尖瓣前叶高频扑动和瓣膜赘生物的快速摆动。

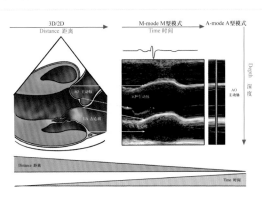

图1-6　二维超声与M型超声对应关系示意

## 2.二维超声

二维超声通过电子"扫描"超声波束穿过断层平面获得的数据生成二维声像图。对于每个扫描线，以脉冲重复频率发射短脉冲，脉冲重复频率由超声波往返最大图像深度所需的时间确定。脉冲重复周期是从脉冲到脉冲的总时间，包括超声信号的长度加上信号之间的时间间隔。由于每个扫描数据线需要有限的时间（取决于感兴趣的深度），获取一个图像帧的所有数据所需的时间与扫描线的数量和成像深度直接相关。因此，脉冲重复频率在较深的成像深度处较低，而在较浅的深度处较高。另外，在扫描线密度和图像帧速率（每秒图像数量）之间存在折中。对于心脏应用，需要高帧速率（≥30帧/秒）以准确显示心脏运动。该帧速率允许每帧33毫秒或每二维声像图128条扫描线，显示深度为20 cm。每个扫描线的反射超声信号由压电晶体接收，并产生一个小电信号。

- 幅度与入射角和声阻抗成比例。
- 与换能器距离成比例，该信号经过复杂操作以形成最终图像显示在监视器。

典型的处理包括信号放大、时间增益补偿（time gain compensation，TGC）、滤波（以降低噪声）、压缩和整流。包络检测为沿着扫描线的每个信号产生亮点，然后进行模数扫描转换，因为原始极坐标数据必须适合矩形矩阵，并对缺失的矩阵元素进行适当的插值。该图像经过进一步的"后处理"以增强断层解剖结构的视觉欣赏，并在监视器屏幕上"实时"（几乎与数据采集同时）显示。标准超声成像基于来自组织界面的基本透射频率的反射，而组织谐波成像（tissue harmonic imaging，THI）基于超声信号在组织中传播时产生的谐波频率能量。这些谐波频率是由超声波与组织相非线性的相互作用产生的。

- 谐波信号强度随传播深度而增加。
- 在典型的心脏成像深度中，谐波频率最大。
- 更强的基频可产生更强的谐波。

因此，谐波成像减少了近场和旁瓣伪影，并改善了心内膜的清晰度，特别是在基频图像较差的患者中（图1-7）。组织谐波成像改善了左心室（left ventricle，LV）心内膜的可视化，这允许边界追踪来计算射血分数（ejection fraction，EF），减少测量变异性，并且在应力超声心动图期间导致更多心肌节段的可视化。

尽管组织谐波成像将横向分辨率提高了20%～50%，但它将轴向分辨率降低了40%～100%。因此，组织谐波成像与基本的频率成像相比，瓣膜和其他平面物体的谐波显得更厚，在诊断瓣膜异常增厚或测量腔室尺寸时需要小心。

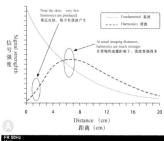
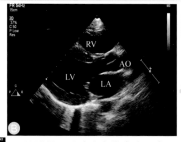

A.远近场不同谐波成像产生示意；B.基波图像；C.同一患者谐波图像。RV：右心室；LV：左心室；LA：左心房；AO：主动脉

**图1-7**
**基波成像与谐波成像**

### 3.多普勒超声

多普勒超声心动图的形成基于由超声波束截取的小移动结构（如红细胞）的反向散射信号的频率变化。一个视觉类比：来自血液的多普勒散射类似于雾中光的散射，而反射成像类似于来自镜子的反射。固定目标如果远小于波长，将在所有方向上产生散射，散射信号的频率与从任何方向观察时的发射频率相同。然而，移动的目标可以向换能器反向散射超声波，使得当目标向换能器移动时观察到的散射频率更高，而当目标离开换能器时观察到的频率比原始频率低。这种多普勒效应可在类似汽车喇叭、警报器或火车哨的声音变化的音频中得到验证：向观察者移动时（高音调）和离开时（低音调）。发射频率（$F_T$）和在换能器（$F_S$）处接收到的散射信号之间的频率差就是多普勒频移。多普勒频移与血流速度（$v$，m/s）之间的关系用多普勒方程：

$$v=c(F_S-F_T)/[2F_T(\cos\theta)]$$

其中$c$是声速（在血液中约为1540 m/s），$\theta$是超声波束与血流方向之间的夹角。特别注意，夹角在计算血流速度时至关重要：当 θ 为0° 或180° （平行于或远离换能器）时，余弦为1，表示当超声波束平行于血流方向时误差最小；相反，当 θ 为90° 时，余弦为0，表明如果超声波束垂直于血流，理论上不会记录多普勒频移。在心脏多普勒检查中，超声波束应该尽可能地与血流方向平行，此时cos θ 为1。由于心内血流的方向可能难以确定且无法从二维声像图中预测（尤其是对于异常的血流模式），尝试"校正"夹角通常会导致速度计算中的重大误差。即使在二维平面中血流方向明显，在厚度平面中的方向仍然未知。尽管在外周血管检查中应用血流方向的角度校正，心脏检查中的角度"校正"也可能是错误的，因此在心脏检查中角度矫正是不可接受的。

#### 4.连续波多普勒超声

CW使用2个超声晶体，一个连续发射超声信号，另一个连续接收超声信号。CW的主要优点在于采样是连续的，可以精确地测量非常高的频移（速度）。CW的潜在缺点是同时记录来自整个超声束的信号。但CW的信号通常在定时、形状和方向上具有特征，从而可以正确地识别信号的来源。当然，在某些情况下，必须使用其他方法（如二维超声、彩色多普勒血流成像、PW）来确定多普勒信号的起源深度。CW的最佳性能是使用专用的非成像换能器，该换能器由2个晶体组成。CW速度曲线被"填充"，因为最大速度点附近和远端的低速信号也被记录下来。

#### 5.脉冲波多普勒超声

PW允许从特定的心内深度采样血流速度。探头发射超声脉冲，并根据设定的感兴趣深度计算时间间隔，在两次发射声波的间隔期，换能器会短暂地"接收"背向散射信号。换能器"发射–等待–接收"这样的循环就被称为脉冲重复频率。因为"等待"间隔由感兴趣区的深度决定，超声波往返该深度所花费的时间即每个换能器循环会随着深度的增加变得更长。因此，脉冲重复频率也是深度依赖性的，近处高，远处低。感兴趣区的PW深度被称为样本体积，由于来自少量血液的信号被采样，该体积的宽度和高度取决于声束几何形状。通过调节换能器"接收"间隔的长度可以改变取样体积的宽度。PW有明确地测量频移（或速度）的最大限制。最大可检测频移（奈奎斯特频率极限）是脉冲重复频率的一半。如果感兴趣区的速度在很小程度上超过了奈奎斯特频率极限，则当显示器边缘的信号被切断且波形的"顶部"出现在反向通道中时会看到信号混叠（图1-8）。在这些情况下，基线偏移会恢复预期的速度曲线，并允许计算最大速度。当速度进一步超过奈奎斯特频率极限时，信号首先在反向通道中重复"环绕"，之后再回到正向通道。可用于解决混叠的方法如下。

使用CW。

将脉冲重复频率减小到该深度的最大值（奈奎斯特频率极限）。

减小样本量（高脉冲重复频率多普勒）。

使用低频传感器。

将基线移至显示器边缘。

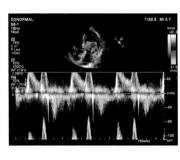

图1-8
PW频谱混叠

CW是解决极高速混叠的最可靠方法。当混叠速度适度超过奈奎斯特频率极限（如高达奈奎斯特频率极限的两倍时），还可采用高脉冲重复频率来增加PW可测量的最大速度（图1-9）。当换能器发出脉冲时，来自超声束整个长度的反向散射信号返回到换能器，换能器通过范围分辨率仅对在感兴趣区相应深度的短时间间隔内的那些信号进行采样，使来自取样区域的整数倍远的信号到达传感器。因此，来自样本体积深度的2倍、3倍、4倍等位置的"谐波"信号被采集和分析。通常信号强度低，并且在这些深度处存在很少的移动散射体，因此可以忽略这种范围模糊性。在较高的脉冲重复频率下记录感兴趣的信号可以测量较高的速度而不会产生信号混叠。通过使用额外的（3个或4个）近端取样区域可以实现更高的脉冲重复频率。当然，这种方法的局限性是范围模糊。频谱分析现在包括来自每个取样区域深度的信号，与CW一样，必须基于其他辅助数据确定感兴趣信号的原点。高脉冲重复频率多普勒可用于评估刚好高于常规PW混叠极限的速度。

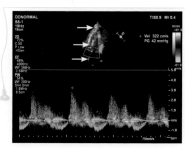

该频谱取样区域（箭头）

图1-9
高脉冲重复频率图像

## 6.彩色多普勒血流成像原理

彩色多普勒血流成像（color Doppler flow imaging，CDFI）是基于PW的原理，但不是沿着超声束的一条线采集，而是沿着每条扫描线发射超声脉冲，然后沿该扫描线从每个深度接收背向散射信号，通过组合来自相邻线的数据，生成血流的二维声像图。与常规PW一样，脉冲重复频率由多普勒信号的最大深度确定。为了计算准确的速度数据，常使用沿每条扫描线的几个脉冲串（通常为8个脉冲串），即根据脉冲串长度分析来自每个位置的8个采样脉冲串的信号，以获得沿扫描线的每个深度的平均速度估计。速度用色标显示，红色表示朝向换能器，蓝色表示背离换能器，颜色的深浅表示速度的快慢及最高可达到的奈奎斯特频率极限。"方差"显示的选项允许添加额外的颜色（通常为绿色），以指示沿该采样线的8个脉冲串的估计平均速度的可变性，从而指示高速信号的流动扰动或混叠。对图像平面上的每条相邻扫描线重复该过程。因为这些过程中的每一个都需要有限的时间，这取决于组织中的声速，所以更新图像的速度（帧速率）取决于这些因素的组合。

## 7.组织多普勒成像原理

多普勒成像也可以用来测量心肌的运动，既可通过在心肌特定部位的PW测量心肌的运动，也可用CDFI在整个图像平面上显示心肌。多普勒超声的基本原理也适用于组织多普勒。组织多普勒信号振幅很高，因此功率输出和增益设置很低，而组织多普勒速度很低，所以速度范围很小。脉冲和彩色组织多普勒速度都是角度相关的，因而有角度依赖性，在使用中要注意这一点。脉冲组织多普勒使用频谱的方式显示，可以精确测量速度数据。与其他彩色多普勒血流图一样，彩色组织多普勒显示朝向和远离换能器的运动分量的平均速度。

四、仪器调节

成像过程中的许多因素都是由特定传感器和仪器的工程学特点决定的，操作人员不能对其进行修改。然而，对于每位患者的超声心动图，最佳图像质量取决于探头选择和仪器设置。大多数超声系统中提供的标准成像控制包括以下几点。

（1）功率输出：此控制可调整换能器在发射脉冲中传递的总超声能量；更高的功率输出会导致更高幅度的反射信号。

（2）增益：该控件调整接收信号的显示幅度，类似于音频系统中的音量控件。

（3）CDFI及频谱增益设置：大多数经验丰富的超声心动图医师会将增益水平设置为刚好低于随机背景噪声水平以优化流量信号。

（4）TGC：这种控制允许沿超声波束长度对增益进行差异化调整，以补偿衰减的影响。可将近场增益设置的较低（因为反射信号较强），在中场上逐渐增加增益（"斜坡"或"斜率"），而在远场中设置较高的增益（因为反射信号较弱）。在一些仪器上，超出TGC范围的近场增益和远场增益是分开调节的（图1-10）。

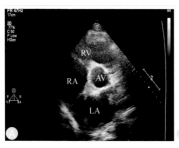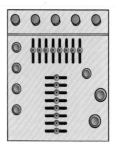

A.RV：右心室，RA：右心房，LA：左心房，AV：主动脉瓣；B.超仪器面板上控制TGC的滑块

**图1-10　TGC调节**

（5）深度：显示深度影响图像的脉冲重复频率和帧速率，还允许在屏幕上最大限度地显示感兴趣的区域。标准深度设置显示整个平面（从传感器向下），而"分辨率""缩放"或"放大"模式则聚焦于感兴趣的特定深度范围。

（6）动态范围或压缩：反射信号的幅度范围（以dB为单位）大于超声系统的显示容量，因此信号被压缩为从白到黑或灰度级的值范围。可调整图像中的灰度级数量或动态范围，以提供亮和暗区域之间具有显著对比度的图像，或在最亮和最暗区域之间提供灰度级的渐变。标准灰度的一种变化是对每个幅值使用颜色强度。其他典型的仪器控制包括更改显示图像外观的预处理和后处理设置。图像质量和分辨率还取决于扫描线密度等。通过使用较低的深度设置或将扇区缩小到小于标准的60°宽图像，可增加扫描线密度（或帧速率或两者都有）。

**1.脉冲波多普勒和连续波多普勒调节**

（1）脉冲输出：调整传输到换能器接收器的电能的量。

（2）增益：更改返回信号的放大程度。

（3）壁滤波或高通滤波器：消除由心肌和瓣膜运动引起的低频多普勒信号（只允许较高频率通过滤波器）。

（4）基线调节：将零线移向显示Velocity范围的顶部或底部，增加或减小刻度（在每种多普勒模式的限制范围内）。

（5）动态范围：压缩。

PW调节包括：采样门宽度、深度、采样速度量程（高重复频率多普勒超声心动图），3种主要多普勒模式中的每一种都可以与二维成像相结合。

**2.彩色多普勒血流成像的调节**

（1）彩色标尺：表示血流方向和速度分配的颜色。

（2）速度范围：彩色标尺上的数值（表示在该数值的奈奎斯特频率限制范围内）。彩色多普勒血流图的速度范围由奈奎斯特频率极限确定，对于传统的PW，可通过移动零基线、改变脉冲重复频率或改变显示图像的深度来改变该范围。此外，速度范围可以设置为低于奈奎斯特频率极限的值，以增强低速流动（如肺静脉流入）的显示。调整CDFI功率输出和增益，使增益略低于出现随机背景噪声的水平。可通过改变"壁滤波"的方式，以从彩色血流信号显示中排除低速信号。此外，优化彩色流量显示的一种方法是降低二维增益，因为仪器默认优先在无回声区域显示血流信号，而不会在"结构"上显示血流信号。当然，某些情况下，仪器也有可能会在无回声区（如肝囊肿内）显示血流信号（动图1–11）。

（3）CDFI的帧速率优化：彩色流帧速率取决于扇区宽度、深度、脉冲重复频率和每扇区线的采样数。通过缩小扇区、减少深度来优化帧速率。当帧速率仍然不足以显示血流异常时相时，运用M型CDFI通常是有帮助的（如在评估主动脉瓣反流时相方面）。

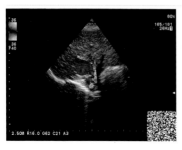

肝囊肿内有血流信号充填

动图1-11
肝囊肿

## 五、超声伪像

当前的超声仪器可提供清晰的瞬时图像，总让我们觉得似乎可以直接"看到"心脏和血流，可实际上我们看到的始终只是由复杂的超声波分析产生的图像和数据，这就会不可避免的产生伪像，正确理解伪像对于正确的超声诊断至关重要，如果超声图像伪影被误认为是解剖异常，则患者可能会经历其他不必要检查或治疗干预。

超声伪像包括：①导致实际不存在的"结构"出现在图像中；②真实的结构未能显示；③显示的结构大小或形状与其实际不符。超声图像伪影的识别对于进行超声检查和解释超声心动图图像数据都很重要。最常见的图像"伪影"是较差的图像质量，这是因为与患者自身相关的超声组织穿透性差，或者换能器和心脏结构之间插入了高衰减组织（如肺、骨）或距离增加（如肥胖患者的脂肪组织）。虽然严格地说，差的图像质量不是"伪影"，但低信噪比使得准确诊断变得困难。在许多超声穿透不理想的患者中，可通过使用组织谐波成像来改善图像质量。在另外一些情况下，需要TEE成像来做出准确的诊断。

声影：当声阻抗明显不同的结构（如人工瓣膜、钙化）阻止超声波超过该点时，就会产生声影。强回声的后方看起来没有反射信号，声影的形状沿超声波的传播路径，因此换能器附近的小结构会产生大的声影。当出现声影时，通常需要另一个声窗来评估感兴趣的区域。在某些情况下，不同的经胸切面就足够了。但在某些特殊情况下（如人工二尖瓣），TEE成像是必要的。

混响：混响是源自2个强镜面反射镜的多个线性高幅度回波

信号，导致超声信号在返回到换能器之前来回反射。在图像上，混响表现为从结构延伸到远场的相对平行、不规则、密集的线（动图1-12）。像声影一样，混响限制了对远场结构的评估。

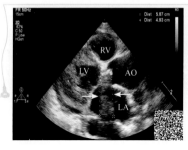

人工主动脉瓣后方的混响伪像（箭头）。RV：右心室；LV：左心室；LA：左心房；AO：主动脉

动图1-12
人工主动脉瓣

声束宽度伪像：声束宽度伪像有2种，第一种是超声波束三维体积内的所有结构都显示在一个平面。在声束的聚焦区域中，超声束三维体积非常小，声束切面很窄。但在远场图像中，信号强度在声束边缘下降，在较大声束边缘处的强反射也会叠加在声束中心区域的结构上。另外，声束旁瓣中的强反射也会显示在主声束相对应的超声图像上（图1-13）。

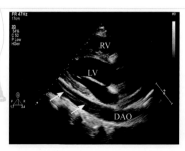

降主动脉内类似夹层的强回声（箭头）。RV：右心室；LV：左心室；DAO：降主动脉

图1-13
声束宽度伪像

第二种类型的声束宽度伪像是在不同成像深度处横向分辨率改变的结果，导致点目标显示为一条线，其长度取决于该深度处的声束特性和反射信号的幅度。由于横向分辨率差，人工瓣膜上的支柱可能比其实际尺寸长的多。有时，声束宽度伪影可能被误认为是异常结构，如瓣膜赘生物、心内肿块或主动脉夹层瓣。

折射伪像：并排双图像的出现是由于超声通过感兴趣结构时发生折射，产生的信号被仪器误认为来源于附近的组织。这种伪影通常在主动脉瓣或左心室的胸骨旁短轴及剑突下切面中看到，多显示为2个重叠的主动脉瓣或2个左心室。这种伪像是由于透射的超声波束在穿过换能器附近的组织时通过折射偏离了直线路径

（扫描线）。当该折射光束通过组织界面反射回换能器时，仪器假定反射信号源自传输脉冲的扫描线（图1-14，动图1-15），因此显示在图像上的错误位置。

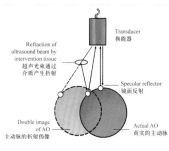

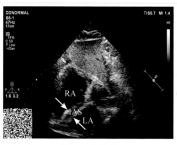

可见房间隔类似双层（箭头）。RA：右心房；LA：左心房；IAS：房间隔

**图1-14　折射伪像示意**　　　　　　**动图1-15　房间隔折射伪像**

镜面伪像：这种类型的距离模糊是由于回波被靠近换能器的结构（如肋骨、心脏）重新反射，从而在换能器处以正常时间的两倍被接收。可通过减小深度设置或将换能器位置调整到更好的声学窗口来消除（或遮蔽）该伪影（动图1-16）。

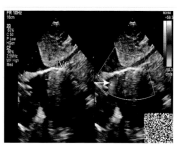

超声实时双幅模式显示肝脏二维镜面伪像（左图）和下腔静脉彩色血流镜面伪像（右图，箭头）

**动图1-16
镜面伪像**

## 六、多普勒超声伪像

声束宽度及边瓣或光栅瓣会影响多普勒信号，就像二维成像一样，可导致频谱显示上空间相邻的流动信号叠加。例如，左心室流出道血流和流入道血流经常出现在同一记录中，特别是在CW上。同样，左心室流入道血流信号可以叠加在主动脉反射流上。

镜像伪影在频谱分析中很常见，表现为对称信号，其强度略低于相反流动方向的实际流动信号。通常可以通过降低仪器的功率输出或增益来减少或消除镜像。从接近垂直的角度询问流量信号也可能导致基线两侧的流量信号。

## 七、彩色多普勒血流成像伪像

CDFI伪像同样涉及二维和多普勒血流图像生成的物理学原理。

声影的远端,在声影内没有血流信号显示。

混叠:任何深度超过奈奎斯特频率极限的血流流速都会导致信号混叠。CDFI血流信号的混叠会导致速度信号"五彩镶嵌"或"反转",类似于朝向换能器的混叠速度(应为红色)似乎正在远离换能器(以蓝色显示)。CDFI血流信号的混叠非常普遍(图1-17)。

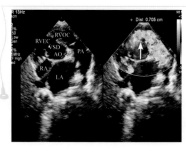

右心室分隔处可见血流混叠(箭头)。RVOC:右心室流出腔;RVEC:右心室流入腔;SD:室间隔缺损;AO:主动脉;RA:右心房;LA:左心房;PA:肺动脉

**图1-17**
**室间隔缺损、双腔右心室**

强回声后的快闪伪像:由于粗糙强回声界面导致相邻2个脉冲在声束与界面间产生轻微移位,进而导致辐射频率的较大差异被仪器认为是多普勒频移,从而在强回声后方产生红蓝镶嵌快速闪烁的伪像,类似于"彩色彗星尾征"(动图1-18)。

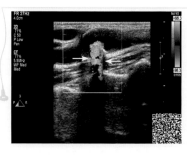

**动图1-18**
**强回声后的快闪伪像(箭头)**

闪烁伪像:闪烁伪像是简短的(通常是一帧或两帧)、大的CDFI,其覆盖的区域与有血流的解剖结构并不对应。这种伪影是由呼吸、心脏跳动等引起的,通常为大片的红色或蓝色信号,并且每次都不一致。

角度依赖:任何多普勒技术,每个扫描线的超声波束和血流方向之间的夹角在方向和速度方面均影响彩色显示。因此,穿过图像平面的均匀流速在扇区的一侧显示为红色（朝向换能器），在扇区的另一侧显示为蓝色（远离换能器），在流动方向垂直于超声波束的中心处具有黑色区域。

电子干扰：彩色显示器上的电子干扰取决于仪器。与其他电干扰伪影一样，它最有可能发生在使用许多其他仪器或设备的设置中（如手术室、重症监护室）。有时它沿着几条扫描线在图像上显示为线性多色带，有时会看到更复杂的模式。

## 八、思考题

### 1.如何算一幅好的彩色多普勒血流图

满足：①空间分辨力–细微分辨力；②速度分辨力–对比分辨力；③时间分辨力–帧速率；④灵敏度–对低速血流检测（降低脉冲重复频率）；⑤图像均匀性及穿透力（二维频率、TGC）；⑥彩色显示效果（CDFI等）。

注意：当角度增大，深度增大，帧频会降低，时间分辨力降低，细小异常血流无法显示（图1-19）。

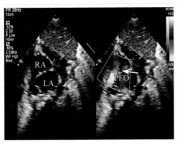

清晰显示细小卵圆孔血流（箭头）。RA：右心房；LA：左心房；PFO：卵圆孔未闭

图1-19
调节满意的二维超声及CDFI

### 2.如何调节满意的频谱图像

满足：①放置取样容积（sample volume, SV），选定位置；②调节多普勒增益：要求频谱清晰、完整显示，又不出现明显的背景噪声；③调整速度范围（脉冲重复频率）：依据检查部位选择正确的血流速度范围；④调节基线的位置；⑤在x轴上使用75～100 mm/s的时间尺度较合适；⑥调高壁滤波并降低增益，以优化其速度曲线，设置多普勒滤波（滤除呼吸、心跳、探头运动等非血流运动产生的干扰）；⑦调节动态范围等，使噪声信号和速度信号分离；⑧色彩标尺的变化应与信号强度相匹配；⑨血管等检查还需调整Steer方向（线阵探头）：尽量减小与声束方向之间的夹角（图1-20）。

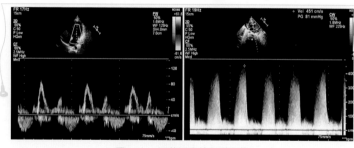

图1-20　调节适当的频谱图像

　　最终应该记录到一个清晰显示频谱，频谱完整，没有明显的噪声，层流血流可显示清晰的频窗。

（陈　剑）

# 第2章

## 经胸超声心动图解剖及标准切面

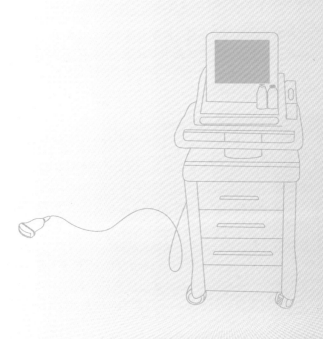

心脏位于胸廓中心的纵隔内，大部分位于左侧胸腔，横卧于膈肌之上，心脏两侧为肺组织，前方紧邻胸骨，对应胸骨体和第二至第六肋软骨，后依托于脊柱。心脏心尖部朝向左前下方，心底部朝向右后上方，心脏长轴切面与人体正中线夹角呈45°。

## 一、经胸超声心动图探查部位及患者体位

（1）左侧胸骨旁：患者一般取左侧卧位或平卧位。

（2）心尖区：可嘱患者适当减小左倾程度。

（3）剑突下区：患者取仰卧位，同时双腿屈曲，有助于放松腹肌。

（4）胸骨上窝区：患者须采取头低仰卧位，充分暴露颈部（图2-1）。

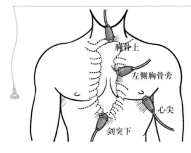

图2-1
TTE探查部位示意

对于严重心力衰竭不能配合的患者，可取半卧位或坐位进行检查；对于肋间隙较窄遮挡声束者，可尝试上举左臂改善图像质量。常规检查时一般按照左侧胸骨旁、心尖区、剑突下区、胸骨上窝区依次进行扫查。

## 二、左侧胸骨旁系列切面

### 1.左心室长轴切面

探头位置：探头置于胸骨左缘第三至第四肋间，示标朝向患者右肩，声束与右肩-左肋连线平行。

显示结构：可观察室间隔及左心室后壁的厚度和运动，正常室间隔与左心室后壁呈反向运动；观察二尖瓣瓣叶开闭活动及腱索、乳头肌；观察主动脉瓣病变、测量主动脉根部各节段内径、显示左心室流出道（left ventricular outflow tract，LVOT）及瓣上狭窄、升主动脉夹层；还可观察左房室腔结构、有无占位病变；二尖瓣瓣环后上方房室沟处常可探及类圆形无回声结构，

为冠状静脉窦短轴切面，左心房后方心包外可见一圆形无回声结构，为降主动脉横断面，须注意与增宽的冠状静脉窦相鉴别，后者位于心包外，不与心脏同步活动。此切面还可测量心包积液量（动图2-2，动图2-3）。

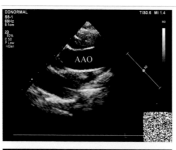

AAO：升主动脉

动图2-2
升主动脉长轴切面

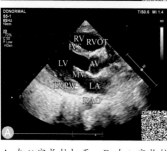
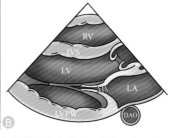

A.左心室长轴切面；B.左心室长轴切面解剖结构示意。RV：右心室；RVOT：右心室流出道；IVS：室间隔；AV：主动脉瓣；LV：左心室；MV：二尖瓣；LVPW：左心室后壁；LA：左心房；DAO：降主动脉

动图2-3　左心室长轴切面

### 2.右心室流入道切面

探头位置：在左心室长轴切面的基础上，将声束稍向剑突方向倾斜，同时顺时针旋转探头15°～30°。

显示结构：该切面主要显示右心房、右心室流入道及右心室，是观察三尖瓣前叶和后叶结构及病变的必要切面；同时还可探查冠状静脉窦入口、下腔静脉入口情况（动图2-4）。

### 3.心底短轴切面

探头位置：探头置于胸骨左缘第三至第四肋间，在左心室长轴切面的基础上顺时针旋转探头90°，即可获得心底短轴切面，也称大动脉短轴切面。

显示结构：此切面结合左心室长轴切面，可详细观察主动脉根部情况，正常主动脉瓣位于图像中央，关闭时呈"Y"字形，开放时呈倒三角形，微调声束扫查可观察主动脉窦、左右冠状动脉开口位置及主干走行；主动脉瓣前方为右心室流出道，可观察右心室流出道的狭窄程度；微调声束略朝患者左肩偏转，可显示肺动脉瓣、肺动脉主干、左右分支及分支后方的降主动脉横断面，也是探查动脉导管未闭的重要切面；心底短轴切面可观察房间隔，也是判断大动脉关系、室间隔缺损分型的重要切面（动图2-5）。

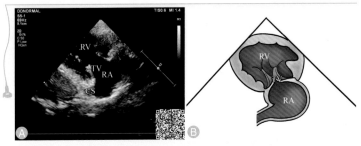

A.右心室流入道切面；B.右心室流入道切面解剖结构示意。RV：右心室；TV：三尖瓣；RA：右心房；CS：冠状静脉窦

动图2-4　右心室流入道切面

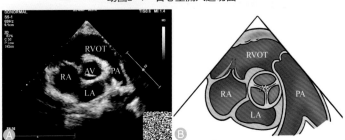

A.心底短轴切面；B.心底短轴切面解剖结构示意。RVOT：右心室流出道；PA：肺动脉；AV：主动脉瓣；RA：右心房；LA：左心房

动图2-5　心底短轴切面

### 4.左心室短轴切面

探头位置：在胸骨旁心底短轴切面的基础上，声束向心尖偏移并适当向下平移探头可获得不同水平的左心室短轴切面。

显示结构：通过不同平面的扫查，可观察左心室心腔内结构、左心室壁各节段厚度及运动情况。

二尖瓣水平：正常左心室横断面呈圆形，右心室呈月牙形并位于左心室右前方，当右心负荷明显增大时，右心室比例明显增大，室间隔与左心室后壁呈同向运动，左心室横断面呈"D"字形。此切面还可观察二尖瓣活动情况、瓣叶病变位置，是判断二尖瓣分区的重要切面（动图2-6）。

乳头肌水平：可显示二尖瓣乳头肌横断结构（位于侧壁的前外乳头肌和位于下壁的后内乳头肌）；此切面也常用于评价左心腔容量（动图2-7）。

心尖水平：心尖水平左心室短轴切面可观察心尖部心肌结构和运动，是判断心尖部心肌异常增厚、运动减弱、室壁瘤及血栓、心肌致密化不全的重要切面（动图2-8）。

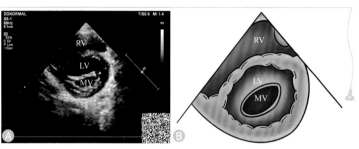

A.左心室短轴二尖瓣水平切面；B.左心室短轴二尖瓣水平切面解剖结构示意。RV：右心室；LV：左心室；MV：二尖瓣

动图2-6　左心室短轴二尖瓣水平切面

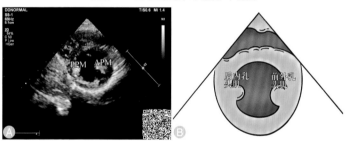

A.左心室短轴乳头肌水平切面；B.左心室短轴乳头肌水平切面解剖结构示意。PPM：后内乳头肌；APM：前外乳头肌

动图2-7　左心室短轴乳头肌水平切面

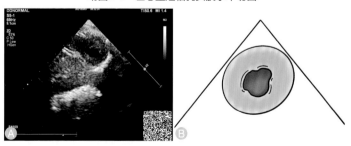

A.左心室短轴心尖水平切面；B.左心室短轴心尖水平切面解剖结构示意

动图2-8　左心室短轴心尖水平切面

## 三、心尖区系列切面

### 1.心尖四腔心切面

探头位置：探头置于心尖处、第四或第五肋间左侧腋前线附近，示标朝向患者左侧，声束朝向患者右肩部。

显示结构：此切面可显示心脏十字交叉结构，左右房室4个心腔、室间隔、房间隔、二尖瓣、三尖瓣，调整扫查角度，在左心房顶及侧壁可分别探及左右肺静脉入口；此切面可判断心房与心室的连接关系、房间隔及室间隔是否完整，观察左右房室瓣结构及活动、各房室腔内的异常占位及活动、肺静脉数目及连接异常；同时也是评价室壁舒缩运动、房室腔径大小及比例的重要切面（动图2-9）。

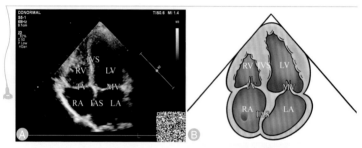

A.心尖四腔心切面；B.心尖四腔心切面解剖结构示意。RV：右心室；IVS：室间隔；LV：左心室；MV：二尖瓣；TV：三尖瓣；IAS：房间隔；LA：左心房；RA：右心房

**动图2-9　心尖四腔心切面**

### 2.心尖五腔心切面

探头位置：在心尖四腔心切面基础上将探头声束稍向上偏移即可显示。

显示结构：十字交叉消失，代之以左心室流出道及主动脉根部，此切面可观察主动脉瓣结构、左心室流出道病变、室间隔连续性等（动图2-10）。

### 3.心尖两腔心切面

探头位置：在心尖四腔心切面基础上逆时针旋转探头约90°。

显示结构：此切面不显示右心腔，仅显示左心房、二尖瓣及左心室，可观察左心室前壁与下壁的厚度及运动，图像右侧为左心室前壁及二尖瓣前叶，图像左侧为左心室下壁及二尖瓣后叶、后内乳头肌；由于此切面包括左心室心尖部，与心尖四腔心切面为正交切面，所以这两个切面是评估左心室容积及收缩功能的必要组合切面（动图2-11）。

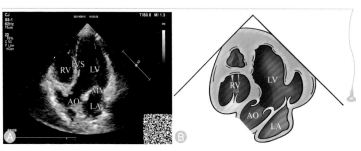

A.心尖五腔心切面；B.心尖五腔心切面解剖结构示意。RV：右心室；IVS：室间隔；LV：左心室；MV：二尖瓣；AO：主动脉；LA：左心房

**动图2-10　心尖五腔心切面**

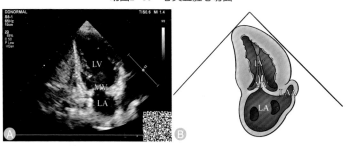

A.心尖两腔心切面；B.心尖两腔心切面解剖结构示意。LV：左心室；MV：二尖瓣；LA：左心房；LAA：左心耳

**动图2-11　心尖两腔心切面**

在此切面基础上顺时针稍旋转探头约30°，左心室内出现两组乳头肌，即为二尖瓣联合区切面，图像右侧为左心室侧壁及前外乳头肌，图像左侧为左心室下壁及后内乳头肌，图像自右向左二尖瓣显示依次为P1、A2、P3；二尖瓣联合区切面不包括心尖部，与心尖两腔心切面不要混淆。

#### 4.心尖三腔心切面

探头位置：在心尖两腔心切面的基础上继续逆时针旋转探头30°～60°，出现主动脉长轴切面即获得，即心尖左心室长轴切面。

显示结构：此切面显示结构与胸骨旁左心室长轴切面相同，由于主动脉长轴与声束的夹角较小，是测量主动脉瓣相关血流动力学参数、观察主动脉瓣反流程度的重要切面（动图2-12）。

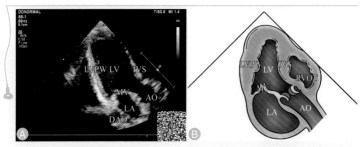

A.心尖三腔心切面；B.心尖三腔心切面解剖结构示意。IVS：室间隔；LV：左心室；LVPW：左心室后壁；MV：二尖瓣；AO：主动脉；LA：左心房；DAO：降主动脉

动图2-12　心尖三腔心切面

## 四、剑突下系列切面

### 1.剑突下四腔心切面

探头位置：探头置于剑突下，示标朝向患者左肋下，声束朝向左上方。

显示结构：可观察左右房室4个心腔、二尖瓣、三尖瓣、房间隔、室间隔、左右心室壁的厚度及运动情况（动图2-13）。

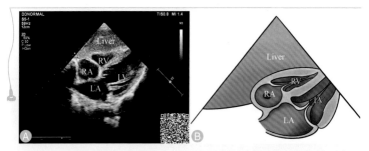

A.剑突下四腔心切面；B.剑突下四腔心切面解剖结构示意。RV：右心室；LV：左心室；RA：右心房；LA：左心房；Liver：肝脏

动图2-13　剑突下四腔心切面

### 2.剑突下双心房切面

探头位置：在剑突下四腔心切面基础上，顺时针旋转探头，探头与身体长轴切面接近平行，声束朝向左上方。

显示结构：图像由上至下分别为右心房、房间隔、左心房，由左至右分别为上腔静脉开口、房间隔、下腔静脉开口或冠状静脉窦（微调探头方向）。房间隔与声束接近垂直，心房水平的分流束与声束接近平行，因此，剑突下双心房切面是诊断房间隔缺损的最佳切面，同时还可观察房间隔缺损与腔静脉、冠状静脉窦的关系；在复杂性先天性心脏病中，根据下腔静脉与心房的连接关系可帮助判断左右心房的解剖关系（动图2-14）。

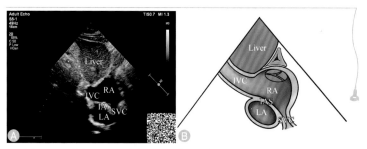

A.剑突下双心房切面；B.剑突下双心房切面解剖结构示意。RA：右心房；IAS：房间隔；LA：左心房；IVC：下腔静脉；SVC：上腔静脉；Liver：肝脏

动图2-14 剑突下双心房切面

### 3.剑突下心底短轴切面

探头位置：在剑突下四腔心切面基础上，逆时针旋转探头约60°。

显示结构：此切面与胸骨旁心底短轴切面显示相同（动图2-15）。

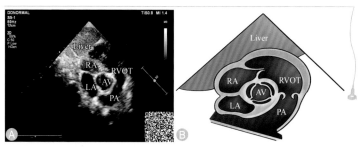

A.剑突下心底短轴切面；B.剑突下心底短轴切面解剖结构示意。RVOT：右心室流出道；PA：肺动脉；AV：主动脉瓣；RA：右心房；LA：左心房；Liver：肝脏

动图2-15 剑突下心底短轴切面

## 五、胸骨上窝系列切面

### 1.胸骨上窝主动脉弓长轴切面

探头位置：探头置于胸骨上窝，示标朝向患者左肩，声束朝向后下方。

显示结构：可观察升主动脉远端、主动脉弓部及降主动脉近端结构，探查是否存在异常静脉血流、主动脉缩窄及主动脉弓离断，也是观察动脉导管未闭的重要切面（动图2-16）。

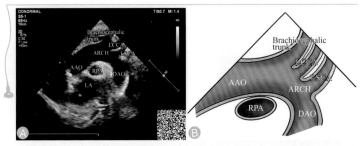

A.胸骨上窝主动脉弓长轴切面；B.胸骨上窝主动脉弓长轴切面解剖结构示意。ARCH：主动脉弓部；AAO：升主动脉；DAO：降主动脉；RPA：右肺动脉；LA：左心房；Brachiocephalic trunk：头臂干；LCCA：左颈总动脉；LSCA：左锁骨下动脉

动图2-16　胸骨上窝主动脉弓长轴切面

### 2.胸骨上窝主动脉弓短轴切面

探头位置：在胸骨上窝主动脉弓长轴切面顺时针旋转探头90°。

显示结构：图像由上至下分别为主动脉弓短轴切面、右肺动脉长轴切面、左心房及肺静脉开口（动图2-17）。

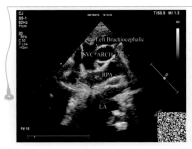

Left brachiocephalic vein：左头臂静脉；ARCH：主动脉弓部；SVC：上腔静脉；RPA：右肺动脉；LA：左心房

动图2-17
胸骨上窝主动脉弓短轴切面

需要注意的是，每个标准切面都不是孤立的单一切面，检查中根据病变特点及观察目标，需要动态、连续扫查并联合多切面探查，才能获得全面、准确的超声诊断。

## 六、思考题

（1）房间隔缺损的主要检查切面有哪些，哪些切面不易漏诊和误诊，为什么？

（2）判断室间隔缺损分型的主要切面有哪些？

（李建华）

第 **3** 章

经食管超声

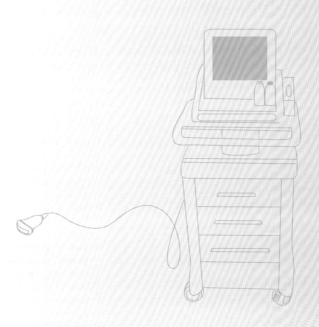

　　TEE探头经食管壁贴近心脏后方，避免了胸腔肺气、肥胖、手术切口、引流置管的干扰，因此图像清晰，常被作为常规TTE检查的补充及优化，广泛应用于结构性心脏病介入治疗的术前评估、自体瓣膜及人工瓣膜的功能评价、心内异常占位的探查等；由于TEE具有不干扰手术操作、显示分辨率高的优势，在心脏手术中亦发挥着重要作用，如评估二尖瓣成形效果、引导介入手术等。

## 一、适应证

　　（1）TTE检查显像困难者，如肥胖、肺气肿、胸廓畸形、近期胸部手术史及正在使用机械辅助呼吸的患者。

　　（2）TTE检查难以显示的部位，如左心耳、上腔静脉、左右肺静脉、胸降主动脉、左右冠状动脉主干等。

　　（3）TTE检查难以清晰显示的结构和病变。

## 二、禁忌证

　　（1）绝对禁忌证：患者拒绝；先天性或获得性的上消化道疾病，如上消化道活动性出血、食管梗阻或狭窄、食管占位性病变、食管撕裂和穿孔、食管憩室、食管裂孔疝、先天性食管畸形、近期食管手术史、食管静脉曲张、咽部脓肿。

　　（2）相对禁忌证：凝血障碍、纵隔放疗史、颈椎疾病、咽部占位性病变；严重心血管系统疾病，如重度心力衰竭、严重心律失常、急性心肌梗死、不稳定型心绞痛、重度高血压、低血压或休克状态等；麻醉剂过敏。

## 三、常见并发症

　　严格掌握TEE的适应证和禁忌证，严格规范操作，做好预防措施，可有效防止TEE并发症。常见或可能出现的不良反应：①咽部黏膜出血；②咽部疼痛或术后吞咽障碍；③食管及胃部损伤、出血；④一过性高血压或低血压；⑤心律失常；⑥感染；⑦气管压迫所致的通气障碍；⑧黏膜麻醉剂过敏反应；⑨颞下颌关节脱位等。

　　尤其要注意术中婴幼儿TEE检查时，并发症包括呼吸道压迫导致的血氧饱和度降低，探头压迫左心房、异常引流的肺静脉及降主动脉等导致的短暂血流动力学不稳定。

## 四、检查前准备

患者须禁食禁饮6～8小时，检查前须向患者或家属说明检查特点，使其有充分心理准备配合检查，询问有无松动牙齿或活动义齿，有无吞咽困难或食管病变及手术史。

（1）咽部浅表麻醉或药物镇静。

（2）患者左侧卧位，放置咬合嘴。

（3）插管时嘱患者吞咽，随吞咽动作将探头插入食管距门齿35 cm处（成年人）。

（4）检查过程中操作轻柔，切勿暴力。

## 五、经食管超声心动图探头的操控

目前已广泛应用多平面探头，探头的电子晶片扫查角度为0°～180°，通过探头手柄旋转电子晶片，结合在食管内不同深度上下移动探头、左右旋转探头，可对心脏结构进行全面扫查。

（1）（整体移动）推进与后退、左转与右转。

（2）（探头前端）左屈与右屈、前屈与后屈。

（3）（电子晶片）角度向前0°～180°（前旋）、角度向后180°～0°（后旋）（图3-1）。

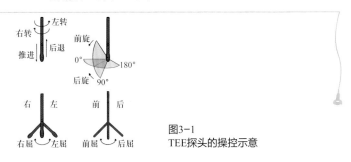

图3-1
TEE探头的操控示意

## 六、经食管超声心动图标准切面

图像显示规律：靠近探头为近场图像，远离探头为远场图像；心脏右方、下方的结构显示在图像左侧；心脏左方、上方的结构显示在图像右侧。

TEE标准切面根据探头的深度分为：食管上段切面（探头尖端距门齿25～30 cm）、食管中段切面（探头尖端距门齿30～35 cm）、胃底切面（探头尖端距门齿35～40 cm）、深胃底切面（从胃底切面继续前进探头并前屈探头获得）（图3-2）。

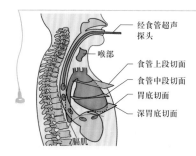

经食管超声探头

喉部

食管上段切面

食管中段切面

胃底切面

深胃底切面

膈肌

图3-2
TEE检查的探头深度示意

### 1.食管上段切面

通过主动脉弓长轴及短轴切面、升主动脉长轴及短轴切面，可以观察升主动脉、主动脉弓结构及其近端分支，探查动脉导管未闭；在短轴切面，肺动脉与声束接近平行，能够获得较好的多普勒频谱，结合食管中段降主动脉切面可全面扫查主动脉情况（动图3-3～动图3-8）。

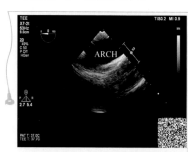

ARCH：主动脉弓部

动图3-3　主动脉弓长轴切面

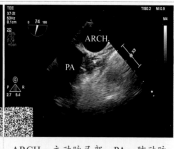

ARCH：主动脉弓部；PA：肺动脉

动图3-4　主动脉弓短轴切面

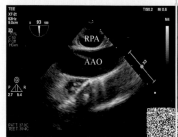

RPA：右肺动脉；AAO：升主动脉

动图3-5　升主动脉长轴切面

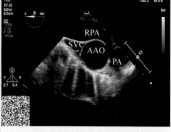

RPA：右肺动脉；AAO：升主动脉
SVC：上腔静脉；PA：肺动脉

动图3-6　升主动脉短轴切面

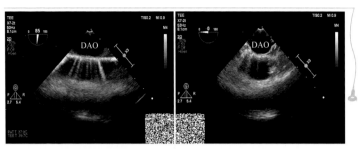

DAO：降主动脉

动图3-7　降主动脉长轴切面

DAO：降主动脉

动图3-8　降主动脉短轴切面

#### 2.食管中段切面

食管中段切面是TEE检查的主要部位，可完成大部分的检查内容。

0°四腔心切面是开始检查的首要切面，可观察左右心腔的大小及比例、左右心室壁的运动，是先天性心脏病心内膜垫缺损术中探查十字交叉结构重建、房室瓣修复效果的重要切面。

评价二尖瓣结构的主要切面包括：四腔心切面、联合部切面、两腔心切面、左心室长轴切面；评价三尖瓣结构的主要切面包括：四腔心切面、右心室流入-流出道切面、右心室流入道切面（经胃底切面或食管中段左心室长轴切面右转探头）；评价主动脉瓣结构的主要切面包括：主动脉瓣短轴切面、主动脉瓣长轴切面（动图3-9～动图3-16）。

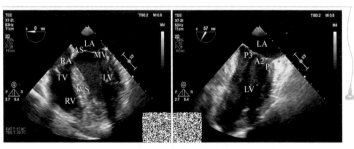

LA：左心房；RA：右心房；RV：右心室；LV：左心室；MV：二尖瓣；TV：三尖瓣；IVS：室间隔；IAS：房间隔

LA：左心房；LV：左心室；P1：二尖瓣P1区；P3：二尖瓣P3区；A2：二尖瓣A2区

动图3-9　四腔心切面

动图3-10　联合部切面

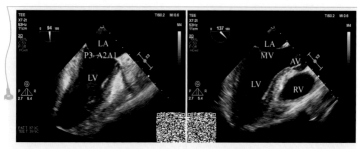

LA：左心房；LV：左心室；A1：二尖瓣A1区；P3：二尖瓣P3区；A2：二尖瓣A2区

动图3-11　两腔心切面

LA：左心房；RV：右心室；LV：左心室；MV：二尖瓣；AV：主动脉瓣

动图3-12　左心室长轴切面

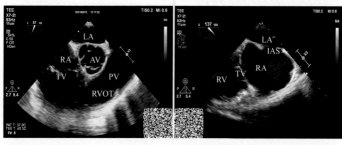

LA：左心房；RA：右心房；AV：主动脉瓣；TV：三尖瓣；PV：肺动脉瓣；RVOT：右心室流出道

动图3-13　右心室流入-流出道切面

LA：左心房；RV：右心室；RA：右心房；TV：三尖瓣；IAS：房间隔

动图3-14　右心室流入道切面

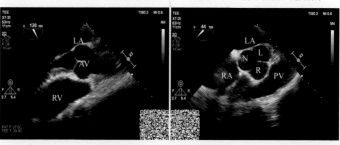

LA：左心房；AV：主动脉瓣；RV：右心室

动图3-15　主动脉瓣长轴切面

LA：左心房；RA：右心房；PV：肺动脉瓣；L：左冠窦；N：无冠窦；R：右冠窦

动图3-16　主动脉瓣短轴切面

　　房间隔缺损术前评估应在食管中段全面扫查，双腔静脉切面（动图3-17）可探查缺损与上、下腔静脉口位置关系，四腔心切

面可探查缺损与房室瓣距离，主动脉瓣短轴切面注意观察主动脉
侧缺损残边长度。

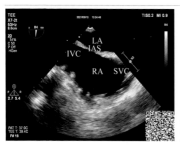

LA：左心房；IAS：房间隔；RA：右心房；IVC：下腔静脉；SVC：上腔静脉

动图3-17
双腔静脉切面

　　观察左心耳时需要在食管中段稍后退探头。左心耳封堵术前评估需要在0°、45°、90°、135°分别测量左心耳的开口直径和深度；排查左心耳血栓须全面扫查（动图3-18～动图3-21）。

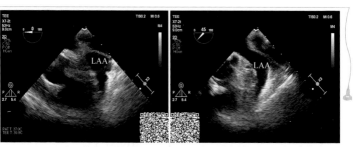

LAA：左心耳
动图3-18　0° 左心耳切面

LAA：左心耳
动图3-19　45° 左心耳切面

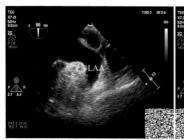

LAA：左心耳
动图3-20　90° 左心耳切面

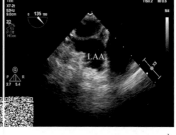

LAA：左心耳
动图3-21　135° 左心耳切面

　　在食管中段四腔心切面，左转探头可获得降主动脉短轴切面，增加角度至90°即为降主动脉长轴切面，从降主动脉短轴切面后退探头至主动脉弓，结合长轴切面可全面扫查主动脉弓部

及降部，可排查主动脉夹层，对导丝和置管位置进行辅助定位（动图3-7、动图3-8）。

### 3.胃底切面

经胃基底部短轴切面可以观察二尖瓣启闭活动，定位病变位置及范围；经胃中段短轴切面可观察乳头肌横断结构，也是评估左心室壁运动、容量负荷的重要切面；经胃两腔心切面、经胃长轴切面、经胃右心室流入道切面是食管中段相关切面的补充切面（动图3-22~动图3-26）。

### 4.深胃底切面

经胃深部长轴切面与经胸心尖五腔心切面并非同一切面，但由于此切面及经胃长轴切面的主动脉长轴与声束角度较小，是术中经食管测量左心室流出道、主动脉瓣狭窄血流频谱的较佳位置（动图3-27）。

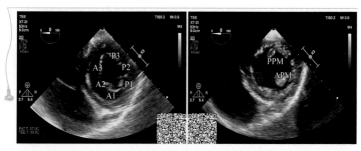

A1：二尖瓣A1区；A2：二尖瓣A2区；A3：二尖瓣A3区；P1：二尖瓣P1区；P2：二尖瓣P2区；P3：二尖瓣P3区

动图3-22　经胃基底部短轴切面

APM：前外乳头肌；PPM：后内乳头肌

动图3-23　经胃中段短轴切面

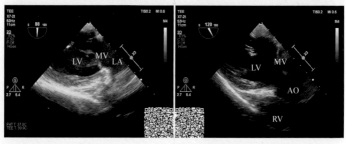

LA：左心房；LV：左心室；MV：二尖瓣

动图3-24　经胃两腔心切面

LV：左心室；MV：二尖瓣；AO：主动脉；RV：右心室

动图3-25　经胃长轴切面

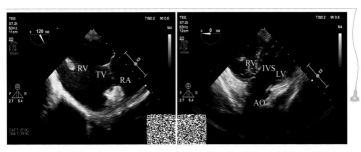

RA：右心房；RV：右心室；TV：三　　RV：右心室；IVS：室间隔；LV：左
尖瓣　　　　　　　　　　　　　　　心室；AO：主动脉

动图3-26　经胃右心室流入道切面　　　动图3-27　经胃深部长轴切面

需要强调的是，在进行TEE前，需要针对检查目标和问题，预估检查流程和主要探查切面，尽量缩短检查时间，减少患者痛苦。TEE是常规TTE的补充及优化，能够在常规检查中获得满意的多普勒参数，就不必在经食管检查中进行多普勒测量；胃底切面是食管中段切面的补充，在清醒状态下检查的患者，探头深入容易增加痛苦使患者难以配合，故不宜勉强。在心脏外科手术中进行TEE时，患者处于全麻状态，防御反射被抑制，同时被肝素化，因此在检查操作时须动作轻柔，避免暴力。

## 七、经食管超声心动图在心脏外科围术期应用

术中TEE在心脏外科手术的主要应用包括术前补充或修正诊断、评估病变严重程度，协助手术医师及时调整手术策略、制定手术方案；术后循环接近生理状态时，即刻评估手术效果，效果不满意或出现并发症，建议再次手术干预；术后即刻指导心腔排气，避免残余气体栓塞冠状动脉或脑动脉；经外周体外循环建立过程中，帮助引导定位导管就位。

术中TEE还可评价左心室整体和局部功能、监测血容量，如果存在难以解释的对治疗无反应的血流动力学不稳定状态、持续低血压、低氧血症，以及出现或怀疑心肌缺血、心肌梗死、心功能不全时，应及时行TEE检查。

### 1.瓣膜修复和置换

TEE术前评估完成对病因、病变和瓣膜功能不全的综合分析，可提供精确全面的瓣膜信息，帮助指导外科医师选择瓣膜修复或置换。

瓣膜修复术后TEE即刻评估修复效果，包括评估任何残余分流的部位及程度；诊断并发症，如左心室流出道梗阻、瓣膜狭窄等；如果结果不满意，建议再次手术探查和修复。

瓣膜置换术后TEE即刻探查人工瓣叶启闭活动、是否存在瓣周漏等异常，评估瓣膜漏的程度及范围，是否需要再次干预。

对于术后出现的左心室流出道梗阻，须排除由血容量不足、过度强心引起的梗阻，停用强心药、增加左心室前负荷，若仍无改善，建议再次手术。

### 2.先天性心脏病

TEE较多应用于心内膜垫缺损的矫治术，术前明确心内膜垫缺损类型、房室瓣的发育条件，帮助选择手术方式，预测可能效果，术后TEE检查主要评估缺损修复后有无残余分流，左、右房室瓣修复重建的效果等。

### 3.肥厚型心肌病

梗阻性肥厚型心肌病的外科治疗通过切除肥厚心肌，疏通左心室流出道。TEE术前检查需要明确梗阻部位及程度，确定切除心肌的范围，探查二尖瓣结构是否存在异常、是否需要同期处理；术后评价左心室流出道疏通效果、二尖瓣反流程度、可能的并发症等。

### 4.左心室辅助装置植入术

在装置开始引流前仔细指导心腔排气；开始引流后观察装置与心室连接处是否通畅、有无血栓形成，升主动脉吻合口血流是否通畅，排查夹层；持续监测左心和右心的容量、压力平衡。

### 5.心脏移植术

TEE术后主要评价供体心脏与受体心脏各大血管吻合处血流是否通畅，监测供体心功能和排斥反应。

## 八、思考题

（1）TEE适用于哪些疾病检查？
（2）评价左心功能和容量的切面有哪些？

（李建华）

第 **4** 章

心脏超声造影

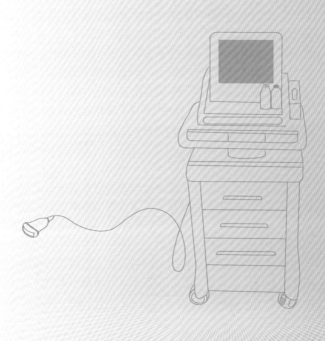

目前，心脏超声造影在临床的应用包括右心造影和左心造影，相应的超声造影剂（ultrasound contrast agents，UCA）完全不同，分别为右心系统造影剂和左心系统造影剂。右心系统造影剂仅用于右心系统增强显像；左心系统造影剂能够通过肺循环，其造影剂微泡具有薄而可渗透的外壳，其内充填能够在血液里扩散和溶解较慢的高分子气体，如六氟化硫，造影剂微泡的结构保护了微泡内的气体存留，以增加造影剂微泡的显影时间，在静脉内注入后，造影剂微泡随血流迅速通过肺、心腔、心肌及全身血管，对心脏功能、冠状动脉、全身外周动脉血流动力学及肺气交换没有任何不良的临床影响。

## 一、心脏超声造影成像技术及原理

早期的超声造影采用超声谐波技术，基本原理是超声换能器发射超声波的声压变化使声场中的微泡产生大小变化的谐振，微泡在声压高时压缩变小变硬，声压低时扩张变大变软，其反射回波含有多个倍增频率的非线性信号。超声造影谐波成像接收微泡的高频谐波信号，是最早的较为简单的造影成像方法。

机械指数（mechanical index，MI）强度分级定义：超低MI：MI<0.2；低MI：0.2～0.3；中等MI：0.3～0.5；高MI：MI>0.5。使用较高MI成像能增加检测微泡信号的敏感度，提高信噪比，减少伪像，因此有利于观察心室结构、室壁运动及其血流灌注，其缺点是左心声学造影（left ventricular opacification，LVO）成像时间短暂。当采用高MI造成微泡破坏时，在超声心动图上微泡破坏的部位显示为明亮信号变化。使用低MI成像可实时观察室壁运动，实时超低MI成像能同时增强微泡LVO及心肌血流的显影，但较低MI成像检测微泡的敏感度相对降低。

## 二、右心系统超声造影方法

目前常用的右心系统超声造影剂有过氧化氢造影剂、二氧化碳造影剂、振荡无菌生理盐水注射液等，目前很多中心推荐：生理盐水8 mL+空气1 mL+患者自身血液1 mL手动振荡。右心造影剂产生的气泡直径较大，不能进入肺循环，因此仅用于检查目的为诊断或排除肺内或心内右向左分流相关疾病，如卵圆孔未闭、肺动静脉瘘、肝肺综合征、永存左上腔静脉、术后残余分流或侧支等。右心系统超声造影可用于TTE和TEE，常规筛查右向左分流。具体操作方法：①检测前应向患者做详尽解释；②按护理程序建立左（或右）前臂浅静脉通路，将三通管与静脉通道相连并固定；③抽取患者自身血液 1 mL，与 8 mL 0.9% 生理盐水、1 mL 空气一同混合于 10 mL 注射器中，将其与三通管一端相连，并在三通管另一端连接一空的 10 mL 注射器；④连通 2 个注射器，在 2 个注射器之间快速来回推注液体直至完全浑浊（动图 4-1）；⑤打开其中一个开关将振荡的混合液体快速向静脉内推注；⑥在心尖四腔心切面（或胸骨旁四腔心切面、剑突下四腔心切面）观察，需要嘱患者做乏氏动作或咳嗽；⑦根据需要重复相关步骤，当怀疑患者有永存左上腔静脉或无顶冠状静脉窦综合征时应分别在左右 2 个手臂注射造影剂进行检查，典型的心内分流（经房间隔或室间隔）通常在右心房造影微泡显影后 3 个心动周期就能观察到左心造影微泡显影，而肺动静脉瘘需在右心房造影微泡显影后 >5 个心动周期才能观察到左心造影微泡显影；⑧左心显影微泡密度评估：微气泡 <10 个/帧时为少量，微气泡 10～30 个/帧时为中量，微气泡 >30 个/帧时为大量（动图 4-2，动图 4-3）。

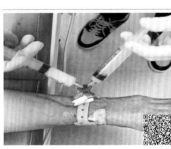

右心超声造影，来回推注液体直至完全浑浊

动图 4-1　右心超声造影造影剂注射

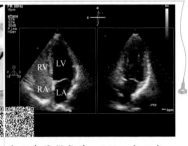

左心未见微气泡。LV：左心室；LA：左心房；RV：右心室；RA：右心房

动图 4-2　右心超声造影

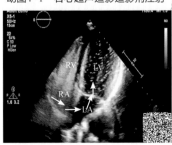

左心可见大量微气泡（箭头）。LV：左心室；LA：左心房；RV：右心室；RA：右心房

动图 4-3
右心超声造影

注意事项：为提高右向左分流的检出率，可嘱患者行有效Valsalva动作。有效标准：①用气压表检测患者吹气情况，最大吹气气压达到40 mmHg，持续10秒；②房间隔向左心房膨出；③二尖瓣峰值流速较静息状态下降约25%。

## 三、左心系统超声造影方法

可通过肺循环的超声造影剂主要用于左心系统及血管超声造影增强，是近年来发展较快且在临床应用上深入发展的领域，其成像技术及对仪器设备的要求较复杂。主要临床应用如下。

### 【心脏结构和功能的评估】

清晰地显示左心室心内膜边界是准确评价左心室功能的关键。国外临床试验表明，常规超声心动图检查时，70%~90%的心血管超声图像不佳（图像质量不佳定义：在任何一个标准切面无法清晰显示2个或2个以上连续的心肌节段心内膜结构），通过使用造影剂可明显提高诊断图像解剖结构的分辨率，若心脏解剖结构和功能异常状态判断存在疑问，也可考虑使用超声造影剂。当静息状态不能获得满意常规超声心动图图像时，超声造影剂用于LVO尤其有帮助，这常见于肥胖、有肺部疾患、病情危重或接受呼吸机护理的患者，在这些患者中应首先尽量优化换能器频率、扇扫宽度、图像深度、聚焦位置，如果心脏超声图像质量仍不理想，再考虑使用造影剂。同时，需注意负荷超声心动图检查达峰值负荷时，图像质量的不理想情况将更为明显，此时使用造影剂将明显提高图像质量、增强判断信心和诊断准确性。

（1）定量评价左心室容量和左心室射血分数（left ventricular ejection fraction，LVEF）：LVEF的准确测量对心血管疾病患者的治疗极为重要，对预测心肌梗死后及血液循环重建后充血性心力衰竭患者的不良事件具有重要价值，也是备受临床医师关注的一个指标。超声心动图是目前唯一能够提供床旁实时心脏解剖结构和功能动态评估的医学影像技术方法。与其他影像技术相比，具有无电离辐射、容易获取、便携和成本相对较低的特点。已有研究发现常规的非增强超声心动图测量的LVEF与公认的金标准相比有显著的差异，观察者之间的一致性低，因此严重影响了常规超声心动图心功能测量的实用性和可靠性。超声造影剂用于LVO可清晰显示心内膜，准确测量左心室容量和LVEF（图4-4）。

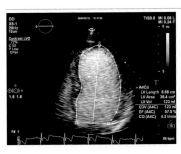

**图4-4**
**左心室造影测量LVEF**

（2）鉴别心腔内占位病变：当怀疑心内占位病变，但常规超声检查图像不清时，静脉注射造影剂可以明确或排除诊断，并可显示占位病变的组织特征。可评估占位病变的灌注特性，定性（目测法）和定量（密度检测软件分析）可以观察肿瘤和相邻心肌组织之间灌注灰度差异。高度血管化或大多数恶性的肿瘤有异常丰富、扩张的新生血管，造影后明显增强（动图4-5）。间质肿瘤（如黏液瘤）血供少，表现为低灌注（动图4-6），而血栓则无造影剂灌注（动图4-7）。

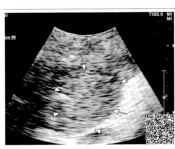

左心房占位超声造影显示高灌注占位病变（箭头）

**动图4-5　高灌注占位病变**

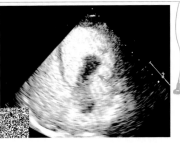

左心房占位超声造影显示低灌注占位病变（箭头）

**动图4-6　低灌注占位病变**

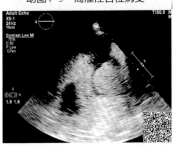

右心房占位超声造影显示无灌注占位病变（箭头）

**动图4-7**
**无灌注占位病变**

（3）增强多普勒信号：经证实，在多普勒信号微弱或多普勒血流检查困难，而准确评估血流速度对临床疾病防治决策极为重要时，使用超声造影剂是很有价值的。最明显的多普勒信号增强常在开始注射造影剂时获得（图4-8，图4-9），须注意避免因信号过强导致高值流速。可通过降低多普勒增益（降低20%或更低）来避免过强信号，以获得清晰且无频谱边缘轮廓失真的多普勒频谱。

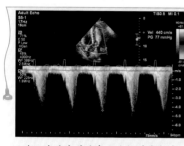
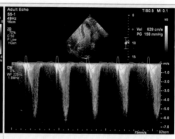

左心室流出道狭窄血流频谱造影前
**图4-8　造影前**

左心室流出道狭窄血流频谱造影后增强
**图4-9　造影后**

（4）负荷超声心动图的造影增强：负荷超声心动图是基于对比观察在静息和负荷状态时左心室各节段心肌的运动、收缩功能状态及其变化来检测和评价冠状动脉储备，因此心内膜边界完整清晰的显示对证实或排除局部心室壁心肌节段运动和室壁增厚异常非常必要。

（5）诊断心尖部病变：心尖部位于超声显像的近场，通常难以清晰显示和判定左心室心尖的结构异常。超声造影成像使心尖部心内膜的边界能够被清晰识别，可以帮助心尖部解剖结构和功能异常的诊断及鉴别诊断（动图4-10，动图4-11）。

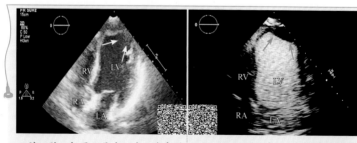

心脏四腔心切面可见左心室心尖结构显示不佳（箭头）。LV：左心室；LA：左心房；RV：右心室；RA：右心房

心脏四腔心切面清晰显示心尖部充盈缺损（箭头）。LV：左心室；LA：左心房；RV：右心室；RA：右心房

**动图4-10　左心室心尖部病变造影前**　**动图4-11　左心室心尖部病变造影后**

（6）诊断心肌致密化不全：心肌致密化不全是一种越来越被临床所认识的疾病，可导致心力衰竭、心律失常、血栓栓塞事件和死亡。室壁由运动减弱的两层心肌组成：较薄的致密化心外膜下心肌和较厚的非致密化心内膜下心肌。当怀疑左心室心肌致密化不全时，超声造影检查可清晰显示突入左心室腔肌小梁之间的血池内有造影剂填充。采用MI为0.3～0.5谐波成像，有助于更清楚地显示肌小梁间隐窝（动图4-12）。目前，孤立性左心室心肌致密化不全的诊断标准尚未统一，但通过超声造影显示非致密心肌厚度与致密化心肌厚度比值＞2时有助于该病的确诊（图4-13）。

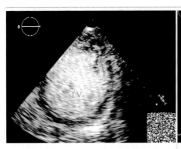

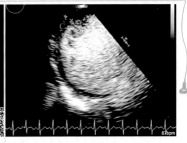

左心室造影显示肌小梁间隐窝（箭头）。LV：左心室

左心室造影显示非致密化心肌厚度与致密化心肌厚度比值＞2。NC：非致密层心肌；C：致密层心肌

动图4-12　肌小梁间隐窝

图4-13　心肌致密化不全

## 四、心肌造影超声心动图

### 1.原理

心肌血容量90%位于毛细血管内，心肌血流灌注是指毛细血管内的血液流动情况，心肌造影强度-时间变化规律与红细胞流速和毛细血管容量有关。心肌内超声造影剂回声密度信号强度可反映心肌内微泡浓度，持续输入造影剂时，当心肌内超声造影剂浓度达到最大饱和时的信号强度即反映毛细血管血容量，微泡的灌注速度反映心肌血流速度。心肌内微泡在高MI脉冲照射破坏后反射信号消失，此后微泡随血流再次灌注心肌，通常5秒内灌注信号最强并达到平台期。通过高MI间断显像和低MI持续实时显像可分别观察超声造影剂显像速度和密度。

### 2.临床应用

心肌造影超声心动图（myocardial contrast echocardiography，MCE）能在床旁实时同步观测心肌室壁解剖结构及其运动状态和心肌血流灌注。已有研究表明：胸痛患者如室壁运动及心肌血流灌注均正常，其预后良好。MCE在冠状动脉性心脏病及并发症的诊断和防治策略中发挥重要的作用，也逐渐被临床医师认识和接受。通常分析心肌血流灌注前应观察相应室壁厚度变化率及室壁运动变化情况，静息状态下出现心肌血流灌注缺损可能由心肌缺血（动图4-14）、心肌纤维瘢痕或超声伪像所致，超声伪像通常出现在左心室侧壁和前壁基底段，因具有典型的声衰减或声影及正常局部室壁增厚率而容易识别；当节段心肌血流灌注正常而室壁运动降低或消失则应考虑心肌顿抑；当节段心肌血流灌注和室壁运动均降低时则应考虑心肌冬眠；当节段心肌血流灌注和室壁运动均一致性正常或异常时，对判断心肌正常或异常的准确性较高。对经冠状动脉造影证实有冠状动脉狭窄的患者进行超声造影和负荷超声心动图检查，当显示狭窄冠状动脉供血节段心肌血流灌注和室壁运动均正常时，提示供血冠状动脉的狭窄未引起心肌供血改变；当节段心肌血流灌注异常伴室壁运动异常或负荷时新出现运动异常，提示供血冠状动脉狭窄引起了供血降低；当心肌血流灌注正常，但室壁运动异常或负荷时新出现运动异常则提示心肌病。

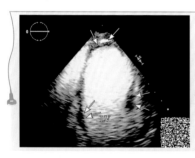

可见左心室心尖部、室间隔和侧壁基底段心肌血流灌注缺损（箭头）。
LV：左心室

动图4-14
左心声学造影

## 五、超声造影剂临床使用安全性

现有大量临床研究和基础研究确认了使用超声造影剂的安全性，这些研究主要针对已知或怀疑冠状动脉性心脏病的患者进行静息或负荷超声心动图，某些患者如严重心律失常、肺动脉高压、心脏或肝功能衰竭患者并没有被系统地纳入大型临床试验。虽然所有被批准临床使用的超声造影剂均有副作用报道，但其通常是罕见和轻微的，可能包括头痛、虚弱、疲劳、心悸、恶心、头晕、口干、嗅觉或味觉改变、呼吸困难、皮肤瘙痒、荨麻疹、背痛、胸痛或皮疹等症状和体征。过敏和潜在的威胁生命的超敏反应极少发生，其中可能包括过敏样的和（或）过敏性反应、休克、支气管痉挛、舌和（或）咽喉肿胀、血氧饱和度下降和意识丧失。但开展超声造影的中心仍然需要提高警惕，做好应对这些情况的准备。

## 六、具备条件及管理

（1）仪器：具备LVO和（或）MCE的心血管专业仪器。

（2）人员：超声造影检查团队每一位成员应了解不同超声造影剂的理化特点、不同造影显像技术的优缺点。根据这些规范及每个患者的具体情况，超声检查医师应该首先确定是否需要在常规检查的基础上进一步进行超声造影增强以明确诊断，并与患者的主管临床医师沟通，最终确定是否使用造影剂。

（3）知情同意：检查前应与患者和（或）家属沟通，解释造影剂使用原理、适应证和可能潜在风险等，获得患者同意并签署书面同意书。

（4）抢救设备：心脏超声造影诊室应当配备除颤仪、抢救车和急救药物、氧气和吸引器等抢救药品、器械，并放置在诊室醒目位置。同时，要制定详细的抢救流程。

## 七、思考题

左、右心超声造影的主要临床应用有哪些？

（王庆慧）

第 **5** 章

<<<<<<<<<<<<<<<<<<

# 常见心脏解剖变异

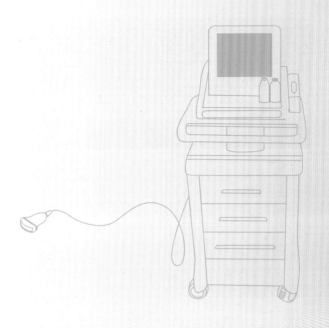

## 一、左心室假腱索

左心室假腱索（left ventricular false tendon，LVFT）是指左心室内除正常连接乳头肌和左房室瓣叶的腱索以外的纤维条索结构，属于一种先天性解剖变异，又称左心室条束，1893年Turner首次在尸体解剖中发现并报道。1906年，Keich和Flack曾注意到此类似结构常见于人和牛心脏，并认为是正常解剖变异，自从超声检查问世后，特别是二维超声临床应用以来，对此结构的生前诊断有了依据，并发现它与临床某些表现，如心律失常、杂音等有一定联系。1981年Nishimura等首先报道了左心室假腱索的超声所见。左心室假腱索患者多因杂音就诊，更多的是因其他原因行心脏超声检查发现。

超声所见：左心室内可见线样的条索状强回声，高于心内膜。最常见于左心室远侧的1/3，可单发可多发，一般自左心侧壁延伸至室间隔（图5-1）。当条索状强回声自室间隔基底段延伸至心尖段，且其内有心肌成分时，可叫作桥状肌小梁（图5-2），如果不能将二者区分开，则容易被误认为室间隔增厚，其鉴别点为这类条索状回声起自室间隔基底部，多延伸至左心室心尖部，经二维超声和M型超声仔细观察，在收缩或舒张期其会与真正的室间隔分离，可资鉴别（图5-3）。

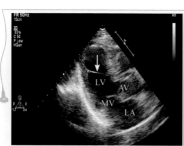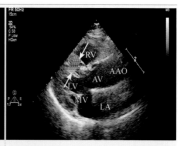

可见条索状强回声（箭头）。LV：左心室；LA：左心房；MV：二尖瓣；AV：主动脉瓣

类似室间隔增厚（箭头）。RV：右心室；LV：左心室；LA：左心房；MV：二尖瓣；AV：主动脉瓣；AAO：升主动脉

图5-1　左心室假腱索二维超声　　　图5-2　桥状肌小梁

## 二、华法林嵴或左上肺静脉嵴

左上肺静脉与左心耳之间可见一个"嵴样"突起，是由左上肺静脉的前壁构成，左心房处这个结构容易被认为是左心房三房心（图5-4）。

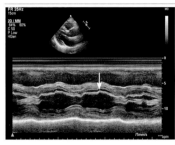

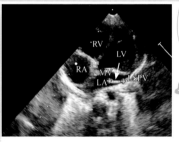

| 可见舒张期与室间隔分开（箭头） | 可见嵴样突起（箭头）。RV：右心室；RA：右心房；LV：左心室；LA：左心房；TV：三尖瓣；MV：二尖瓣；LSPV：左上肺静脉 |
|---|---|
| **图5-3　桥状肌小梁M型超声** | **图5-4　华法林嵴** |

### 三、阿郎希乌斯小结

在 Giulio Cesare Aranzio（Arantius）的著作*De Humano Foetu Opusculum*（1564年）和*Observationes Anatomicae*（1579年）中最早发现并描述了主动脉瓣瓣缘中央增厚可呈结节样，也就是所谓的阿郎希乌斯小结（nodules of arantius，NA）。这个结节有降低主动脉瓣瓣尖接合表面应力的作用，可以最大限度地减少瓣膜磨损和撕裂，但也有文献指出这个结节的肥大可能和主动脉瓣膜反流有关。之前由于该结节较为细小，通常只有TEE检查可见，但随着超声仪器的改进，TTE也时常可见，其典型的声像图特点：主动脉瓣边缘中点的"结节样"高回声可见于一个瓣叶，也可同时见于3个瓣叶，一般较小。主动脉瓣瓣叶顶端有一个微小"结节样"结构，这个结构通常只有TEE能检出，二维TTE偶尔可见，需要与主动脉瓣赘生物、钙化等鉴别（动图5-5）。

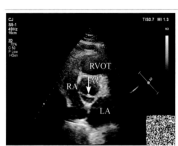

"结节样"高回声（箭头）。RVOT：右心室流出道；RA：右心房；AV：主动脉瓣；LA：左心房

动图5-5
阿郎希乌斯小结

### 四、主动脉兰伯赘生物

1856年，捷克医师Vilem Dusan Lambl首次描述了一种附着于

主动脉瓣瓣叶的细小纤维性条索，此后学者们将其命名为兰伯赘生物（Lambl excrescences，LE）。LE形态多样，多呈细小"条索样"，一般为单股，也可呈乳头状或纺锤形。通常直径<1 mm，长度为1~10 mm。其发病机制被认为与高应力区域（瓣膜闭合线）的心内膜病变有关。LE由弹性结缔组织构成的中央核心和表面的单层内皮细胞覆盖组成，缺乏血管，营养供应来自于心腔内的血液。可发生于所有心脏瓣膜，但左侧心腔更常见：二尖瓣（68%~76%）、主动脉（38%~50%）和右侧心腔（10%），人工瓣膜也可发生，男女均可见。其产生机制多被认为是由于瓣膜处心内膜受损，瓣膜长期处于高应力，瓣膜心内膜面出现细小的磨损和撕裂，损伤处出现纤维沉积，继而单层内皮细胞将纤维结缔组织覆盖形成兰伯赘生物。超声需要与血栓、赘生物、阿郎希乌斯小结、黏液瘤、心脏乳头样弹性纤维瘤（cardiac papillary elastofibroma，CPE）、异物（如术后缝线）等相鉴别。既往多由TEE发现，随着超声仪器分辨率的提高，TTE也可探及。兰伯赘生物的临床意义说法不一，多数学者认为其存在增加了心脑血管栓塞事件的发生率。超声图像：与瓣膜相连的纤细的"纤维条索样"结构，可以在主动脉瓣叶关闭点上看到（图5-6）。

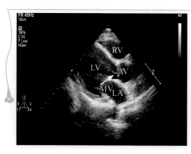

与瓣膜相连的"纤维条索样"结构（箭头）。RV：右心室；LV：左心室；LA：左心房；MV：二尖瓣；AV：主动脉瓣

图5-6
主动脉瓣兰伯赘生物

## 五、调节束

右心室内可探及丰富的调节束，调节束是自右心室前外侧壁和前乳头肌至室间隔下1/3的一条粗大肌束，约有2/3的健康人群，可通过TEE或TTE观察到（动图5-7）。

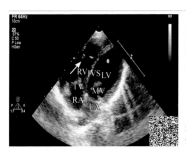

右心室内可探及丰富的调节束（箭头）。RV：右心室；RA：右心房；LV：左心室；LA：左心房；TV：三尖瓣；MV：二尖瓣；IVS：室间隔

动图5-7
调节束

## 六、欧氏瓣

右心房内可探及一个"膜样"回声（动图5-8）。起源于下腔静脉开口处与右心房的结合部，走行于心房壁的后方，延伸至邻近卵圆窝的部位。有时候这个瓣叶呈"嵴样"回声，可探及自下腔静脉口延伸至室房间隔，称欧氏嵴（eustachian valve，EV）（动图5-9）。

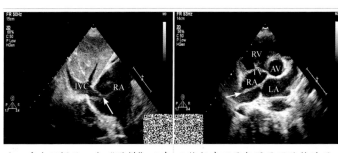

右心房内可探及一个"膜样"回声（箭头）。IVC：下腔静脉；RA：右心房

二维超声可见起源于下腔静脉开口延伸至房间隔的"嵴样"回声（箭头）。RV：右心室；TV：三尖瓣；RA：右心房；LA：左心房；AV：主动脉瓣

动图5-8　下腔静脉口欧氏瓣 　动图5-9　近大动脉短轴切面欧氏嵴

## 七、希阿里网

希阿里网是静脉窦的一个胚胎期残留物，是欧氏瓣的一种变异，起自下腔静脉入口的下方，通过右心房壁的后方延伸至卵圆窝处，TTE的四腔心切面和剑突下四腔心切面，以及TEE的四腔心切面，是最好的观察切面，显示为一纤细丝网状或呈波浪状活动度较大的结构（动图5-10）。

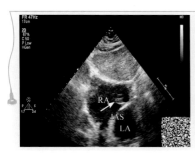

纤细丝网状或呈波浪状结构（箭头）。RA：右心房；LA：左心房；IAS：房间隔

动图5-10
希阿里网

## 八、界嵴

界嵴（crista terminalis，CT）位于右心房侧壁，是自上腔静脉口前方至下腔静脉口前方的肌性隆起，与下腔静脉口前方的欧氏嵴相延续，当胚胎发育至第六到第八周时，静脉窦右角连同上、下腔静脉与原始心房融合，形成界嵴，并将右心房分成以原始静脉窦成分为主的光滑部和以原始心房部为主的小梁肌部。而处于原始起搏区域的起搏细胞也随着静脉窦移动而集中分布于右心房上部及界嵴上部。界嵴在房性心律失常的发生、发展中起着重要作用。近来有学者尝试通过三维TEE对界嵴进行定位以制定房性心律失常射频治疗方案。其超声图像表现为心尖四腔心切面右心房顶部的小突起（图5-11），旋转探头或双平面可显示为长条形（动图5-12），三维超声可显示其较为完整的形态（动图5-13）。

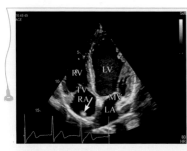

可见右心房顶部"团块样"回声（箭头）。RV：右心室；RA：右心房；LV：左心室；LA：左心房；TV：三尖瓣；MV：二尖瓣

图5-11 心尖四腔心切面

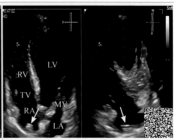

可见右心房顶部的"团块样"回声在正交切面上成条状（箭头）。RV：右心室；RA：右心房；LV：左心室；LA：左心房；TV：三尖瓣；MV：二尖瓣

动图5-12 界嵴双平面

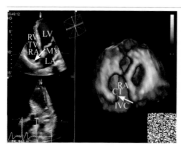

可以更清晰地显示界嵴位置及形状（箭头）。RV：右心室；RA：右心房；LV：左心室；LA：左心房；TV：三尖瓣；MV：二尖瓣；IVC：下腔静脉；CT：界嵴

动图5-13
界嵴三维超声

## 九、房间隔膨出瘤

房间隔中部较薄，由压力高的一侧膨向压力低的一侧，通常膨出深度>1 cm，或者房间隔向两侧心房摆动幅度超过1.5 cm，均称为房间隔膨出瘤（图5-14）。

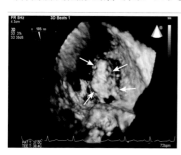

房间隔膨出瘤瘤体（箭头）

图5-14
房间隔膨出瘤右心房面声像图

## 十、房间隔脂肪瘤样肥厚

房间隔脂肪瘤样肥厚，其特征表现是房间隔卵圆窝的近侧和远侧，由于不同程度的脂肪填充，使房间隔呈现典型的"哑铃状油炸圈""甜甜圈""沙漏状"表现，卵圆窝处未受累及（图5-15，图5-16），有时候右心房面的脂肪浸润会非常明显和突出，容易被误认为是右心房的脂肪瘤、黏液瘤或血栓。

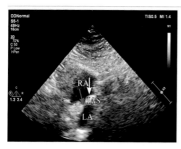

增厚区域（白箭头），卵圆窝处无增厚（红箭头）。RA：右心房；LA：左心房；IAS：房间隔

图5-15
房间隔脂肪瘤样肥厚二维超声

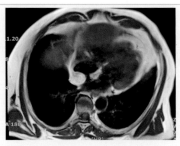

可见房间隔除卵圆窝处以外均增厚，呈高信号

图5-16　房间隔脂肪瘤样肥厚MRI

（陈　剑）

第**6**章

# 心室收缩功能评估

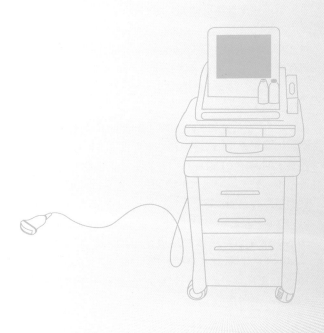

# 第一节 左心室收缩功能评估

左心室收缩功能，主要是指左心室收缩期的射血能力，即泵血功能，通常用心输出量和EF等指标评价。影响左心室收缩功能的因素主要有前负荷、后负荷、心肌收缩力及心率。目前超声心动图已成为无创性评估左心室收缩功能的主要方法。

## 一、左心室功能超声评价指标

（1）LVEF：指左心室的每搏输出量占心室舒张末期容积量的百分比，正常值为55%～65%。计算公式为：EF=（EDV－ESV）/EDV×100%，式中EDV为心室舒张末期容积，ESV为心室收缩末期容积。这是一个容积比率指标，即从容积的角度反映心室的射血功能。

（2）每搏输出量（stroke volume，SV）：指心脏搏动1次，一侧心室射出的血量，简称搏出量。左心室每次搏动所输出的血量，安静时为60～80 mL。

（3）心输出量（cardiac output，CO）：指左心室每分钟泵出的血液量，即心率与每搏输出量的乘积。如以心率75次/min计算，则心输出量在男性为5～6 L，女性稍低些。

（4）心脏指数（cardiac index，CI）：用由心脏泵出的血容量（即心输出量）除以体表面积（$m^2$）得出的数值。进而可以将体型大小不一的患者进行比较。中等身材的成年人体表面积为1.6～1.7 $m^2$，安静和空腹情况下心输出量为5～6 L/min，故CI为3.0～3.5 L/（min·$m^2$）。

（5）左心室短轴缩短率（fractional shortening，FS）：左心室短轴缩短率（FS）=［左心室舒张末期内径（LVDd）－左心室收缩末期内径（LVDs）］/左心室舒张末期内径×100%，正常参考范围：25%～45%，平均30%。也是较为常用的评价心肌收缩性的超声心动图指标。

（6）左心室整体长轴应变（global longitudinal strain，GLS）：左心室整体长轴应变（GLS）=［心肌收缩末期长度（MLs）－心肌舒张末期长度（MLd）］/心肌舒张末期长度×100%，正常参考范围：＞20%。该指标为新增的评价心肌收缩性的超声心动图指标。

## 二、超声心动图评估方法

常用的心功能评估方法包括以下几种。

（1）M型超声：使用M型超声估测左心室收缩功能和泵功能等指标是目前临床上最常用的方法。在估测室间隔、左心室后壁的厚度及其增厚率、运动幅度、收缩期速度等方面相对较为精确、简便、实用。首先由胸骨旁左侧取得规范的二维超声心动图左心室长轴切面，然后将取样线置于腱索水平取得符合规范要求的M型超声左心室波群。要求二维超声左心室长轴切面具有正常或接近正常的左心室形态，左心室腔应充分展开，取样线必须尽可能与室间隔和左心室后壁呈直角相交，室间隔和左心室后壁内膜清晰可辨。

测量常规超声心动图参数。于胸骨旁左心室长轴切面测量左心室舒张末期内径（left ventricular end-diastolic dimension，LVDd）、左心室后壁厚度（posterior wall thickness，PWTd）、室间隔厚度（inter-ventricular septal thickness，IVSTd）、左心室舒张末期容积（left ventricular end-diastolic volume，LVEDV）及左心室收缩末期容积（left ventricular end-systolic volume，LVESV），并计算LVEF（图6-1-1）。

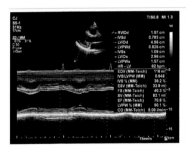

测量左心室大小及收缩功能各参数

图6-1-1
M型超声

（2）二维Simpson法：应用双平面Simpson公式，采用心尖四腔心切面和两腔心切面。描绘收缩末期和舒张末期心内膜轮廓，由计算机软件自动计算出EDV、ESV、SV、EF。该方法目前为二维超声计算左心室容量最为准确的方法。规范的心尖四腔心切面二维超声图像应包括心尖在内的所有4个心腔，心尖应位于扇形扫查的顶部，图像居中；左心室腔应充分展开；左心室内膜面应清晰可辨；左心室内膜面和房室间隔十字交叉应清晰可辨。测量舒张末期容积时应选择冻结于心电图R波顶峰，或二尖瓣关闭前停帧，或选择最大心室腔径的图像（图6-1-2）。测量收缩末期容积时应选择冻结于心电图T波起始，或二尖瓣开放前停帧，或选择最小心室腔径的图像（图6-1-3）。人工勾画左心室心内膜边界，勾画基底部边界时应以二尖瓣瓣环水平为准。

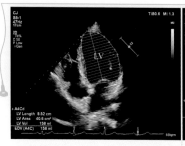 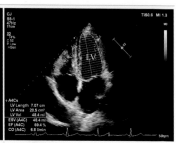

LV：左心室；EDV：舒张末期容积
**图6-1-2　舒张末期容积测量**

LV：左心室；ESV：收缩末期容积
**图6-1-3　收缩末期容积测量**

（3）三维超声：增加了更多平面，评估心功能更加准确、全面。尤其对心室变形的患者心功能评估更具优势，但操作烦琐费时，且对心内膜清晰程度要求性较高（图6-1-4）。

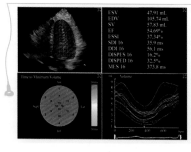

**图6-1-4
三维超声测量左心室收缩功能**

（4）应变：二维及三维斑点成像技术可早期发现局部的心肌功能异常并更精准地评估心肌形态改变及功能变化，但需要超声仪器配备此功能（图6-1-5）。

（5）左心声学造影：利用造影剂二次谐波成像法可清晰显示出心内膜结构，对心功能的评估更加精确（图6-1-6）。常规超声心动图检查心血管超声图像不佳时，如超过2个节段图像显示不够清晰，通过使用超声造影剂可明显提高诊断图像的解剖结构分辨率。测量左心室容积和LVEF与核素显像、MRI、CT有着良好的相关性。

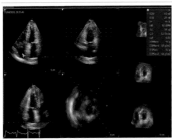

图6-1-5
斑点追踪法测量左心室收缩功能

LV：左心室

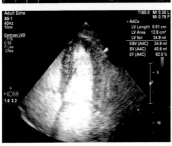

图6-1-6
左心声学造影测量左心室心功能参数

（6）频谱多普勒超声测定法：利用连续方程原理（任一时间钢管中的流量等于流速与管腔截面积的乘积），经过测算得到。一般通过主动脉瓣瓣环、二尖瓣瓣环或二尖瓣口的血流进行测算。其中，主动脉瓣瓣环血流测定法最为常用，可通过测量主动脉瓣瓣环面积及主动脉瓣口流速计算得出。但此方法存在一些局限，如在心脏明显扩大病例中，尽管收缩功能明显下降，主动脉血流参数却可以完全正常。在许多情况下，入射声束难以完全与血流方向平行，成为频谱多普勒超声检测左心室收缩功能的一种限制，因此，频谱多普勒超声检测左心室收缩功能技术在临床上实用价值不高。

### 三、操作技巧

（1）不能取得规范的胸骨旁左心室长轴切面时，可在规范的左心室腱索水平短轴切面上取得符合规范的M型超声左心室波群（图6-1-7）。

（2）FS和EF等指标测值会受负荷和操作等许多因素影响而较易出现误差，一般测值高估多于低估，重复性较差，规范操作可以减少误差。

（3）M型超声仅适用于左心室形态正常和心功能正常病例，但不适用于节段性室壁运动异常、左心室形态异常病例。对于此类病例，心尖双平面Simpson法不受心脏形态限制，测定心功能的准确率最高，与M型超声相比，应用范围扩大，测值更为可靠。

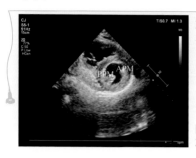

PPM：后内乳头肌；APM：前外乳头肌

图6-1-7
左心室腱索水平短轴切面

四、要点与讨论

（1）正常情况下，左心室搏出量始终与左心室舒张末期容积相适应，正常值为55%～65%；在左心室功能减退，心室扩大的情况下，尽管搏出量可能仍在正常范围，但它并不与已经增大的心室舒张末期容积相适应，EF已明显下降，此时若单纯以搏出量来评定心脏泵血功能，可能会做出错误的判断。

（2）M型超声测量左心室容量，在左心室节段运动异常的患者误差较大。取图、取样线放置不规范可导致取胸骨旁左心室长轴切面时左心室腔无法充分展开（图6-1-8）；增益不足、过度抑制可导致内膜回声失真低估室壁厚度；取样线未能与规范左心室短轴切面垂直相交或取样线远离腱索水平、向心尖或二尖瓣水平靠近，可导致心室容积测值误差。另外，错误分辨心室壁室间隔右心室面的肌小梁、室间隔左心室面的假腱索可导致室间隔厚度的高估。左心室后壁的乳头肌等组织被误认为是左心室后壁心肌组织可导致左心室后壁厚度的高估（图6-1-9）。

（3）冠状动脉粥样硬化性心脏病病例可以存在节段性室壁运动异常、室壁瘤或其他左心室形态异常（图6-1-10），当取样线穿越缺血、梗死区室壁时可导致收缩功能和整体泵功能的低估；同样，当取样线穿越非缺血、非梗死区的正常室壁或代偿性运动增强的室壁时，可导致心功能测值的高估。

（4）应用双平面Simpson测定左心室功能时应注意以下情况可能会导致误差。①取图不规范：非心尖四腔心、图像偏移未居中、心尖部分未包括在内、心肌内膜回声失落等因素均可导致测值的误差；②图像停帧时相不正确，左心室腔未充分展开，停帧于非真正的收缩期末和舒张期末，是导致心功能低估常见因素；③勾画不正确：由于存在近场、侧向分辨率欠佳，心内膜边界不清，心室基底部勾画未在二尖瓣瓣环水平、乳头肌等因素导致勾画面积的误差。

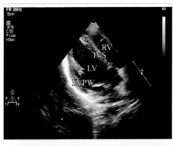

RV：右心室；IVS：室间隔；LV：左心室；LVPW：左心室后壁

图6-1-8
胸骨旁左心室长轴切面取图不规范

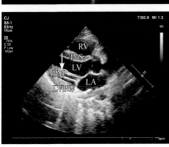

乳头肌（箭头）。RV：右心室；IVS：室间隔；LV：左心室；LVPW：左心室后壁；PM：乳头肌；LA：左心房

图6-1-9 左心室后壁的后内侧乳头肌

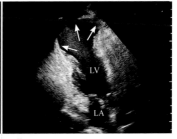

节段性室壁运动异常、左心室心尖部室壁瘤形成（箭头）。LV：左心室；LA：左心房

图6-1-10 冠状动脉粥样硬化性心脏病

（5）不论仪器内有或没有任何左心室容积的测算软件，均可采用肉眼观察心腔各个切面的动态图像估测LVEF。肉眼方法可以粗略地定性区分EF增高、正常或异常。此方法在临床上较为常用，但对于左心室形态异常病例，肉眼估测LVEF方法仍受限制，且肉眼方法判断心功能的正确率与观察者本身的技术熟练程度关系较大。采用肉眼观察结合定量分析结果进行综合判断LVEF和整体功能，更为精确和实用。

五、思考题

合并节段性室壁运动异常时，如何正确评估左心室收缩功能？

（罗庆祎）

# 第二节 右心室收缩功能评估

右心室功能与许多临床疾病预后紧密相关，但由于注意力主要集中在对左心功能的评价上，右心室的功能评估长期以来被忽视。由于右心室复杂的形态结构，目前评价右心室功能的超声方法及正常值还不完善。

## 一、超声解剖概要

右心室形态复杂，呈新月形，解剖结构由流入部、漏斗部、心尖肌小梁部构成。心肌运动方式也较复杂，主要靠外层环形纤维及内层纵形纤维进行收缩及舒张运动，收缩期右心室游离壁向室间隔处内移，三尖瓣瓣环向心尖部纵形向下移动，右心室游离壁受室间隔运动的影响朝左心室处牵拉。由于右心室复杂的解剖结构，目前尚无准确理想的评价右心功能的方法（图6-2-1）。

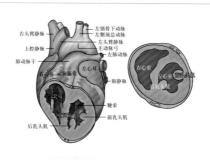

**图6-2-1 右心室形态示意**

## 二、右心室收缩功能超声评价指标

（1）右心室、右心房大小及右心室壁厚度：正常的右心室不超过左心室的2/3，定量诊断标准：右心室流出道近端内径<33 mm（图6-2-2），右心室流出道远端内径<27 mm（图6-2-3），右心室基底段内径<42 mm，右心室中部内径<35 mm，右心室长径<86 mm（图6-2-4）。右心房内径于心尖四腔心切面测定，正常情况下，面积<18 cm²，左右径<44 mm，上下径<53 mm（图6-2-5）。测定右心室壁厚度的最佳切面为剑突下切面，于舒张期使用M型或二维超声测量，厚度>5 mm 提示右心室壁肥厚（图6-2-6）。

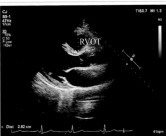

RVOT：右心室流出道

图6-2-2 右心室流出道近端内径测量

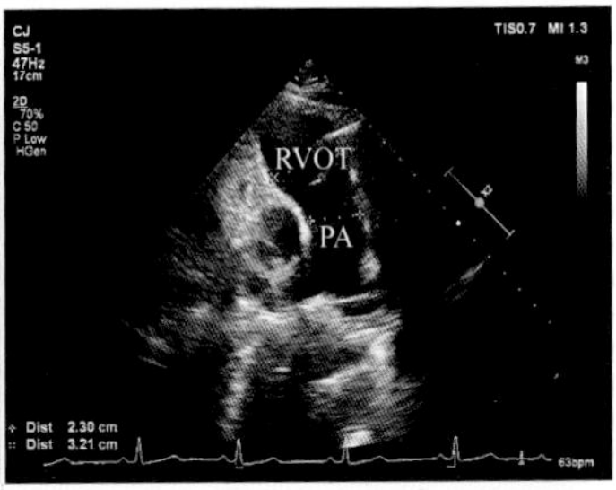

RVOT：右心室流出道；PA：肺动脉

图6-2-3 右心室流出道远端内径测量

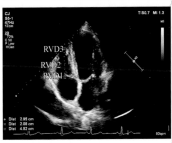

右心室基底段内径、右心室中部内径
及右心室长径测量。RVD1：右心室
基底段内径；RVD2：右心室中部内
径；RVD3：右心室长径

图6-2-4 内径及长径测量

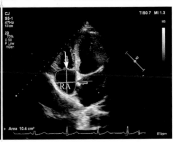

白箭头：上下径；红箭头：左右径；
白色虚线：面积；RA：右心房

图6-2-5 右心房内径及面积测定

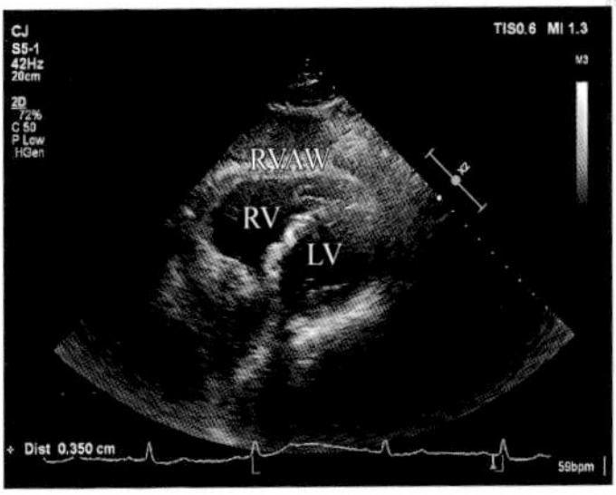

RVAW：右心室前壁；RV：右心
室；LV：左心室

图6-2-6
右心室壁厚度测定

（2）二维面积变化分数（fractional of area change，FAC）：
右心室面积变化分数（right ventricular fractional area change，
RVFAC）能够反映右心室收缩功能，通过二维超声心动图即可
测量得到。RVFAC（%）=（右心室舒张末期面积－右心室收缩
末期面积）/右心室舒张末期面积×100%。美国超声心动图协会
（American Society of Echocardiography，ASE）推荐RVFAC正常
值范围为32%～60%，FAC＜35%提示右心室收缩功能不全，它

可简单有效地估测右心室收缩功能。测量方法：通过勾勒右心室心内膜下面积测量，测量的关键是确保在收缩和舒张期，包括心尖部和侧壁在内的全部右心室都在切面内（图6-2-7，图6-2-8）。描绘右心室面积时还必须小心排除肌小梁的影响。局限性：心尖肌小梁的形成影响心内膜描记的准确性。

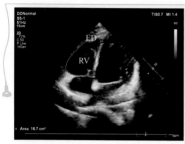

右心室面积（白色虚线）测量。RV：右心室；ED：舒张末期

图6-2-7　舒张期

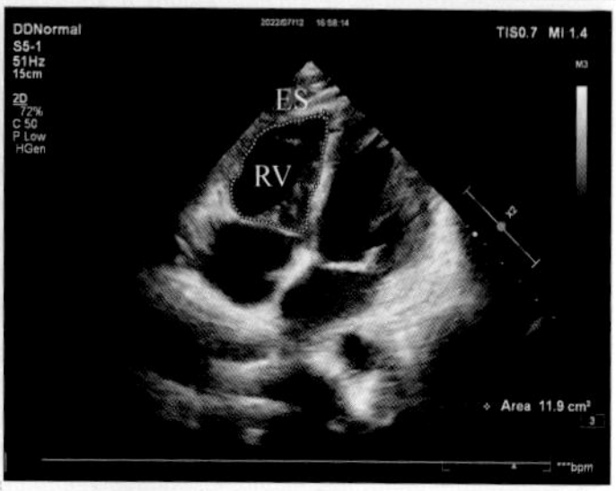

右心室面积（白色虚线）测量。RV：右心室；ES：收缩末期

图6-2-8　收缩期

（3）三尖瓣环收缩期位移（tricuspid annular plane systolic excursion，TAPSE）：TAPSE是一个评估右心室收缩功能简单、有效的指标，是反映右心室心肌纤维轴向功能的重要参数，在临床广泛应用。可由M型超声和组织多普勒成像获得，正常情况下三尖瓣瓣环平面收缩期向心尖方向的移位距离为2.0～2.5 cm。TAPSE较容易获取，通常将M型超声取样线置于三尖瓣瓣环，测量瓣环在收缩达峰时的纵向位移，侧壁TAPSE＜16 mm提示右心收缩功能障碍（图6-2-9）。研究表明TAPSE是评价右侧心力衰竭患者预后的敏感指标，同时它也是评价肺动脉高压患者右心室收缩功能及预后的一个非侵入性且重复性较好的检测指标。

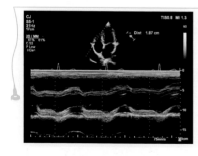

图6-2-9　TAPSE测量

（4）三尖瓣瓣环收缩期位移速度（S′）：三尖瓣瓣环收缩期位移速度是应用脉冲组织多普勒和彩色组织多普勒成像技

术，通过测量三尖瓣瓣环处或右心室游离壁基底段心肌的纵向位移速度，用以评价右心室的纵向收缩功能，收缩期最高位移速度为S'。测量方法：采用心尖四腔心切面，对右心室游离壁的目标区域进行组织多普勒测量（图6-2-10）。ASE指南指出当S' < 10 cm/s时，提示右心室收缩功能异常。还有研究表明三尖瓣瓣环收缩期峰值速度与右心室射血分数（right ventricular ejection fraction，RVEF）具有良好的相关性，当S' < 11.5 cm/s时，高度提示RVEF < 50%。

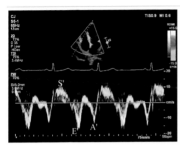

图6-2-10
三尖瓣瓣环收缩期位移速度测量

（5）右心室心肌工作指数（right ventricular index of myocardial performance，RIMP）：右心室心肌工作指数或Tei指数为等容时间与射血时间的比值，可同时评估整体的右心室收缩和舒张功能。其与等容收缩时间（isovolumetric contraction time，IVCT）、等容舒张时间（isovolumetric relaxation time，IVRT）、射血时间（ejection time，ET）的关系为：RIMP=（IVRT+IVCT）/ET。Tei指数正常值为0.28 ± 0.04，右心功能不全者，Tei指数增高，肺动脉平均压与右心室Tei指数有较好的相关性。Tei指数可采用PW或组织多普勒两种方法获得。PW测得RIMP > 0.40或组织多普勒测得RIMP > 0.55提示右心室功能不全。Tei指数近年来并不常用于心功能的评估。

（6）实时三维超声心动图（real time three-dimensional echocardiography，RT-3DE）：RT-3DE是近年来超声医学领域发展的新技术，在评价右心功能方面发挥着重要的作用。RT-3DE可以在一个心动周期中完成右心室全容积图像的采集，克服了拼接伪像，不受患者呼吸、心律不齐、心力衰竭、肥胖等因素影响且不必脱机进行四维重建，真实显示心脏的运动状况，采图质量明显提高，在右心室容积及RVEF的测量上，优于二维超声心动图，且操作简便快捷。

操作方法：受检者取左侧卧位，同步记录心电图，首先在二维模式下，取心尖四腔心切面，待图像显示清晰后启动三维或四维，即可获取全容积心尖四腔心动态三维声像图（图6-2-11），储存后机器可自动分析所得到的反映右心室收缩功能的各个参数（图6-2-12）。RVEF（%）=（右心室舒张末期容积−右心室收缩末期容积）/右心室舒张末期容积×100%。RVEF正常值范围：40%~60%。

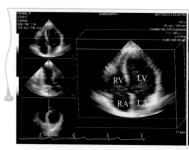

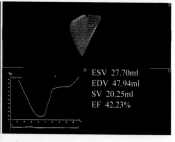

ESV 27.70ml
EDV 47.94ml
SV 20.25ml
EF 42.23%

全容积心尖四腔观动态三维声像图获取。RV：右心室；RA：右心房；LV：左心室；LA：左心房

图6-2-11　动态三维声像图获取

分析所得到的反应右心室收缩功能的各个参数

图6-2-12　参数分析

## 三、要点与讨论

（1）组织多普勒测得的RIMP不受心脏前负荷、呼吸及三尖瓣口面积等因素的影响，具有简便、无创且快捷的评价右心室收缩功能的优势。需要注意的是，RIMP（或Tei指数）只可作为初始测量和系列测量的一部分，实际应用中应结合其他量化和非量化指标对右心室功能进行评估，不应单独作为评估右心室功能的方法。心率不规则时不能采用此方法；在右心房压增高的情况下，测得的Tei指数也可能比实际值低。

（2）2010年ASE成年人右心超声心动图诊断指南推荐联合采用一种以上的方法，如S′和心肌综合指数（myocardial performance index，MPI），能够更可靠地判断右心室功能是否正常。当可能存在右心室功能不全或临床疾病会影响右心室功能时，在常规超声心动图检查及报告中至少纳入上述量化检查方法中的一项。

（3）由于右心室收缩功能测定方法不统一，所采用的几何假设差异很大，故不建议使用二维容积法估测RVEF。虽然一些研究表明三维测定RVEF重复性好而较可信，但目前尚无足够的数据证明它的临床价值。

（4）TAPSE与放射性核素等方法测量的RVEF、二维RVFAC等右心室整体收缩功能指标具有较好的相关性。但这种方法准确性的前提是心尖四腔心切面基底段及邻近节段的位移能够代表整个右心室功能，故存在右心室节段性室壁运动异常时不宜应用。

（5）脉冲组织多普勒测量三尖瓣瓣环S′的方法采用的是多普勒测量原理，故而必须优化图像角度以避免低估测量速度。同时，此方法对于基底段以外的部分测量重复性差。虽然S′与其他右心室整体收缩功能指标的相关性好，但其准确性建立在能使用单一节段位移来代表整体右心室功能的假设前提下，所以在节段性室壁运动异常时（如右心室梗死或肺栓塞时）同样并不适用。

## 四、思考题

如何正确评估肺动脉高压患者右心功能？

（罗庆祎）

第 **7** 章

左心室舒张功能
评估

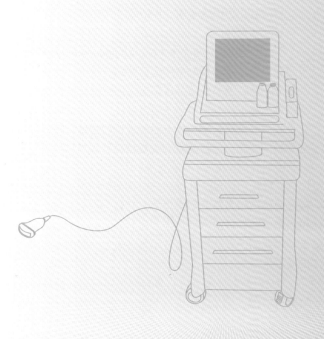

心室舒张功能主要指心室的舒张期扩张能力，一般用心室顺应性等指标评价。近年来，随着关于心力衰竭（heart failure，HF）患者心功能的评估焦点的变化，舒张功能异常的评估越来越受到重视，约40%的患者虽然有心力衰竭的症状和体征，但LVEF仍为正常，称为LVEF保留型心力衰竭。左心室舒张功能障碍通常是左心室松弛受损，伴或不伴弹性恢复力（即舒张早期抽吸力）和左心室僵硬度增加导致的左心室充盈压升高。超声心动图是临床用于评估左心室舒张功能的主要方法。

## 一、左心室舒张功能超声评价指标

（1）二尖瓣血流频谱：评价左心室舒张功能的传统方法，使用PW获得的跨二尖瓣血流速度，舒张早期最大峰值速度（E）、舒张晚期最大峰值速度（A）。正常情况下，E峰＞A峰，E/A＞1；当E峰＜A峰，E/A＜1时提示左心室舒张功能降低。

当左心室舒张功能进一步减退，左心室内的压力明显增高，机体代偿使左心房压力也明显增高，因而跨二尖瓣压力阶差增大，E峰相对增高大于A峰，E峰＞A峰，E/A＞1，为假性正常化；当左心室舒张功能持续减退，呈限制性充盈，左心室顺应性明显降低，导致左心室内压力显著增加，左心房压力也显著增加，当两者压力差为零时，左心室充盈即停止，出现幅度较高但持续时间较短的E峰，此时E/A＞2。

（2）组织多普勒成像（tissue doppler imaging，TDI）是利用多普勒显像原理分析心室壁运动的超声技术，其采用低通滤波器及调节增益，通过保留低速高振幅的室壁运动信号来定量分析心肌组织。将取样容积放于二尖瓣瓣环，二尖瓣瓣环的运动速度代表了心肌纤维延长轴切面方向的延长和缩短，故而可以反映左心室容量的变化。通过测量二尖瓣瓣环舒张早期峰值速度（e′）及舒张晚期峰值速度（a′），计算e′/a′。正常情况下e′/a′＞1，e′＞8 cm/s；舒张功能减退时e′/a′＜1，e′＜8 cm/s。虽然组织多普勒成像受心脏前后负荷的影响较小，评价左心室舒张功能相对客观，但组织多普勒成像本身仍受多种因素的影响，如心脏的整体运动及呼吸运动、多普勒声束与心肌运动方向间的夹角等，存在一定的局限性。

（3）其他评估方法：等容舒张期时间、肺静脉血流频谱、M型CDFI等，临床应用价值不高。

（4）最新的左心室舒张功能评估方法：根据ASE和欧洲心血管影像协会（European Association of Cardiovascular Imaging，EACVI）于2016年联合发布的指南与标准，推荐使用可重复性和可行性更好的二维和多普勒指标综合评估舒张功能不全及分级。

对于LVEF正常的患者，2016年指南推荐用于识别舒张功能不全的4个指标及其临界值：二尖瓣瓣环的e′速度（室间隔e′<7 cm/s，侧壁e′<10 cm/s）；平均E/e′>14；左心房容积指数>34 mL/m²；三尖瓣反流（tricuspid regurgitation，TR）峰值流速>2.8 m/s。这4个指标中，两者以上均未达到临界值，提示左心室舒张功能正常；而两者以上均超过临界值，提示左心室舒张功能异常；如果恰好两者未达到临界值，则结论不可确定（图7-1）。

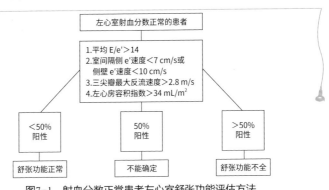

图7-1　射血分数正常患者左心室舒张功能评估方法

（5）综合考虑临床和二维声像图数据之后，在LVEF减小和LVEF正常的心肌疾病患者中，评估左心室充盈压及左心室舒张功能分级方法如图7-2所示。

对于LVEF正常的患者，左心房压（left atrial pressure，LAP）的评估常常需要结合多个参数，包括超声心动图的二维参数。如果E/A≤0.8且E峰流速≤50 cm/s，则提示LAP正常或降低，左心室舒张功能不全分级为Ⅰ级；如果E/A≥2，则提示LAP增高，左心室舒张功能不全Ⅲ级；如果E/A≤0.8且E峰流速>50 cm/s，或E/A比值在0.8～2.0，需要结合其他参数进行舒张功能评估。这些参数包括三尖瓣反流峰值流速，平均的E/e′和左心房容积指数。上述3个参数提示LAP增高的临界值分别是三尖瓣反流峰值流速>2.8 m/s、平均E/e′>14及左心房容积指数>34 mL/m²。如果上述参数中有2项或3项达到临界值，则提示LAP增高，左心室舒张功能不全Ⅱ级；如果上述参数只有1项参数达到临界值，则提示LAP正常、左心室舒张功能不全 I 级；如果上述参数中只有2项参数可获取而这2项参数提供的信息相矛盾，或者只有1项参数可用作分析时，则不能进行LAP评估。

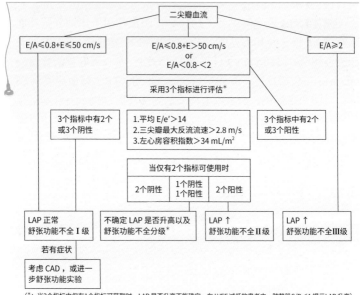

(*：当3个指标中仅有1个指标可获取时，LAP是否升高不能确定。在LVEF减低的患者中，肺静脉S/D＜1提示LAP升高)

图7-2　评估左心室充盈压以及左心室舒张功能分级方法

## 二、检查内容

（1）二尖瓣血流频谱测量舒张早期最大峰值速度（E）及舒张晚期最大峰值速度（A），计算E/A比值。

（2）组织多普勒成像测量二尖瓣瓣环舒张早期峰值速度（e′）及舒张晚期峰值速度（a′），计算e′/a′比值。

（3）测量三尖瓣反流的（tricuspid regurgitation，TR）峰值压差。

（4）测量左心房容积指数（left atrial volume index，LAVI）：于心尖四腔和两腔心切面，用Simpson双平面法进行测定，LAVI＝左心房容积/体表面积，单位为mL/m²。

（5）整体评估心脏各室大小及左心室收缩功能指标。

## 三、操作技巧

（1）测量二尖瓣口血流E、A峰时，注意取样容积置于左心室内二尖瓣瓣尖处，取样线与左心房到左心室的血流方向保持平行。若取样位置偏低（向左心房方向移动）可导致E峰及A峰流速降低，特别是E峰，可能出现假阳性（E/A<1）；若取样线与血流方向不平行，可能导致频谱形态特征改变，时间参数测量出现误差，E峰减速时间缩短，导致测值不准确。

（2）对于患有高血压、糖尿病及冠状动脉粥样硬化性心脏病等可能导致舒张功能减退的疾病的患者，可通过嘱患者行Valsalva动作对二尖瓣口血流E、A峰假性正常化加以鉴别。Valsalva动作后，胸膜腔内压增加，回心血量减少，LAP降低，进而影响二尖瓣口的回流速度。舒张功能减退的受检者在行Valsalva动作后，E/A值比舒张功能正常者降低明显，是鉴别假性正常化有效的方法之一。另外，当左心室舒张功能进一步减退，出现E/A>1，假性正常化时，由于此时LAP明显增高导致左心房内径增大，故也可根据左心房增大与否来鉴别。

（3）心率对二尖瓣口血流模式影响较大。当心率增快时，在舒张早期，左心室充盈时间缩短，充盈量减小，而晚期充盈量相对增加，会导致A峰速度增加，E/A<1，出现假阳性；当心率更快时，E峰和A峰甚至融合在一起，较难辨认，此时应注意鉴别假阳性，并结合其他方法综合判断。

（4）测量左心房容积指数时，于心尖四腔和两腔心切面要注意在二尖瓣开放前1~2帧进行测量，此时左心房容积最大。

## 四、病例分析

病例1　患者男性，56岁，高血压病史10余年，控制欠佳，因"胸闷、气短"就诊，BP为160/110 mmHg。超声检查结果见图7-3~图7-7。

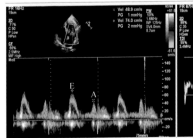

二尖瓣口血流PW显示E/A=1.5

图7-3　心尖四腔心切面

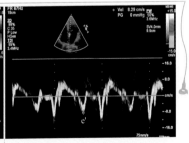

二尖瓣瓣环室间隔侧组织多普勒成像：e'=8.29 cm/s，E/e'=8.9（间隔侧）

图7-4　心尖四腔心切面

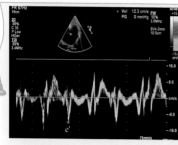

二尖瓣瓣环左心室游离壁侧组织多普
勒成像：e′=12.3 cm/s，E/e′=6（侧壁
侧），E/e′平均值=7.45

**图7-5　心尖四腔心切面**

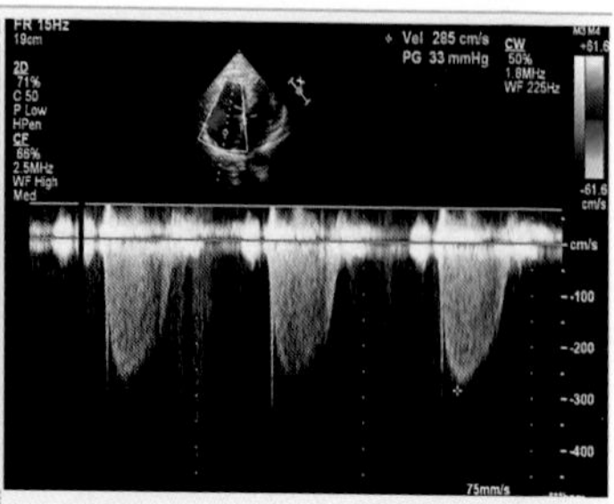

三尖瓣反流峰值流速=285 cm/s

**图7-6　心尖四腔心切面**

Simpson双平面法进行测定LAVI（白
色虚线）=42.7 mL/m²。LV：左心
室；LA：左心房；RV：右心室；
RA：右心房

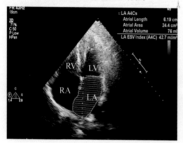

**图7-7
心尖四腔心切面**

综上，0.8<E/A<2，且满足三尖瓣反流峰值流速>280 cm/s，
LAVI>34 mL/m²，2项大于临界值，诊断为舒张功能不全Ⅱ级。

左心房内径增大；二尖瓣轻度关闭不全；左心室舒张功能降
低（Ⅱ级）。

病例2　患者女性，46岁，2型糖尿病史5年，因"心悸"就
诊，BP为135/87 mmHg。超声检查结果见图7-8～图7-12。

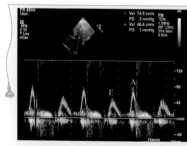

二尖瓣口血流PW显示E/A=0.6

**图7-8　心尖四腔心切面**

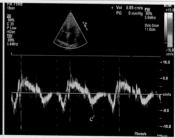

二尖瓣瓣环室间隔侧组织多普勒成
像：e′=5.85 cm/s（间隔侧），E/
e′=7.8（间隔侧）

**图7-9　心尖四腔心切面**

综上，E/A≤0.8 E峰流速＞50 cm/s，且只满足LAVI＞34 mL/m²，1项大于临界值，诊断为舒张功能不全Ⅰ级。

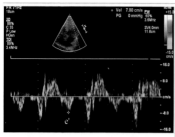 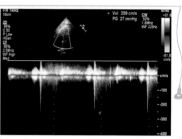

二尖瓣瓣环左心室游离壁侧组织多普勒成像：e'=7.80 cm/s，E/e'=5.8（侧壁侧），E/e'平均值=6.8

图7-10 心尖四腔心切面

三尖瓣反流峰值流速=259 cm/s

图7-11 心尖四腔心切面

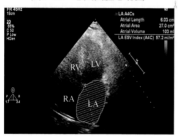

Simpson双平面法进行测定LAVI（白色虚线）=57.2 mL/m²。LV：左心室；LA：左心房；RV：右心室；RA：右心房

图7-12
心尖四腔心切面

左心房内径增大；左心室舒张功能降低（Ⅰ级）。

## 五、要点与讨论

（1）二尖瓣口血流频谱E、A峰较依赖于心脏前负荷，当左心房扩大，压力增高时，E峰速度会受到影响而改变，此时不一定能准确反映心脏的舒张功能。而组织多普勒测量的是瓣环的运动速度，在这方面有着一定的优越性。

（2）评价舒张功能的超声心动图指标应当在较多的信息背景下进行解读，包括患者的临床状况、其他二维及多普勒参数、EF、二尖瓣疾病的有无及严重程度。超声医师应深刻理解每一参数的生理机制和局限性，并全面了解各个二维和多普勒参数的技术要求、获取方法和分析内容，以便综合判断评估。

## 六、思考题

如何减少左心室舒张功能评估中假阳性的发生？

（罗庆祎）

第 **8** 章

# 冠状动脉粥样硬化性心脏病

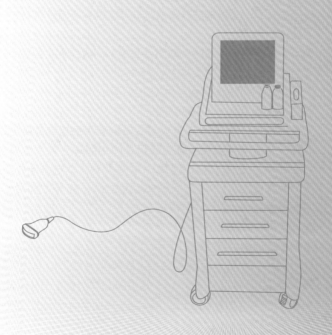

冠状动脉粥样硬化性心脏病，简称冠心病，指冠状动脉粥样硬化导致冠状动脉狭窄或闭塞，心肌血流供应减少，血氧供需失调而产生的一组综合征，包含无症状性心肌缺血、心绞痛、心律失常、心力衰竭、心肌梗死及猝死，又称缺血性心脏病。粥样硬化病变可累及单支冠状动脉，也可累及多支冠状动脉，病变的分布往往不均匀。狭窄低于50%时通常不产生血供的明显减少，狭窄超过90%时休息状态下可发生心肌缺血，甚至梗死。超声心动图是评价冠状动脉疾病、胸痛、急性心肌梗死最常用显像技术；对于确立诊断、治疗策略的选择及预后的判断非常有帮助。

## 【超声解剖概要】

### 1.冠状动脉的位置

左冠状动脉开口于主动脉根部的左冠状动脉窦，在主动脉根部短轴切面的左侧4~5点钟处。右冠状动脉开口于右冠状动脉窦，在主动脉根部短轴切面的10点钟处。正常冠状动脉的超声长轴切面图像显示管壁为两条平行的线状回声，两者之间为无回声区，正常左冠状动脉主干直径为3~8 mm。

### 2.左心室节段的划分

心肌缺血、心肌梗死在超声上最主要的表现就是节段性室壁运动异常，为了能够准确地对运动异常的左心室壁进行定位，人为地将左心室心肌分割为多个节段，这些节段的划分与心肌质量相当，从而实现了超声心动图及其他不同成像方式的统一，以便于标准化的交流。

16段分段法是1989年由ASE提出的，将左心室心肌分为3个心肌环，即基底环、中间环和心尖环，每个环的高度均是左心室长度的1/3，其分界点为：二尖瓣瓣环水平至乳头肌尖端为基底环、从乳头肌尖端至乳头肌根部为中间环、乳头肌根部以下为心尖环。分别包含以下节段：①基底环：前壁基底段（1）、前间隔基底段（2）、下间隔基底段（3）、下壁基底段（4）、下侧壁基底段（5）、前侧壁基底段（6）；②中间环：前壁中间段（7）、前间隔中间段（8）、下间隔中间段（9）、下壁中间段（10）、下侧壁中间段（11）、前侧壁中间段（12）；③心尖环：前壁心尖段（13）、间隔心尖段（14）、下壁心尖段（15）、侧壁心尖段（16）。美国心脏学会（American Heart Association，AHA）提出的17段则是在16段的基础上，将心尖部分为5个节段，多加1个节段即心尖帽（17）（图8-1）。心尖帽的定义是超出心腔末端的心肌部分。

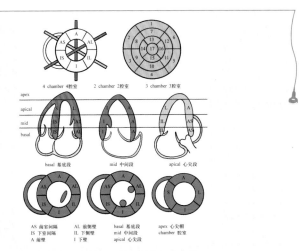

图8-1　左心室壁17节段划分及牛眼图

### 3.冠状动脉与心肌分段的关系

左冠状动脉主干起自左冠状动脉窦，分为左前降支和左回旋支。左前降支供应左心室前壁、前室间隔、左心室心尖部和右心室前壁血流。左回旋支供应左心室前侧壁和后侧壁的基底段、中间段及左心房血流。右冠状动脉供应左心室下壁基底段和中间段、右心房及右心室下壁血流（图8-2）。

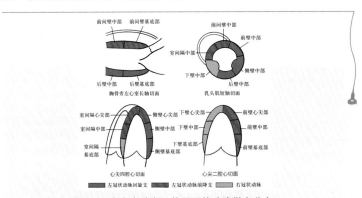

图8-2　左心室壁心肌节段冠状动脉供血分布

### 4.室壁节段运动异常的判断

半定量分析方法：室壁运动计分指数（wall motion score

index，WMSI）：WMSI=各节段评分总和/参与评分的节段数。1分者为正常，≥2分为显著异常。WMSI越高，缺血越严重，并发症越多。

1分：运动正常，心内膜运动幅度＞5 mm，收缩期室壁增厚率＞25%。

2分：运动减少，心内膜运动2～5 mm，室壁增厚率＜25%。

3分：运动消失（无运动），心内膜运动＜2 mm，室壁增厚率消失。

4分：反常运动（矛盾运动）。

5分：室壁瘤形成。

## 【相关切面】

长轴切面：左心室长轴切面、心尖四腔心切面、心尖两腔心切面、心尖左心室长轴切面；左心室短轴切面：二尖瓣水平、乳头肌水平、心尖水平短轴切面。

## 【超声表现】

1.节段性室壁运动异常

节段性室壁运动异常是心肌缺血或心肌梗死的特征性改变，超声通过观察节段性室壁运动、室壁增厚及心内膜位移变化检测冠心病心肌缺血情况，其敏感度和特异度均高于心电图改变。

（1）受累节段室壁运动减弱、无运动或反常运动，收缩期增厚率降低或消失。

（2）室壁的厚度和回声：急性心肌梗死节段室壁厚度和回声无明显变化，陈旧性心肌梗死室壁变薄，回声增强（动图8-3）。

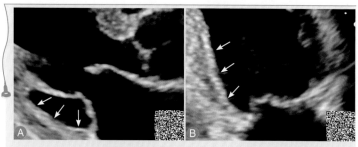

A.左心室长轴切面；B.左心室两腔心切面。左心室后壁、下壁基底段-中间段内膜回声增强，运动减弱（箭头）

**动图8-3 节段性室壁运动异常**

2.二尖瓣关闭不全

缺血坏死的乳头肌发生断裂或功能不全，左心室扩大引起二尖瓣瓣环扩大，可导致二尖瓣脱垂或关闭不全（动图8-4，图8-5）。

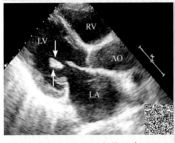 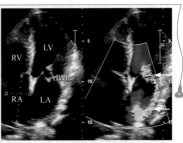

左心室长轴切面见一中等回声团块通过腱索连接二尖瓣前叶，随瓣叶启闭呈"连枷样"运动（箭头）。RV：右心室；LV：左心室；AO：主动脉；LA：左心房

心尖四腔心切面显示二尖瓣前外侧乳头肌断裂致二尖瓣前叶收缩期脱入左心房并中-大量偏心反流（箭头）。LV：左心室；LA：左心房；RV：右心室；RA：右心房；APM：前外侧乳头肌

动图8-4 二尖瓣前外侧乳头肌断裂　图8-5 二尖瓣乳头肌断裂并关闭不全

3.真性室壁瘤

在心脏收缩与舒张期均见膨出，称为解剖性真性室壁瘤；如梗死区心肌不是完全性坏死，愈合过程中仅局限性纤维化，与周围正常心肌组织界限不清，腔内可见心肌小梁结构，只在收缩期膨出，则称功能性真性室壁瘤。室壁瘤心肌变薄弱，收缩期向外突出，相对正常区的室壁运动可代偿性增强。室壁瘤常见于左心室心尖部，其内易形成血栓（动图8-6）。

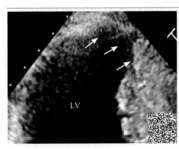

心尖四腔心切面显示左心室心尖局部室壁变薄，矛盾运动，向外膨出，其内未见明显异常回声附着（箭头）。LV：左心室

动图8-6
左心室心尖部室壁瘤

4.左心室假性室壁瘤

左心室假性室壁瘤为心肌破裂形成的包裹性血肿，心包壁层心肌破口为假性室壁瘤与心腔的交通口，瘤腔内常有血栓。常常发生在心肌梗死数小时至一周内，以左心室下、后壁多见。大多

数患者常常因急性心包压塞而死亡，约占心肌梗死机械并发症的0.1%（图8-7）。

### 5.血栓形成

血栓常附着于梗死节段内壁，多见于室壁瘤内或心尖处；可呈层状、蒂状，回声强度及密度不均匀；附壁血栓边缘不规则，与心肌、心内膜无连续性，脱落可引起体循环栓塞（动图8-8）。

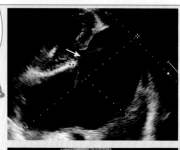

左心室侧壁中间段室壁回声连续中断，形成假性室壁瘤的破口（白箭头）；由心包、心外膜包裹血液形成一个巨大的囊腔（红箭头）

**图8-7**
**左心室假性室壁瘤**

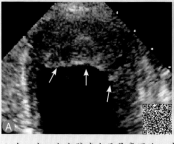
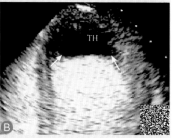

A.左心室心尖室壁瘤内见异常团块回声附壁（箭头）；B.左心室声学造影：左心室心尖室壁瘤内灌注缺损（箭头）。TH：血栓

**动图8-8　左心室血栓**

### 6.室间隔穿孔

几乎发生于透壁性心肌坏死，室壁瘤的形成为其前兆。前间隔穿孔常发生于室间隔的心尖段（动图8-9，动图8-10）。

### 7.游离壁破裂

急性游离壁破裂患者通常迅速死亡，最重要的特征为大量血性心包积液渗出致心脏压塞。

### 8.心包积液

常发生于透壁性心肌梗死后3~7天，提示梗死面积较大。

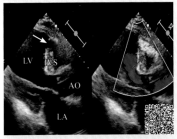

左心室长轴切面室间隔中间段、心尖段的室壁变薄、运动减弱，左心室心尖段室壁瘤形成，室间隔心尖段回声连续中断（白箭头），CDFI显示心室水平左向右分流血流信号（红箭头）。LA：左心房；LV：左心室；AO：主动脉；IVS：室间隔

动图8-9
室间隔穿孔

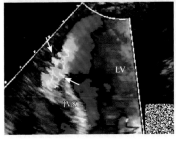

心尖四腔心切面心室水平探及左向右分流血流信号（箭头）。LV：左心室；IVS：室间隔

动图8-10
心尖四腔室间隔穿孔

## 【操作技巧】

### 1.冠状动脉探查

小心旋转探头，使扫描平面与左冠状动脉长轴切面平行，可以显示出左冠状动脉开口和左主干。图像清楚者可追踪观察到其分叉处，朝肺动脉瓣方向走行的为左前降支。

### 2.室间隔穿孔探查

有必要采用非标准切面，应用CDFI显示心室水平左向右分流血流信号。检查时注意扩大取样框，从心底向心尖移动彩色取样框扫查，避免漏诊。

### 3.室壁运动分析

可靠的室壁运动分析是超声检查中最重要的技巧之一，检查时应多切面、多声窗探查，尽量显示清楚整个左心室壁运动状态。

（1）冠心病患者存在室壁节段性运动异常，由于M型超声束通过心脏的限制，不能全面评价室壁运动。当取样线穿过非缺血、非梗死的心室壁时，可导致心功能测值的高估。因此M型超声检查仅适用于左心室形态正常和心功能正常者，不适用于节段性室壁运动异常、左心室形态异常者。借助二维超声心动图评价室壁运动则显示出很大的优越性，左心室长轴切面可从基部到心尖观察前、后间隔，以及左心室前壁、侧、下壁和后壁的室壁运动，与心室长轴切面相垂直的3个短轴切面可补充左心室长轴切面的所见。左心室长轴和短轴切面之间可互相参照同一部位的室壁运动，并起到互补的作用。应用ASE推荐17节段室壁分段法，进行半定量室壁运动判定并判断相对应的冠状动脉病变。

（2）众多二维超声测定心功能公式中，双平面Simpson公式测定心功能的正确性相对高，相对不受心脏形态限制。对于冠心病左心室形态异常、室壁瘤形成的患者优于M型超声，测值更为可靠，具体测量方法详见第六章第一节"左心室收缩功能评估"。

【鉴别诊断】

（1）扩张型心肌病：左心室扩大，左心室运动普遍减弱。缺血性心肌病也可以表现为弥漫性的室壁运动减少，二者很难鉴别。如果某些节段室壁内膜变薄、回声增强、运动异常更明显，其病因往往是缺血性，此时结合病史，冠状动脉造影可予鉴别。

（2）室间隔运动异常，但收缩期增厚率正常：右心室容量负荷过重，室间隔为矛盾运动；心脏手术后室间隔运动减少。完全性左束支传导阻滞，室间隔收缩延迟或为矛盾运动，心电图有特征性改变。冠心病则是室间隔收缩期增厚率降低或消失。

（3）急性心肌炎：可见节段性室壁运动异常，心肌酶谱升高但运动异常的室壁节段与冠状动脉灌注的相应节段无相关性，冠状动脉造影可以鉴别。

（4）假性室壁瘤与真性室壁瘤的鉴别：鉴别要点为瘤壁与室壁是否有连续性。假性室壁瘤室壁回声连续中断，缺口大小不一，瘤壁由心包膜组成，容易穿孔破裂，病情较真性室壁瘤凶险。真性室壁瘤瘤壁为心肌梗死后薄弱的心肌瘢痕组织，室壁连续完整，与周围正常心肌组织界限清楚。

（5）真性室壁瘤与心室憩室鉴别：心脏憩室是极少见的先天性心脏畸形，为心壁出现肌性或纤维性向外囊状突出的病变，以肌型憩室较为多见，多数患者可合并其他心血管畸形，单发时称孤立型心脏憩室，临床多无症状，少数可有心律失常。最常发现于左心室心尖部，其内也可出现血栓，但憩室室壁运动不减弱、壁不变薄，结合冠心病心肌梗死病史，冠状动脉造影可鉴别。

【报告书写】

1.描述

左心房、左心室内径增大，室间隔与左心室后壁无增厚，室间隔与左心室前壁、左心室心尖部运动减弱，左心室心尖部心肌变薄，最薄处约0.4 cm，且向外膨出，范围约5.3 cm×2.8 cm，室间隔心尖段回声中断约1.2 cm。升主动脉内径增宽，壁回声尚可，搏动尚可。各瓣膜回声、活动尚可。频谱多普勒及CDFI显示室间隔心尖段心室水平探及左向右分流血流信号，二尖瓣、三尖瓣可见反流血流信号。频谱超声显示舒张期二尖瓣口血流频谱形态A峰增高，E/A<1。

2.结论

（1）左心房、左心室内径增大，升主动脉内径增宽。

（2）室间隔与左心室前壁、左心室心尖部运动减弱，左心室心尖部室壁瘤形成，室间隔心尖段穿孔，范围约1.2 cm。

（3）二尖瓣、三尖瓣轻度关闭不全。

（4）左心室收缩、舒张功能降低。

【要点与讨论】

（1）超声主要通过肉眼评估节段性室壁运动异常来判断缺血心肌或梗死心肌，主观性较强，对检查者的经验依赖性较大。有节段性室壁运动异常时，尤其伴有左心室重构、室壁瘤形成，需应用双平面法测量LVEF。

（2）随着超声技术的进步，可综合应用多种新技术进行心功能的评价。①左心声学造影可以显著提高左心室内膜面的显示，评价左心室容量和LVEF，提高左心室室壁瘤血栓检出率，增强含血心肌的回声强度及密度，从而判断心肌血流灌注的正常或缺血；②RT-3D不依赖几何假设，左心室容积–时间曲线参数，能全面反映心肌缺血时整体和局部心室容积、室壁运动等，对不规则腔室及室壁运动异常者，左心室容积及LVEF的测量会更加的可靠和准确；③负荷超声：负荷试验的基本原理是使心肌耗氧量增大到冠状动脉血流储备不足以满足其需要，诱发心肌缺血，心肌收缩力出现异常，负荷超声心动图提供了在生理负荷（运动）或药物负荷（正性肌力药物比如多巴酚丁胺，血管扩张剂比如腺苷）条件下，对疑似或已知冠心病患者心肌结构和功能进行动态评价的方法，多巴酚丁胺是在评价心脏收缩和血流储备时可替代运动负荷的首选药物，血管扩张剂负荷超声心动图尤其方便用于室壁运动和冠状动脉血流储备的联合评价；④冠状动脉血管内超声（intravenous ultrasound，IVUS）及其三维显像：可观察管腔及管壁的变化，其三维显像则立体地显示了病变的全貌及斑块的形态、性质及其与血管壁的关系。

（3）心脏超声的优势还在于对于心肌梗死并发症的检出。当心肌梗死患者突发心脏杂音或突发急性左侧心力衰竭，原有心脏杂音加重时，应急查心脏超声，排除是否出现室间隔穿孔或乳头肌断裂等严重而少见的并发症。后内侧乳头肌因仅接受单支血管供应更易发生缺血而引起后组乳头肌功能不全。因此在下壁心肌梗死发现二尖瓣反流加重、偏心反流要注意探查该组乳头肌是否缺血、是否合并乳头肌功能不全或断裂。

（4）当发现左心室下壁、后壁心肌梗死时，要注意探查是否合并右心室心肌梗死。右心室心肌梗死的超声诊断要点：①右心室节段性室壁运动异常（常见累及部位有右心室下壁、侧壁或前壁）；②右心扩大，室间隔矛盾运动；③三尖瓣反流。同时出现右侧心力衰竭表现要考虑右心室心肌梗死。

【思考题】

（1）冠心病左心室壁节段如何划分及相应冠状动脉供血分布情况如何？

（2）急性心肌梗死并发症有哪些及其超声表现如何？

【分析思路】

冠心病的诊断要结合多种检查及临床表现如心电图、心肌酶改变、患者的危险因素、症状等，目前冠状动脉造影仍是诊断冠心病的金标准；心脏超声心动图在评价是否存在室壁节段性运动异常、心肌梗死后的并发症、心脏功能及血流动力学改变等方面起到重要作用（图8-11）。

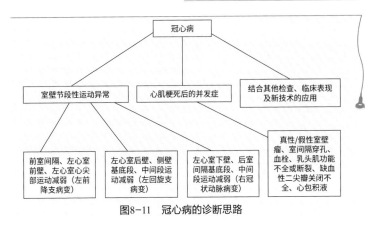

图8-11 冠心病的诊断思路

（李海燕）

# 第9章

## 心肌病

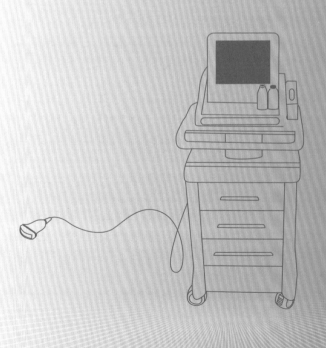

心肌病是指发病原因和临床表现均较为复杂的一类非均质心肌病变，主要包括心脏的机械活动和电活动异常，可局限于心脏，也可是全身系统性疾病的一部分，发病率呈上升趋势，最终进展为心力衰竭或死亡。近年来随着分子机制的深入研究，有关心肌病的定义和分类一直颇具争议。本章讲述的心肌病是指原发性心肌病，心肌组织病变伴心脏功能障碍，主要包括肥厚型心肌病、扩张型心肌病、限制型心肌病、致心律失常性右心室心肌病；诊断时，需排除先天性心脏病、瓣膜病、高血压和缺血/非缺血性心肌病等由原发疾病引起的心肌形态学改变。

超声心动图是明确心肌病诊断及分型的首选检查手段，随着超声声学造影及RT-3DE的应用，可直观显示心肌形态结构改变、室壁运动、心脏血流和功能，还能初步判断疾病的预后及转归，为治疗方式的选择提供参考依据。

# 第一节　肥厚型心肌病

## 【超声解剖概要】

肥厚型心肌病（hypertrophic cardiomyopathy，HCM）表现为心室肌异常肥厚，心室重量明显增加，心肌细胞变性、坏死和瘢痕形成，心肌纤维增粗、排列紊乱，伴有不同程度的间质纤维化，左心室心肌最常受累。心室壁肥厚、心室腔变小及心肌微循环障碍是主要特征，左心室血流充盈受限、心室舒张顺应性降低、舒张末压明显增高，左心房代偿性增大，可伴或不伴左心室流出道狭窄。HCM占原发性心肌病的10%~20%，多有家族史，表现为常染色体显性遗传，也有学者认为是编码肌小节的蛋白发生基因突变所致。各年龄组均可发病，青壮年更多见。临床症状多表现为眩晕、晕厥等症状，极少患者可出现猝死。

心肌肥厚可以发生在心室的任何部位，按照肥厚部位分为以下3型。

（1）非对称性HCM：最多见，室间隔明显增厚，室间隔/左心室后壁>1.5。

（2）对称性HCM：左心室壁心肌普遍增厚，呈向心性改变，室间隔/左心室后壁<1.3。

（3）特殊部位HCM：较少见，主要分为心尖肥厚型和其他部位型心肌病，如左心室中段肥厚。

根据血流动力学改变分为梗阻性、非梗阻性和隐匿梗阻性。梗阻性HCM左心室流出道狭窄（安静时左心室流出道最大压力阶差≥30 mmHg），临床上较多见，随着疾病进展，心肌纤维化加重，室壁厚度变薄，心脏扩大伴发心力衰竭。非梗阻性HCM，无论在静息时还是在负荷时，左心室流出道均无狭窄（即左心室流出道最大压力阶差＜30 mmHg）。隐匿梗阻性HCM，安静时正常，负荷后左心室流出道最大压力阶差≥30 mmHg。

## 【相关切面】

胸骨旁左心室长轴切面、胸骨旁左心室短轴切面（二尖瓣、乳头肌及心尖水平）、心尖四腔心切面、心尖五腔心切面、心尖三腔心切面、心尖两腔心切面。

## 【超声表现】

### 1.二维超声及M型超声

（1）左心室心肌某节段或多个节段室壁厚度≥15 mm，有家族史者，厚度≥13 mm，肥厚的心肌回声增强，呈"毛玻璃样"或粗细不一的"斑点样"改变，肥厚形态呈纺锤形（动图9-1-1）。增厚的心肌常伴运动减弱，正常心肌代偿性运动增强。

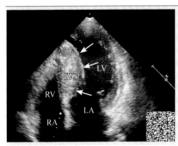

可见室间隔明显增厚，心肌回声增强不均，呈"毛玻璃样"改变（箭头）。RA：右心房；RV：右心室；LA：左心房；LV：左心室；IVS：室间隔

动图9-1-1
心尖四腔心切面

（2）左心房扩大，左心室腔缩小，左心室舒张末容积减小。心尖HCM，左心室心尖部收缩期接近闭塞（动图9-1-2），形态酷似"黑桃心"。

（3）梗阻性HCM以室间隔基底部肥厚为主，左心室流出道明显狭窄（内径常＜20 mm），左心室收缩中晚期排空困难，左心室舒张末压、左心房平均压增高，左心室舒张功能降低。

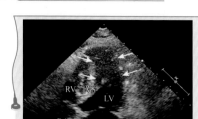

可见左心室心尖部明显肥厚，左心室心尖部收缩期闭塞（箭头）。RA：右心房；RV：右心室；LA：左心房；LV：左心室；IVS：室间隔

动图9-1-2
心尖四腔心切面

（4）收缩期二尖瓣前叶向前运动，与增厚的室间隔接触，M型超声显示CD段弓背隆起，即"SAM征"（图9-1-3）。然而"SAM征"并不是梗阻性HCM的特异性指标，其形成原因包括①流出道结构异常：肥厚室间隔向左心室流出道突出，主动脉-二尖瓣瓣环夹角＜120°；②二尖瓣器结构异常：瓣叶冗长脱垂、瓣环钙化、腱索延长，乳头肌向前、向内移位；③左心室功能和外周血流动力学异常：左心室收缩功能亢进，外周循环容量不足，循环阻力相对减少。

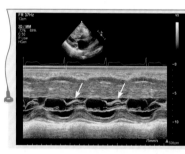

M型超声显示CD段弓背隆起，即"SAM征"（箭头）

图9-1-3
胸骨旁左心室长轴切面

（5）梗阻性HCM主动脉瓣收缩中期提前关闭（图9-1-4）：收缩早期左心室流出道内径基本正常，主动脉瓣正常开放；收缩中期左心室流出道梗阻加重，血流淤滞，远端血流量减少，导致

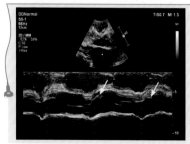

可见主动脉瓣收缩中期提前关闭（箭头）

图9-1-4
胸骨旁左心室长轴切面

主动脉瓣部分关闭；收缩末期左心室流出道内压力减小，血流量增加，主动脉瓣再次开放。

2.多普勒超声

（1）CDFI见左心室流出道内收缩期五彩镶嵌射流，射流通常起自二尖瓣水平，开始于收缩中期，峰值流速多＞4.0 m/s，血流频谱形态呈"匕首样"，峰值流速后移（动力性梗阻）（图9-1-5）。

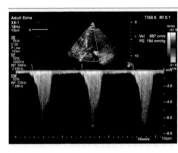

CW显示左心室流出道峰值速度增快，流速697 cm/s，压差194 mmHg，血流频谱呈"匕首样"，峰值流速后移

图9-1-5
心尖五腔心切面

（2）主动脉瓣前向血流：一般在正常范围，但左心室流出道重度狭窄时，受到CW测量影响，可能会高估主动脉瓣狭窄程度。

（3）二尖瓣血流：二尖瓣舒张期血流速度可减慢，伴有全收缩期反流。梗阻性HCM因二尖瓣前叶收缩期前向运动、瓣尖闭合错位使二尖瓣反流重，非梗阻性HCM二尖瓣反流较轻。

【操作技巧】

（1）心尖五腔心切面测量左心室流出道血流频谱时，先"PW"再"CW"，取样容积由左心室腔缓慢移向左心室流出道，收缩中晚期峰值流速突然增高，频谱呈"匕首样"，峰值后移。另外，取样线尽量与左心室流出道血流束平行，减少二尖瓣反流的影响，测量需压实线测量，否则会高估流出道梗阻的程度。如二尖瓣偏心反流，反流束朝向房间隔侧，可录及2个频谱（图9-1-6），鉴别点是二尖瓣反流频谱的峰值一般在收缩早中期，流速较高，而左心室流出道梗阻的峰值后移，大多在收缩中晚期，峰值流速相对较低。

（2）静息状态下无梗阻征象并不能完全排除HCM的诊断，怀疑隐匿梗阻时可行激发试验，如Valsalva动作、改变体位（深蹲）或药物诱导（吸入亚硝酸异戊酯、输入多巴酚丁胺等）下，重复多普勒和M型超声检查，避免漏诊。

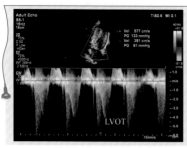

CW测量左心室流出道血流频谱，左心室流出道收缩期峰值流速391 cm/s，峰值压差61 mmHg；二尖瓣反流峰值流速577 cm/s，峰值压差133 mmHg。LVOT：左心室流出道；MR：二尖瓣反流

图9-1-6
心尖五腔心切面

（3）心肌厚度的测量方法：推荐选择舒张末期的左心室短轴切面测量最佳（图9-1-7），结合胸骨旁左心室长轴切面、心尖四腔心切面综合测量各个节段的室壁厚度与范围。

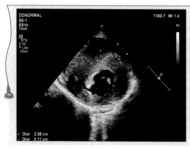

测量各个节段的室壁厚度

图9-1-7
舒张末期左心室短轴切面

（4）检查过程中应注意转换探头方向，微调角度及方位，充分显示有效左心室腔大小，避免漏诊心尖HCM，心尖显示不清的建议声学造影检查。

【声学造影】

LVO诊断特殊类型HCM优势明显，如伴或不伴心尖室壁瘤的心尖肥厚型、心室中部肥厚型、均匀肥厚型及双室肥厚型等。局限性HCM多发生在左心室侧壁的心尖段、前/后间隔，常位于图像的近场，仪器增益调节不好可能出现漏诊。LVO能区分常规超声心动图不易清晰分辨的肌小梁结构等，可清晰显示肥胖患者或常规超声图像不满意的心内膜及左心室心尖部结构，尤其对心尖HCM的诊断独具优势，收缩末期左心室心尖部明显狭窄，心腔接近闭塞（动图9-1-8）。另外，常规超声图像不清晰的情况下，尽可能应用LVO，以避免对左心室容量及心功能的低估。

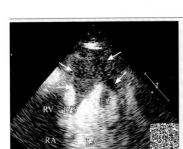

可见心尖HCM收缩末期左心室心尖部闭塞（箭头）。RA：右心房；RV：右心室；LA：左心房；LV：左心室；IVS：室间隔

动图9-1-8
心尖四腔心切面LVO

MCE能显示冠状动脉与心肌的匹配关系及血供范围，并评估心肌的破坏再灌注情况，便于定位和半定量消融部位及范围（动图9-1-9）。

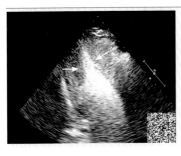

可见心肌灌注尚可，无灌注缺损（箭头）

动图9-1-9
左心室MCE

【食管超声】

（1）对拟行室间隔心肌切除术的患者进行围术期检查（图9-1-10，动图9-1-11，图9-1-12），明确流出道梗阻的发生机制，指导手术策略，术后即刻评估有无残余梗阻。

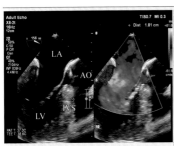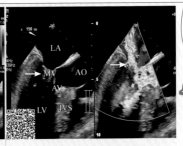

TEE测量舒张期室间隔基底部的厚度。LA：左心房；LV：左心室；AO：主动脉；IVS：室间隔

可见二尖瓣前叶收缩期"SAM征"及二尖瓣的偏心性反流（箭头）。LA：左心房；LV：左心室；IVS：室间隔；MV：二尖瓣；AV：主动脉瓣；AO：主动脉

图9-1-10 TEE检查          动图9-1-11 TEE检查

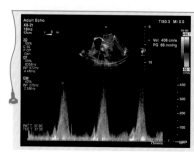

TEE测量左心室流出道峰值流速约406 cm/s，压差66 mmHg

图9-1-12
TEE检查

（2）常规超声怀疑二尖瓣反流是二尖瓣装置异常引起时，TEE可清楚显示瓣叶冗长、腱索延长或乳头肌移位，另外MVN软件可定量分析二尖瓣参数。

（3）TEE测量左心室流出道峰值流速，多采用食管中段120°左心室长轴切面，受声束与血流夹角影响存在低估，经胃底心尖五腔心切面测值更准确。

【鉴别诊断】

（1）高血压性肥厚型心肌改变：多见于60岁以上老年人，有长期高血压病史，左心室多为对称性肥厚，室间隔与左心室游离壁的厚度比<1.3，无"SAM征"和左心室流出道狭窄。而大多数的心肌肥厚是非对称性的，室间隔与左心室游离壁的厚度比>1.3。

（2）主动脉瓣狭窄：收缩期杂音位置较高，超声可发现主动脉瓣结构和功能改变，峰值流速出现在收缩早期（机械性梗阻）。

（3）其他原因造成的心肌肥厚（如糖原贮积病、Anderson-Fabry病、线粒体疾病等）需结合临床特征、实验室检查和其他影像学检查，必要时行基因检查进一步明确。

（4）心肌占位：无蒂、无活动性且附着于心肌的占位，尤其是室间隔占位，病变的组织与正常的心肌回声不同，回声强度较高，与正常的心肌组织分界较清，必要时应结合病史和其他影像学检查进一步明确诊断。

【报告书写】

1.描述

左心房内径增大，余腔室内径正常。主、肺动脉内径正常。左心室壁增厚，室间隔/左心室后壁>1.5，室间隔基底部尤为明显，呈纺锤形改变，心肌回声不均，呈"毛玻璃样"改变，左心室壁运动尚可。二尖瓣前叶收缩期可见"SAM征"，主动脉瓣收缩中期提前关闭，余各瓣膜形态、回声未见明显异常。房、室间隔连续完整，肺静脉回流正常。CDFI显示左心室流出道内可见收缩期五彩镶嵌的高速射流，峰值流速480 cm/s，峰值压差92 mmHg；二尖瓣、三尖瓣收缩期少量反流。

2.结论

（1）左心房内径增大。

（2）左心室壁增厚，室间隔基底部尤为明显，致左心室流出道重度狭窄（静息状态下）。

（3）二尖瓣、三尖瓣轻度关闭不全（以上阳性指征提示非对称性梗阻性HCM）。

【要点与讨论】

（1）成年人诊断标准为左心室任何一个或多个节段室壁厚度≥15 mm，多有家族病史，超声主要表现为以心肌肥厚为特征，伴或不伴左心室流出道或心室腔内梗阻及二尖瓣反流。心脏功能受损以舒张功能为主，早期可出现局部心肌亚临床收缩功能异常。

（2）注意排除其他继发室壁肥厚的疾病，可结合临床特征、实验室检查和其他影像学检查，必要时进一步行基因测序或染色体检查。

（3）强调追踪随访复查，关注肥厚心肌的演变过程：早中期心肌病理性增厚，晚期室壁肥厚减轻甚至变薄，左心室容积逐渐增大，总体呈扩张趋势，LVEF呈下降趋势，呈扩张型心肌病样改变。

（4）留意右心室壁的厚度，特别是双室壁弥漫增厚，弥漫性增厚需注意排除浸润性心肌病。局限性增厚注意与心肌占位鉴别。检查时可借助左心声学造影帮助判断。

【思考题】

（1）如何降低二尖瓣反流对左心室流出道狭窄程度误差的影响？

（2）局限性心肌肥厚与心肌内局部占位性病变的鉴别要点。

（赵　丽）

# 第二节　扩张型心肌病

## 【超声解剖概要】

扩张型心肌病（dilated cardiomyopathy，DCM）又称充血性心肌病，占原发性心肌病的55%，主要表现为双心室（左心室多见）扩大和收缩功能障碍，各个年龄组均有发病，但以成年人多见。目前病因不明，多认为与病毒感染、自身免疫、遗传及代谢障碍等有关。也有学者认为是由病毒性心肌炎演变而来，但若无明确病史，且缺乏与先前正常超声结果对照，单纯根据心腔扩大、室壁运动减弱，则难以确定病因。

病理学改变主要是弥漫性心肌细胞变性、坏死和纤维化，室壁变薄、心肌收缩力减少，心腔（主要是左心）明显扩大、心脏重量增加。乳头肌扁平，肉柱隐窝间常有附壁血栓。瓣环扩张致房室瓣相对关闭不全。DCM因治疗情况不同，病情有所反复，总体趋势呈进行性加重，血栓脱落可导致栓塞，发生心律失常可导致猝死。

2020年中华医学会超声医学分会和中国医师协会心血管内科医师分会超声心动图工作委员会共同撰写的《超声心动图诊断心肌病临床应用指南》提出了临床常用的诊断标准：①LVDd＞5.0 cm（女性）和＞5.5 cm（男性）（或相对准确方法：经体表面积校正的LVDd＞2.7 cm/m²，或LVDd高于年龄和体表面积预测值的117%，即预测值的2倍标准差+5%）；②LVEF＜45%和（或）左心室短轴切面缩短速率＜25%；③排除高血压、瓣膜病、先天性心脏病和缺血性心脏病等。

## 【相关切面】

胸骨旁左心室长轴切面、胸骨旁左心室短轴（二尖瓣水平、乳头肌水平、心尖水平）切面、心尖四腔心切面、心尖三腔心切面、心尖两腔心切面。

## 【超声表现】

### 1.二维超声

（1）全心扩大（动图9-2-1），左心房、左心室明显，右心型（以右心室扩大为主）较少见，早期左心室呈"球形"扩大，后期左心房扩大，LAP升高，左心室舒张功能减退。

（2）左心室"球形"扩大致室间隔收缩期向右心室间膨出（动图9-2-2）、左心室后壁弓形后移。一般室壁厚度与左心室腔大小呈反比，心腔越大则室壁越薄，且运动幅度弥漫性降低，部分患者左心室壁运动不同步、不协调。

（3）由于腔室的扩大致房室瓣开放幅度减小，呈"大心腔、小开口"的特点（动图9-2-3），瓣环扩张，瓣尖闭合错位。

（4）房室腔内血流缓慢淤滞，左心室心尖部、左心耳等处易形成附壁血栓（动图9-2-4），此时需观察血栓的数量、大小及活动度。

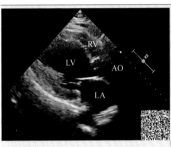

可见左心房、左心室扩大，左心室壁运动减弱。LA：左心房；LV：左心室；RV：右心室；AO：主动脉

**动图9-2-1　胸骨旁左心室长轴切面**

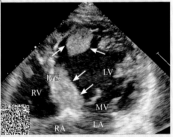

可见左心房、左心室扩大，左心室壁运动减弱，室间隔向右心室膨出。PPM：后内乳头肌；APM：前外乳头肌

**动图9-2-2　胸骨旁左心室短轴切面**

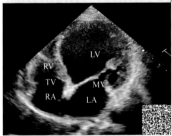
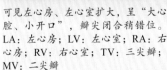

可见左心房、左心室扩大，呈"大心腔、小开口"，瓣尖闭合稍错位。LA：左心房；LV：左心室；RA：右心房；RV：右心室；TV：三尖瓣；MV：二尖瓣

**动图9-2-3　心尖四腔心切面**

可见左心房、左心室扩大，左心室壁运动减弱，左心室肌小梁丰富，室间隔基底段及左心室心尖部多发附壁血栓形成（箭头）。LA：左心房；LV：左心室；RA：右心房；RV：右心室；MV：二尖瓣；IVS：室间隔

**动图9-2-4　心尖四腔心切面**

（5）下腔静脉内径增宽，随呼吸塌陷率降低；可合并心包积液。

### 2.M型超声

LVDd和左心室收缩末期内径（left ventricular end-systolic dimension，LVDs）增加，室壁运动幅度弥漫性减少，左心室整体收缩功能降低（图9-2-5）。主动脉瓣开放幅度减小，主动脉根部前后运动幅度减小；二尖瓣开放幅度减小，呈"钻石样"改变，舒张早期二尖瓣前叶E峰最高点与同一心动周期室间隔左心室面最下缘的距离（E-point septal separation，EPSS）增宽（EPSS正常值为0～5.3 mm）（图9-2-6）。

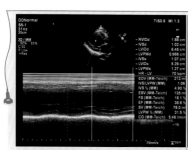
可见LVDd和LVDs增加，左心室壁运动减弱，室间隔明显，左心室整体收缩功能降低，LVEF约为36.6%

图9-2-5　M型超声

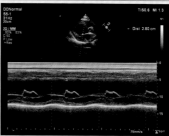

图9-2-6　M型超声测量EPSS=2.80 cm

### 3.多普勒超声

CDFI显示心腔内血流信号暗淡，房室瓣和半月瓣一般均可见轻-中度反流（动图9-2-7）。PW通过二尖瓣和肺静脉血流频谱结合组织多普勒综合评估舒张功能的改变，CW通过三尖瓣和肺动脉瓣反流估测肺动脉压。

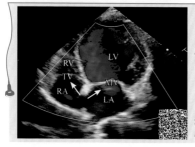
可见二尖瓣、三尖瓣收缩期少量反流（箭头）。LA：左心房；LV：左心室；RA：右心房；RV：右心室；TV：三尖瓣；MV：二尖瓣

动图9-2-7
心尖四腔心切面

【操作技巧】

（1）注意调节图像的深度和宽度，尤其在左心室球形扩张时，4个腔室不要求在同一帧显示，但务必逐一探查各个腔室，包括左心室心尖部、左心耳等结构。

（2）标准胸骨旁左心室长轴切面显示心尖部常不完整，应注意非标准切面的补充探查。测量LVEF时可结合M型超声和双平面改良Simpson法全面评估。

（3）左心室内血流淤滞时，适当降低二维增益，避免左心室血栓假阳性诊断，仍有疑虑则建议声学造影进一步检查。

【声学造影】

当常规超声心动图检查心腔或心内膜显示欠佳时，应用声学增强剂可改善图像质量，在以下方面独具优势：①精确评估LVEF（图9-2-8）；②观察左心室心尖部有无血栓（动图9-2-9）；③观察是否合并心肌致密化不全（图9-2-10）。

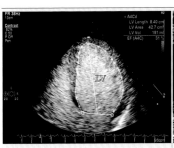

Simpson法评估LVEF约为31%。LV：左心室

图9-2-8　左心声学造影

可见左心室短轴切面心尖水平的灌注缺损（箭头）

动图9-2-9　左心声学造影

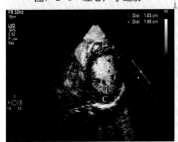

可见左心室后壁、下壁及侧壁心肌致密化不全，致密层心肌厚约1.03 cm，非致密层心肌厚约2.0 cm，非致密心肌与致密心肌的比值为2。NC：非致密层心肌；C：致密心肌

图9-2-10
左心声学造影

【鉴别诊断】

（1）缺血性心肌病：多有心绞痛病史，超声表现为腔室扩

大（左心室扩大多见），节段性室壁运动异常（运动减弱、消失或矛盾运动），无心肌梗死或缺血的部位运动正常或代偿性增强。

（2）心肌致密化不全：属未分类型心肌病，严重者可出现与DCM相似的表现（即心脏扩大伴收缩功能不全）。同样，DCM的超声心动图也可表现为心肌致密化不全。心肌致密化不全的超声诊断要点：①收缩末期心肌非致密层与致密层比值>2（成年人）/1.4（儿童），致密化不全的心肌主要位于左心室心尖、侧壁和下壁；②心腔内多发、过度隆起的肌小梁和深陷其间的隐窝，形成网状结构；③CDFI显示心肌小梁隐窝间有低速血流信号与心腔相通，但不与冠状动脉相通；④可合并其他畸形。

（3）继发性心肌病：如酒精性、糖尿病性、肾病性、围产期性、甲状腺功能亢进性等系统性疾病，鉴别点主要为患者的性别、年龄、病史及恢复期的长短。酒精性心肌病多见于男性，有长期饮酒史，戒酒之后逐步有所好转，如为DCM则恢复至正常的可能性极小。围产期心肌病多见于20多岁、妊娠终末期或产后5个月，注意休息和规律治疗后，在短期内可恢复至正常。

【报告书写】

**1.描述**

全心扩大，左心房、左心室明显，各心腔内未见异常回声。主、肺动脉内径正常。室间隔及左心室后壁室壁变薄，左心室壁运动普遍减弱。各瓣膜形态、回声未见明显异常，二尖瓣开瓣幅度减小，运动曲线呈"钻石样"改变。房、室间隔连续完整，肺静脉回流正常。下腔静脉及肝静脉增宽。CDFI显示二尖瓣、三尖瓣收缩期可见轻-中度反流血流（必要时测量反流束面积、反流颈宽度）。

**2.结论**

（1）全心扩大，左心房、左心室明显。

（2）左（右）心室壁运动普遍减弱。

（3）主动脉瓣、二尖瓣、三尖瓣轻-中度关闭不全，肺动脉收缩压（pulmonary artery systolic pressure，PASP）约55 mmHg。

（4）左心室收缩、舒张功能降低，右心功能降低（TAPSE<16 cm）。

【要点与讨论】

（1）全心扩大，以左心扩大为主，左心室可呈"球形"扩张。

（2）室壁变薄，运动普遍减弱，左心室收缩功能降低。

（3）房室瓣（二尖瓣多见）开瓣幅度减小，呈"钻石样"改变。

（4）二、三尖瓣反流（相对性）；肺动脉高压、心包积液。

（5）排除慢性压力或容量负荷过重（如左心室流出道梗阻、心内分流及瓣膜反流）等所致的心肌病；排除有明确病因（如酒精性、围产期、甲状腺功能亢进等）所致的心肌病。

（6）婴幼儿需排除先天性畸形，如动脉导管未闭，冠状动脉畸形（起源及走行异常、先天狭窄或缺如等）。

【思考题】

（1）DCM患者心功能的改变与瓣膜反流程度的关系。

（2）右心室功能的超声评估指标。

（赵　丽）

# 第三节　限制型心肌病

【超声解剖概要】

限制型心肌病（restrictive cardiomyopathy，RCM）是一类以一侧或两侧心室限制性充盈障碍为主要改变的心肌疾病总称，约占心肌病的3%，发病原因不明，预后较差。主要病理学特征是心肌及心内膜进行性增厚、广泛纤维化，心肌活动僵硬，心室顺应性降低，舒张末压升高，血流回流受限，心输出量减少。临床表现以发热、乏力为初始症状，逐渐出现心慌、呼吸困难等心力衰竭症状。

RCM的影像学主要表现为不同程度的心室舒张功能受损，舒张期容积正常或减少，心房扩张，室壁厚度可正常或增厚。根据受累心室不同，RCM可分为左心室型、右心室型和双心室型；根据病理生理学机制，RCM可分为心肌疾病和心内膜疾病，前者包括浸润性、非浸润性和贮积性，后者包括闭塞性和非闭塞性。

目前尚无公认的影像学诊断标准，诊断需综合临床表现及多种影像学手段，确诊依赖于心内膜心肌活检。

## 【相关切面】

胸骨旁左心室长轴切面、心尖四腔心切面、心尖三腔心切面、心尖两腔心切面及剑突下切面。

## 【超声表现】

### 1.心脏结构改变

（1）双心房扩大（动图9-3-1），扩大的心房内可见附壁血栓，心室内径正常或偏小。

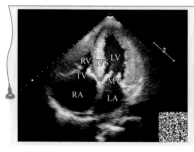

可见双心房扩大，心肌肥厚，心室肌僵硬，房室瓣增厚。LA：左心房；LV：左心室；RA：右心房；RV：右心室；TV：三尖瓣；MV：二尖瓣；IVS：室间隔

动图9-3-1
心尖四腔心切面

（2）心肌病变时心肌不同程度肥厚，心肌内可见颗粒样闪光点，心室肌僵硬且缺乏弹性，心室壁舒张受限。心内膜病变可出现心内膜回声增强。

（3）部分患者房间隔增厚，房室瓣增厚、变形，伴瓣膜反流。

（4）可出现心包积液、下腔静脉扩张等心力衰竭表现。

### 2.左心室功能异常

左心室功能异常表现为左心室收缩功能正常或接近正常（图9-3-2，动图9-3-3），而舒张功能受损。组织多普勒显示二尖瓣瓣环运动速度e′降低（间隔侧e′<7 cm/s，游离壁e′<10 cm/s）、E/e′>14、左心房容积指数>34 mL/m$^2$、三尖瓣收缩期反流峰值流速>2.8 m/s（图9-3-4，动图9-3-5）。

## 【操作技巧】

（1）二维超声重点观察心腔、心肌和心内膜变化，尤其注意有无心尖闭塞，调节图像深度并将focus调至近场，有利于对心尖的观察，必要时进行左心声学造影。

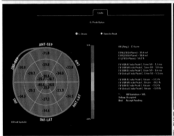

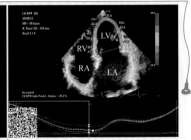

可见LVEF=58.1%，左心室各节段的纵向应变正常

二维斑点显示各节段纵向应变正常，曲线形态整齐一致表明各节段收缩同步协调。LA：左心房；LV：左心室；RA：右心房；RV：右心室

图9-3-2　二维斑点追踪技术

动图9-3-3　心尖四腔心切面

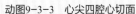

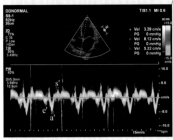

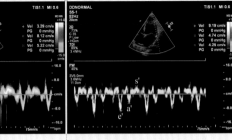

可见二尖瓣瓣环运动速度，舒张早期间隔侧e′=3.29 cm/s

可见二尖瓣瓣环运动速度，舒张早期左心室游离壁e′=9.19 cm/s

图9-3-4　心尖四腔心切面

图9-3-5　心尖四腔心切面

（2）观察心包情况有助于与缩窄性心包炎鉴别，可将focus聚焦在心尖四腔心切面房室沟处，必要时结合剑突下四腔心切面。

（3）怀疑收缩功能早期受损时可结合斑点追踪技术，采集心尖四腔心、三腔心及两腔心切面的动态图像，分析GLS。心肌淀粉样变性的纵向应变"心尖豁免"可与其他RCM相鉴别，即左心室基底及中间段二维纵向应变降低而心尖正常（图9-3-6）。

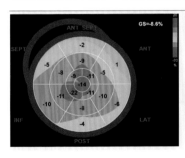

可见患者的左心室基底段及中间段二维纵向应变降低而心尖正常。GS：左心室应变；SEPT：室间隔；ANT-SEPT：前间隔；ANT：前壁；LAT：侧壁；POST：后壁；INF：下壁

图9-3-6
心肌淀粉样变性

【鉴别诊断】

主要与缩窄性心包炎相鉴别，详见第十二章"心包疾病"。

【报告书写】

1.描述

双心房扩大，双心室内径正常，心内膜不均匀增厚，心包无增厚。左心室壁厚度尚可，运动幅度稍降低，心室舒张受限。二尖瓣、三尖瓣增厚，瓣尖闭合稍错位。下腔静脉内径增宽。心包腔内见宽约6 mm的液性暗区。CDFI显示二尖瓣、三尖瓣收缩期少至中等量反流。组织多普勒成像显示二尖瓣E/e′=18。

2.结论

（1）双心房扩大。

（2）二尖瓣、三尖瓣轻-中度关闭不全。

（3）心内膜不均匀增厚。

（4）左心室舒张功能受损。

（5）少量心包积液（以上阳性指征提示RCM）。

【要点与讨论】

（1）诊断金标准是心内膜活检，但超声心动图亦有特征性表现：双心房扩大、心室容积正常或减小、舒张功能异常而收缩功能正常或接近正常，晚期出现心室限制性充盈障碍。

（2）二维超声显示心内膜、乳头肌及腱索增厚，心肌增厚、回声增强，局限性增厚可突向心室，心室腔变小，心房扩大。M型超声显示室间隔和心室游离壁的活动幅度明显变小，心室舒张末期内径缩小。多普勒超声显示房室瓣口血流速度减慢，可配合呼吸运动的频谱多普勒和组织多普勒技术进行鉴别。

【思考题】

（1）RCM与缩窄性心包炎的鉴别要点。

（2）超声新技术在RCM中的应用。

（赵　丽）

# 第四节 致心律失常性心肌病

## 【超声解剖概要】

致心律失常性心肌病（arrhythmogenic cardiomyopathy，ACM）是一种病因不明的心肌疾病，其特征是心肌细胞逐渐被脂肪或纤维组织替代，引起心室结构与功能异常。ACM多见于年轻人和运动员，发病率为0.02%～0.10%，患者会突发晕厥或心源性猝死，多伴有心律失常，室性心动过速多见。根据受累心室不同，可分为致心律失常性右心室心肌病（arrhythmogenic right ventricular cardiomyopathy，ARVC）、致心律失常性左心室心肌病（arrhythmogenic left ventricular cardiomyopathy，ALVC）或双心室合并受累的ACM。

心肌活检发现脂肪或纤维浸润即可诊断ACM，但因取材位置受限或部分患者不愿接受有创检查等因素，诊断敏感性较低。

## 【相关切面】

胸骨旁左心室长轴切面、胸骨旁右心室流入道切面、胸骨旁左心室短轴切面、胸骨旁大动脉短轴切面、心尖四腔心切面。

## 【超声表现】

（1）心脏结构和室壁运动改变：舒张期右心室扩张变形，右心室流出道增宽（动图9-4-1）。右心室游离壁局部或整体室壁变薄、向外膨出或形成室壁瘤，运动减弱或消失（动图9-4-2）。肌小梁的回声增强、排列紊乱，心尖部尤为明显；多数患者的右心室调节束形态异常，回声增强增粗、形态不规则、排列紊乱（动图9-4-3）。

（2）右心室功能减退：右心室面积变化率＜35%；TAPSE≤16 mm（图9-4-4）；右心室心肌做功指数＞55%；三尖瓣瓣环收缩期峰值速度s′＜8 cm/s；右心室游离壁纵向应变＜20%。

## 【操作技巧】

图像帧频＞50帧/秒，重点在于清楚显示右心室结构，包括右心室流入道、流出道及以右心室为主的心尖切面。检查时微调探头方向，获取非标准切面的补充图像，包含完整右心室壁。

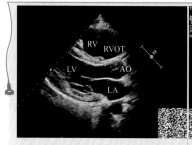
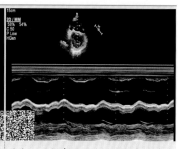

可见右心室扩张，右心室流出道增宽。LA：左心房；LV：左心室；RV：右心室；RVOT：右心室流出道；AO：主动脉

结合M型超声显示右心室局部向外膨出，运动减弱

动图9-4-1　胸骨旁左心室长轴切面

动图9-4-2　心室短轴切面

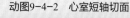
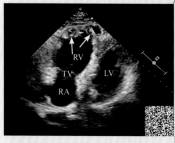
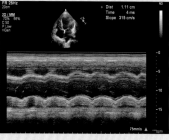

可见右心室心尖部局部向外膨出，肌小梁回声增强，排列紊乱（箭头）。LV：左心室；RA：右心房；RV：右心室；TV：三尖瓣

M型超声显示TAPSE=11.1 mm

动图9-4-3　非标准心尖四腔心切面

图9-4-4　心尖四腔心切面

【鉴别诊断】

与其他引起右心扩大、右心功能降低的疾病鉴别，如DCM、肺源性心脏病、右心室心肌梗死，以及房间隔缺损、三尖瓣下移畸形等先天性心脏病。右心室心肌梗死患者心肌回声增强，右心室壁变薄，可合并左心室后下壁运动减弱。

【报告书写】

1.描述

右心扩大，左心房、左心室内径正常，右心室壁变薄，局部向外膨出，运动减弱。室间隔厚度及运动正常。三尖瓣瓣环扩张可导致三尖瓣关闭欠佳，余瓣膜形态和结构未见明显异常。下腔静脉扩张，心包腔内探及宽约0.7 cm的液性暗区。TAPSE为1.0 cm。多普勒超声显示收缩期三尖瓣少量反流。

2.结论

（1）右心扩大，右心室壁变薄，运动减弱。

（2）右心功能降低。

（3）少量心包积液（超声表现提示致心律失常性右心室心肌病可能，请结合临床）。

【要点与讨论】

（1）右心室扩大、右心室壁运动异常、室壁瘤形成是致心律失常性右心室心肌病的主要超声心动图表现，但超声诊断的敏感性和特异性不高，指南建议超声报告可写"符合ACM超声诊断的主要条件或次要条件"，由临床医师综合临床、心电图等信息做出最终诊断。

（2）需排除其他引起右心扩大、右心功能降低的疾病。

【思考题】

致心律失常性右心室心肌病与右心室心肌梗死的鉴别要点。

【分析思路】

本章心肌病主要包括HCM、DCM、RCM、ACM，主要诊断思路如下（图9-4-5）。

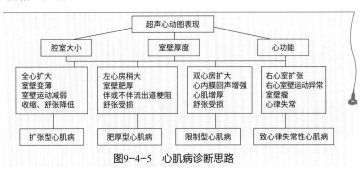

图9-4-5 心肌病诊断思路

（赵　丽）

# 第 10 章

# 心脏瓣膜病

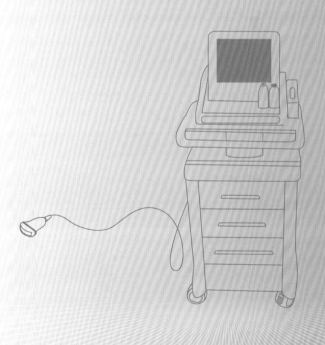

心脏瓣膜病（valvular heart disease，VHD）是一类常见的心脏病。凡病变累及心脏瓣膜，引起瓣膜装置（包括瓣叶、瓣环、腱索、乳头肌）形态、结构异常和功能障碍者，统称为心脏瓣膜病。根据功能障碍的不同，可分为瓣膜狭窄和关闭不全。本病最常累及二尖瓣，其次是主动脉瓣。

# 第一节　二尖瓣狭窄

二尖瓣狭窄（mitral stenosis，MS）是常见的心脏瓣膜病之一。绝大多数由风湿性病变引起，由老年性二尖瓣瓣环钙化或先天性畸形引起的狭窄较为少见。风湿性瓣膜病以女性多见，占患病人数的2/3。风湿性二尖瓣狭窄常合并二尖瓣关闭不全，约占风湿性心脏病的45%，单纯性二尖瓣狭窄仅占25%，风湿性二尖瓣狭窄还可合并主动脉瓣狭窄，检查时需注意对各个瓣叶的评估。

## 【超声解剖概要】

正常二尖瓣瓣叶质地柔软，开口面积为4.0~6.0 cm²。在由风湿性病变引起的瓣膜狭窄中，反复的炎症刺激使瓣口逐渐缩小。病变初期主要累及瓣叶交界处，使之粘连、融合，此时，瓣叶尚柔软，病变轻微，可自由活动。随着病情加重，瓣叶逐渐增厚、纤维化、钙化，瓣口面积缩小，活动受限。病变也可累及瓣下结构，造成腱索增粗、缩短、融合，乳头肌瘢痕形成、挛缩（图10-1-1，图10-1-2）。由退行性改变引起的二尖瓣狭窄，最先累及瓣环，表现为瓣环钙化，继之出现瓣叶的改变。先天性二尖瓣狭窄包括有降落伞形二尖瓣、二尖瓣瓣上隔膜（或称为瓣上

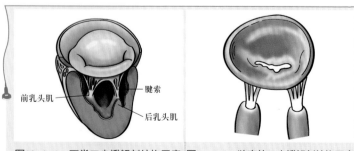

图10-1-1　正常二尖瓣解剖结构示意　　图10-1-2　狭窄的二尖瓣解剖结构示意

环）等。降落伞形二尖瓣可见腱索缩短，且所有腱索附着于单一的乳头肌，开放时呈"降落伞样"，严重影响二尖瓣的开放，造成不同程度的狭窄。

【相关切面】

1.常用切面

胸骨旁左心室长轴切面、胸骨旁左心室短轴切面（二尖瓣口水平、乳头肌水平）、心尖四腔心切面、心尖两腔心切面、心尖三腔心切面。

2.检查内容

（1）明确二尖瓣狭窄诊断：瓣叶形态、活动，瓣叶交界处改变，腱索、乳头肌病变情况。

（2）狭窄程度定量评估：测量瓣口面积、跨瓣压差，定量评估狭窄程度。

（3）评价心功能改变、判断有无并发症：对左、右心功能进行评估，测量肺动脉收缩压。观察有无心腔及心耳血栓。

【超声表现】

1.二维超声

（1）风湿性二尖瓣狭窄的典型病理学改变是瓣叶交界融合、瓣叶增厚、钙化、纤维化、活动受限、瓣口狭窄。左心室长轴切面（动图10-1-3）可见二尖瓣瓣叶增厚，回声增强，瓣叶开放受限，瓣口缩小。病变不严重时，瓣体尚柔软，二尖瓣开放，前叶可见特征性"圆顶征"。病变累及腱索、乳头肌等瓣下结构，导致腱索和乳头肌挛缩、钙化，会引起瓣叶活动僵硬。左心室短轴切面二尖瓣口水平，可见二尖瓣开放瓣口面积缩小，呈"鱼口样"改变（动图10-1-4）。

（2）病程早期，左心房增大不明显，当左心房、左心室压差明显增加，左心房明显增大，单纯二尖瓣狭窄时，左心室大小可正常或因容量不足而缩小。病程晚期，右心负荷过重可出现右心室增大。

（3）左心房明显增大，部分患者可合并左心房内血栓或超声自发显影。左心房内血液呈漩涡状或"云雾样"回声，提示血液高凝状态，警惕血栓形成。左心房内血栓可见于左心房后侧壁、左心耳，少数附着于房间隔，呈现形态多样的稍强或低回声团。TTE对左心耳内血栓多不敏感，需借助TEE进一步明确（图10-1-5，动图10-1-6）。

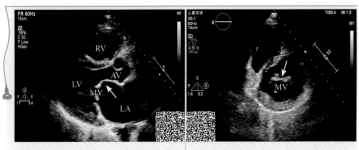

可见二尖瓣开放受限，前叶呈"圆顶征"（箭头）。LA：左心房；LV：左心室；RV：右心室；MV：二尖瓣；AV：主动脉瓣

**动图10-1-3　左心室长轴切面**

可见二尖瓣开放瓣口面积缩小，呈"鱼口样"改变（箭头）。MV：二尖瓣

**动图10-1-4　左心室短轴切面**

可见左心房内径增大，左心房内附壁血栓（箭头）。RV：右心室；TV：三尖瓣；RA：右心房；LV：左心室；MV：二尖瓣；LA：左心房

**图10-1-5　心尖四腔心切面**

可见二尖瓣狭窄，左心房内超声自发显影（箭头）。LA：左心房；LV：左心室；RA：右心房；RV：右心室；MV：二尖瓣；TV：三尖瓣

**动图10-1-6　心尖四腔心切面**

### 2.M型超声

M型超表现为舒张期EF斜率降低，活动曲线呈平台样，表现为"城墙样"改变，瓣叶粘连致后叶与前叶呈同向运动（图10-1-7）。

### 3.多普勒超声

（1）CDFI：二尖瓣狭窄时，CDFI显示舒张期二尖瓣口、左心室流入道窄带、五彩镶嵌的花色射流束（动图10-1-8）。

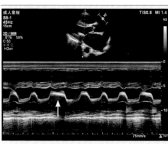

可见特征性"城墙样"改变（箭头）

图10-1-7 M型超声

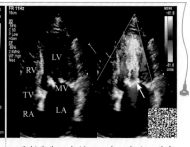

可见舒张期二尖瓣口、左心室流入道窄带、五彩镶嵌的花色射流束（箭头）。LA：左心房；LV：左心室；RA：右心房；RV：右心室；MV：二尖瓣；TV：三尖瓣

动图10-1-8 心尖四腔心切面

（2）频谱多普勒：于心尖四腔心切面获得二尖瓣口血流频谱，典型改变为全舒张期充填宽带频谱，频谱峰值流速增快（图10-1-9）。

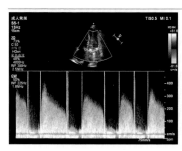

可获得二尖瓣口血流频谱（测量峰值压差，平均压差，瓣口面积）

图10-1-9
心尖四腔心切面

4.二尖瓣狭窄程度的定量评估

二尖瓣狭窄程度的定量评估应结合二尖瓣瓣口面积、平均跨瓣压差及压差减半时间等进行（表10-1-1）。

（1）面积法：二维超声切面直接测量瓣口面积，在左心室短轴切面二尖瓣口水平，于舒张期早期二尖瓣开放最大时，直接描记瓣口边缘，即可得到二尖瓣解剖瓣口面积。

（2）跨瓣压差法：依据简化Bernoulli方程$\Delta P=4v^2$，通过描记频谱面积可以测得舒张期二尖瓣口跨瓣压差。常用指标有跨瓣最大压差、平均压差，临床常选用平均压差评价左心房、左心室间压差的变化。

（3）压差减半时间（pressure half time，PHT）法：二尖瓣狭窄时，瞬时PHT延长，测量E峰的下降斜率可以反映瓣膜的狭窄程度。PHT可以反映压差下降的斜率，利用经验公式：二尖瓣口面积（cm²）=220/PHT（ms），可以计算得出二尖瓣有效瓣口面积（effective orifice area，EOA）。

表10-1-1　二尖瓣狭窄程度分级标准

| 参数 | 轻度 | 中度 | 重度 |
|---|---|---|---|
| 瓣口面积（cm²） | > 1.5 | 1.0 ~ 1.5 | < 1.0 |
| 平均压差（mmHg） | < 5 | 5 ~ 10 | > 10 |
| 收缩期肺动脉压（mmHg） | < 30 | 30 ~ 50 | > 50 |

【操作技巧】

（1）二尖瓣瓣口面积是评估二尖瓣狭窄的重要指标，但二尖瓣瓣叶和瓣下结构严重钙化时，准确定位二尖瓣瓣口较为困难。可因成像平面高于瓣口而高估瓣口面积，低估瓣膜狭窄程度。有条件的医院可以使用三维超声进行检查，采用两正交平面参考法测量，于左心室长轴切面定位真正的瓣口，获得与之相对应的短轴切面，以准确测量瓣口面积。

（2）应用CW检测左心室流入道频谱时，应在CDFI信号引导下进行，选取血流流速最快处进行测量。

（3）合并心房颤动的二尖瓣狭窄患者，其二尖瓣血流频谱不规则，A峰消失，呈单峰，因频谱形态多样，单一心动周期的测量往往不够准确，应测量3个以上心动周期取其平均值。

【经食管超声心动图】

在进行TEE时，探头位于食管内，紧邻左心房后壁，显示左心房、左心耳、房间隔及二尖瓣装置较TTE更为清晰，可以更好评价二尖瓣及其瓣下结构病变情况。此外，TEE诊断左心房内血栓的敏感性较TTE明显提高，特别是对左心耳血栓的诊断更为敏感（图10-1-10）。

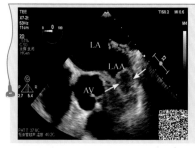

可见左心耳内血栓（箭头）。LA：左心房；LAA：左心耳；AV：主动脉瓣

图10-1-10
TEE检查

## 【三维超声心动图】

三维超声心动图可以实时、动态地显示二尖瓣的立体结构。二尖瓣狭窄时，瓣膜增厚、瓣叶交界粘连，开放受限，瓣口面积变小，瓣口呈"鱼口样"。此外，三维超声心动图能够更为准确地显示二尖瓣瓣口水平，更为准确地测量二尖瓣瓣口面积（图10-1-11，图10-1-12）。

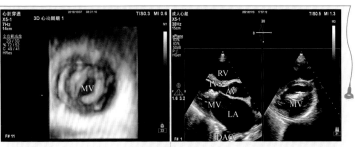

可见二尖瓣瓣口。MV：二尖瓣

图10-1-11　三维超声

正交双平面定位二尖瓣瓣口。RV：右心室；IVS：室间隔；AV：主动脉瓣；MV：二尖瓣；LA：左心房；DAO：降主动脉

图10-1-12　三维超声

## 【鉴别诊断】

鉴别诊断包括由于左心室容量负荷过重引起的相对二尖瓣狭窄，如主动脉瓣关闭不全、二尖瓣关闭不全、动脉导管未闭等，CDFI可见瓣口血流色彩明亮，流速加快，但血流束较二尖瓣狭窄时宽，且为层流信号。左心功能不全（如DCM、冠心病等）时，左心室功能减低，二尖瓣开口幅度减小，也应注意鉴别。此外，先天性二尖瓣瓣上狭窄者可于二尖瓣瓣环上方探及一"隔膜样"回声，CDFI可见二尖瓣近端，隔膜孔处加速血流形成的花色血流信号，应注意观察。

## 【报告书写】

1.描述

左心房（四腔测值约：45 mm × 50 mm）内径增大，室间隔及左心室后壁无增厚，运动尚可，运动协调。二尖瓣瓣叶增厚，回声增强，开放受限，闭合欠佳，钙化明显，瓣口面积1.53 cm$^2$，瓣环径4 cm。左心房内未见附壁血栓影像。频谱多普勒及

CDFI显示舒张期可见左心室流入道内起源于二尖瓣口的红色为主的五彩镶嵌彩流束，峰值流速1.53 cm/s，平均压差3 mmHg，PHT法测量二尖瓣口面积为1.49 cm²；主动脉瓣、二尖瓣、三尖瓣可见反流血流信号。

2.结论

风湿性心脏瓣膜病：

• 二尖瓣轻度狭窄并轻度关闭不全；

• 主动脉瓣轻度关闭不全；

• 三尖瓣中度关闭不全，PASP为45 mmHg。

## 【要点与讨论】

（1）二维超声显示瓣叶增厚、回声增强，交界粘连、融合，瓣叶开放受限，瓣口面积缩小，于左心室长轴切面显示二尖瓣前叶呈"圆顶征"，左心室短轴切面二尖瓣开口面积减小，呈"鱼口样"改变，左心房内径增大。

（2）超声诊断二尖瓣狭窄Ⅰ级推荐指标为：直接测定二尖瓣瓣口面积、二尖瓣平均跨瓣压差、PHT及肺动脉收缩压。当检查结果不一致时，一般以直接测定的二尖瓣瓣口面积作为参考。

（3）长期重症患者可有左心房内血栓，建议必要时行TEE明确左心耳血栓情况。病程晚期可合并右侧心力衰竭，表现为右心腔扩大、三尖瓣反流、肺动脉高压。肺动脉收缩压可通过测量三尖瓣反流速度来获得。

（4）对于二尖瓣瓣口面积＞1.5 cm²，且无临床症状的患者，多不考虑干预治疗，建议定期随访；当瓣口面积＜1.5 cm²，干预措施取决于瓣叶的病变程度和瓣口狭窄所致的继发改变；对于瓣口面积＜1.5 cm²，且主诉无症状或可疑症状的患者，推荐进行运动负荷试验确定狭窄程度。

## 【思考题】

（1）如何准确测量二尖瓣瓣口面积?

（2）二尖瓣狭窄的典型超声心动图表现有哪些?

（宋　蕊）

# 第二节　二尖瓣关闭不全

二尖瓣关闭不全（mitral insufficiency，MI）是指二尖瓣装置结构和功能发生异常导致收缩期左心室血流不同程度的经二尖瓣部位反流进入左心房内，产生二尖瓣关闭不全。

## 【超声解剖概要】

二尖瓣关闭不全可根据病因分为原发性与继发性，前者是由二尖瓣本身的瓣叶、瓣环、腱索、乳头肌及左心房和左心室壁等二尖瓣装置（图10-2-1）原发性病变引起，常见的如风湿性心脏病、二尖瓣脱垂、乳头肌断裂、先天性二尖瓣裂等；后者是由左心室扩大、左心功能不全等导致的，如DCM导致二尖瓣瓣环扩张、左心室壁运动异常导致二尖瓣反流等。

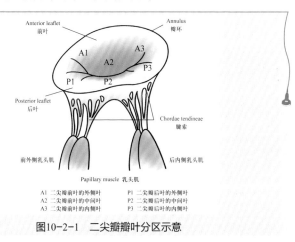

图10-2-1　二尖瓣瓣叶分区示意

A1　二尖瓣前叶的外侧叶　　P1　二尖瓣后叶的外侧叶
A2　二尖瓣前叶的中间叶　　P2　二尖瓣后叶的中间叶
A3　二尖瓣前叶的内侧叶　　P3　二尖瓣后叶的内侧叶

## 【相关切面】

### 1.常用切面

胸骨旁左心室长轴切面，胸骨旁二尖瓣水平左心室短轴切面，心尖四腔心切面，心尖五腔心切面，心尖两腔心切面，心尖三腔心切面。

### 2.检查内容

（1）病因定性诊断：观察二尖瓣的瓣叶形态、活动、瓣环大小及腱索、乳头肌的情况，明确有无瓣叶脱垂、瓣叶裂、穿孔、瓣叶增厚、钙化，有无赘生物形成，瓣叶活动是否受限，瓣环有无扩大等情况。

（2）定量评估反流程度：根据反流束在左心房内的形态及范围进行半定量和定量评估。

（3）测量各腔室的大小，评估心功能及室壁运动。

（4）是否合并二尖瓣狭窄等其他瓣膜病变。

【超声表现】

1.二维超声

（1）风湿性二尖瓣关闭不全者可见二尖瓣瓣叶增厚、回声增强、钙化（以瓣尖最为明显），瓣叶僵硬、对合不良，形成缝隙；瓣叶交界处粘连融合，二尖瓣舒张期呈"曲棍球样"改变（图10-2-2）。

（2）二尖瓣脱垂者可见瓣叶于收缩期脱入左心房内，超过瓣环连线2 mm以上，前后叶呈对合位。一般前叶脱垂较常见，后叶脱垂见于左心室后壁、下壁心肌梗死（图10-2-3～图10-2-5）。

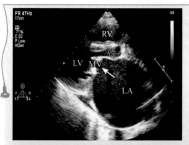

可见舒张期二尖瓣开放呈"曲棍球样"（箭头）。LV：左心室；LA：左心房；RV：右心室；MV：二尖瓣

图10-2-2
胸骨旁左心室长轴切面

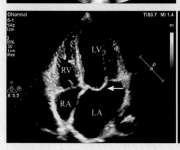
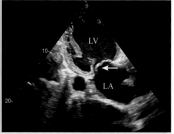

可见二尖瓣前叶收缩期脱入左心房内（箭头）。LV：左心室；LA：左心房；RV：右心室；RA：右心房

图10-2-3　心尖四腔心、两腔心切面

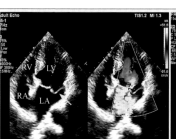

可见二尖瓣后叶脱入左心房内（箭头），反流束偏向前叶侧。LV：左心室；LA：左心房；RV：右心室；RA：右心房

**图10-2-4 心尖四腔心切面**

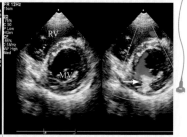

可见二尖瓣后交界脱垂（箭头）。RV：右心室；MV：二尖瓣

**图10-2-5 二尖瓣水平左心室短轴切面**

（3）腱索断裂者可见瓣叶和腱索连续性中断，瓣叶活动度大，左心室内可见活动的"飘带样"回声，断裂的腱索连同瓣叶呈"连枷样"运动（收缩期瓣叶脱入左心房内，舒张期返回左心室内），前后叶瓣尖对合不良（图10-2-6，动图10-2-7）。

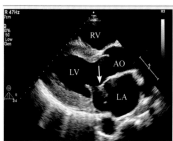

可见二尖瓣前叶腱索断裂（箭头）。LV：左心室；LA：左心房；RV：右心室；AO：主动脉

**图10-2-6 胸骨旁左心室长轴切面**

可见二尖瓣前叶腱索断裂，呈"连枷样"运动（箭头）。LA：左心房；LV：左心室；RA：右心房；RV：右心室；MV：二尖瓣；TV：三尖瓣

**动图10-2-7 心尖四腔心切面**

（4）退行性变者可见瓣膜增厚、回声增强、钙化（以瓣根最为明显），瓣叶僵硬、对合不良，形成缝隙。

（5）缺血导致二尖瓣关闭不全者可见左心室壁呈节段性或完全性运动减弱，瓣环扩大，出现对合缝隙。

（6）感染性心内膜炎所致二尖瓣关闭不全者，可见部分与瓣膜表面相连、活动度大的赘生物形成，可单发也可多发，大小、形态不一，可呈"团块样""条索样"等（图10-2-8）。

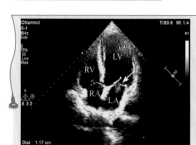

二尖瓣后叶瓣尖处可见一大小约为1.17 cm×0.64 cm的条索样赘生物（箭头）。LV：左心室；LA：左心房；RV：右心室；RA：右心房

图10-2-8
心尖四腔心切面

（7）先天性发育异常导致二尖瓣关闭不全：①较为常见的是二尖瓣裂：多发生于前叶瓣体，在多个切面均能观察到瓣叶裂隙处回声中断；②双孔二尖瓣畸形：较少见，胸骨旁左心室长轴切面二尖瓣前后叶间可见额外的"膜样"回声；二尖瓣短轴切面显示二尖瓣呈"眼睛样"双孔改变，2个孔口相互独立，大小相等或不等；心尖四腔心切面显示二尖瓣开放呈"双开口征"（图10-2-9，图10-2-10）。

（8）左心房、左心室扩大，左心室壁代偿期运动增强。

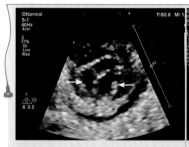

可见二尖瓣呈"眼睛样"双孔改变（箭头）

图10-2-9　二尖瓣水平左心室短轴切面

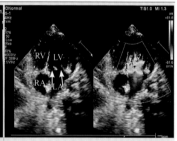

可见二尖瓣呈"双开口征"（箭头）。LV：左心室；LA：左心房；RV：右心室；RA：右心房

图10-2-10　心尖四腔心切面

### 2.M型超声

收缩期于二尖瓣波群可见前后瓣叶间大小不等的关闭缝隙；伴有二尖瓣瓣叶脱垂者，可见收缩期CD段后移，呈"吊床样"改变；明显二尖瓣前叶裂者，收缩期CD段呈多重回声改变。

### 3.多普勒超声

（1）CDFI显示收缩期左心房内起自二尖瓣口水平以蓝色为主的五彩镶嵌的反流血流信号，一般多起自瓣口对合不良处或裂隙处，这是二尖瓣关闭不全最直接的征象（图10-2-11）。

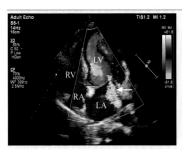

可见收缩期左心房内起自二瓣口对合不良处的反流信号（箭头）。LV：左心室；LA：左心房；RV：右心室；RA：右心房

**图10-2-11**
**心尖四腔心切面**

（2）反流束可为单束也可为多束，方向可为中心性，也可为偏心性，伴有脱垂时，反流束偏向健侧瓣膜方向（图10-2-12，图10-2-13），双孔二尖瓣时，可见两束血流信号分别起自两个瓣口进入左心房。

（3）CW检查时，将取样点置于心尖四腔心切面的二尖瓣心房侧，可记录到收缩期反流频谱，呈全收缩期负向单峰波形，峰值位于中央，上升支及下降支均较陡峭，峰顶较圆钝；当左心室收缩功能正常时，最大反流速度一般较高，多＞4 m/s（图10-2-14）。

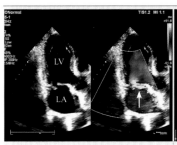

可见二尖瓣后叶脱垂时偏向前叶的反流信号（箭头）。LV：左心室；LA：左心房

**图10-2-12　心尖三腔心切面**

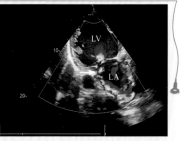

可见二尖瓣前叶脱垂时偏向后叶的反流信号（箭头）。LV：左心室；LA：左心房

**图10-2-13　心尖两腔心切面**

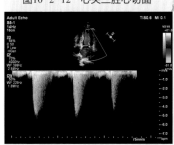

CW于二尖瓣口探及高速反流血流频谱

**图10-2-14**
**心尖四腔心切面**

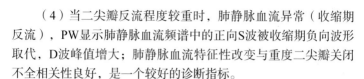

（4）当二尖瓣反流程度较重时，肺静脉血流异常（收缩期反流），PW显示肺静脉血流频谱中的正向S波被收缩期负向波形取代，D波峰值增大；肺静脉血流特征性改变与重度二尖瓣关闭不全相关性良好，是一个较好的诊断指标。

**4.二尖瓣反流的定量评估**

（1）半定量评估：根据反流束和左心房的长度比或面积比来快速、简便地评估二尖瓣关闭不全的程度。一般认为，当长度比<1/3或面积比<20%时为轻度二尖瓣反流，长度比为1/3～2/3或面积比为20%～40%时为中度二尖瓣反流，长度比>2/3或面积比>40%为重度二尖瓣反流。

（2）定量评估：结合多个指标来综合评估二尖瓣反流的严重程度（表10-2-1）。

表10-2-1　二尖瓣反流程度分级标准

| 项目 | 轻度 | 中度 | 重度 |
|---|---|---|---|
| 结构病变 | | | |
| 房室腔大小 | 正常 | 正常或扩大 | 常扩大 |
| 二尖瓣结构 | 正常或轻微病变 | 中度异常 | 严重、明显的结构病变 |
| 多普勒定性 | | | |
| 彩色反流束面积 | 小、窄、短促、中心性 | 适中 | 大、中心性（常>50%左心房面积）或偏心性较大面积冲击左心房壁 |
| 反流信号汇聚 | 不明显 | 中等 | 明显并持续全收缩期 |
| 反流束频谱 | 信号淡、不完整 | 中等 | 信号浓密、全收缩期、倒三角形 |
| 半定量参数 | | | |
| 反流颈宽度（cm） | <0.3 | 0.3～0.7 | ≥0.7 |
| 肺静脉频谱 | 以收缩期为主 | 正常或收缩期减弱 | 几乎无收缩期波或收缩期逆流 |
| 二尖瓣前向频谱 | 以A峰为主 | 不定 | 以E峰为主（>1.2 m/s） |
| 定量参数 | | | |
| 反流容积（mL/每搏） | <30 | 30～44　45～59 | ≥60 |
| 反流分数（%） | <30 | 30～39　40～49 | ≥50 |
| EROA（cm²） | <0.2 | 0.2～0.29　0.3～0.39 | ≥0.4 |

注：①反流分数（regurgitant fraction, RF）=（二尖瓣瓣口流量－主动脉瓣口流量）/二尖瓣瓣口流量；②二尖瓣有效反流口面积（effective mitral regurgitation orifice area, EROA）：可以借助PISA法计算EROA；③中度关闭不全可分为中度及中-重度。

【操作技巧】

（1）在使用CDFI时应适当调整相关基础物理参数，使探头频率、彩色增益、脉冲重复频率、壁滤波等处于适当范围内，避免影响CDFI反流束的大小以及走行。

（2）尽量保持声束与反流束方向平行，使采集的彩色血流束最大、颜色最明亮。

【经食管超声心动图】

（1）当患者伴有肥胖、肺气肿、二尖瓣钙化明显或人工瓣膜置换术后等情况时，TEE能更为敏感、准确地诊断二尖瓣反流，评价其严重程度。

（2）三维TEE可对二尖瓣装置和反流束进行多角度观察、立体显像，从而明确结构改变及反流的具体情况。

（3）通过MVN软件获得二尖瓣瓣环及瓣叶的相关参数，可以帮助外科医师更加精准的选择手术方式及人工瓣环大小（图10-2-15）。

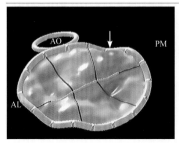

可见二尖瓣前叶A3区明显脱垂（箭头）。AO：主动脉；AL：前外交界；PM：后内交界

图10-2-15
实时三维TEE二尖瓣定量分析

【鉴别诊断】

（1）对导致二尖瓣关闭不全的病因进行鉴别，如风湿性、脱垂、缺血性、先天性等。

（2）生理性反流：信号微弱，色彩暗淡，范围多局限于二尖瓣口对合处，持续时间短，多见于收缩早、中期，频谱不完整，无二尖瓣结构异常及心腔大小改变。

【报告书写】

1.描述

左心房、左心室内径明显增大，室间隔与左心室后壁无增厚，左心室壁运动尚可。肺动脉内径稍增宽，主动脉内径正常，壁回声尚可，搏动尚可；二尖瓣增厚、回声增强，瓣尖对合错位，收缩期脱入左心房内，A2、A3、P3区明显，后叶瓣尖似可见"连枷样"运动，瓣环径约3.6 cm，余瓣膜回声、活动尚可。心包腔内未探及液性暗区。频谱多普勒及CDFI显示二尖瓣、三尖瓣可见反流血流信号。频谱超声显示舒张期二尖瓣口血流频谱形态正常。

2.结论

（1）二尖瓣病变：二尖瓣脱垂并重度关闭不全，后叶腱索断裂可能。

（2）三尖瓣轻度关闭不全。

【要点与讨论】

（1）在诊断二尖瓣关闭不全程度时，要综合考虑所有定量指标后进行综合判断。

（2）左心房、左心室的压力和心功能等因素会影响二尖瓣反流程度。

（3）反流束为偏心性时，反流面积和严重程度会被低估，应结合心腔大小、反流颈宽度、反流束路径及折返情况等综合考虑。

（4）继发性二尖瓣关闭不全是瓣环扩大、瓣叶对合面积减小所致，收缩期反流束呈狭长形沿着对合线反流入左心房，用血流汇聚法测量EROA时会被低估，可用三维彩色模式成像后，横切至反流口横截面手动描记EROA。

【思考题】

（1）如何鉴别不同病因所致的二尖瓣关闭不全？

（2）如何定量评估二尖瓣关闭不全的程度？

（崔　丽）

## 第三节　主动脉瓣狭窄

主动脉瓣狭窄（aortic valve stenosis, AS）是常见的心脏瓣膜病之一，病因多为风湿性、退行性变及先天性瓣叶畸形并钙化等。其中风湿性心脏病的主动脉瓣狭窄多合并二尖瓣狭窄，单纯性主动脉瓣狭窄较少见，为10%～20%。在我国，随着人口老龄化日益严重，退行性变导致的主动脉瓣狭窄发病率逐年升高。

【超声解剖概要】

（1）风湿性病变累及主动脉瓣时，主动脉瓣的瓣叶增厚、僵硬、变形，瓣叶交界处粘连融合，可伴有钙化，引起主动脉瓣狭窄（图10-3-1）。

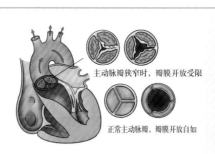

**图10-3-1　主动脉瓣解剖结构示意**

（2）退行性变是因动脉粥样硬化导致主动脉瓣瓣环及瓣叶根部增厚、钙化，从而引起主动脉瓣狭窄。

（3）先天性主动脉瓣狭窄多因瓣叶数目异常所致，如主动脉瓣呈单叶、二叶、三叶，甚至四叶，其中以二叶畸形最为常见，患者异常数目的瓣叶启闭活动使得瓣叶受损，瓣叶纤维化、钙化、变形，导致主动脉瓣狭窄。

【相关切面】

1.常用切面

胸骨旁左心室长轴切面、胸骨旁大动脉短轴切面、心尖四腔心切面、心尖五腔心切面、心尖三腔心切面。

2.检查内容

（1）明确主动脉瓣瓣叶数目、受累的具体位置及受累程度，观察瓣尖、瓣叶、交界处是否有粘连、融合、增厚、钙化及其程度，观察瓣叶形态、启闭情况、活动度、开瓣幅度等。

（2）测量并评估各个腔室的大小、比例、内部结构及心功能状态。

（3）对主动脉瓣狭窄程度进行定性和定量评估。

（4）明确是否合并其他瓣膜的病变。

【超声表现】

1.二维超声

（1）风湿性病变者，可见瓣叶及瓣尖不同程度增厚、回声增强，可伴有钙化，瓣叶交界处粘连融合，瓣叶僵硬、变形，严重者瓣叶数目显示不清。于胸骨旁大动脉短轴切面可见舒张期主动脉瓣关闭时没有呈现出正常的"Y"字形态，而是呈不规则类似"花瓣样"的形态，瓣叶开放受限，开口面积减小（图10-3-2）。

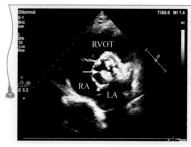

可见主动脉瓣明显增厚、钙化，呈不规则"花瓣样"（箭头）。LA：左心房；RVOT：右心室流出道；RA：右心房

图10-3-2　胸骨旁大动脉短轴切面

（2）退行性病变者，见瓣环及瓣叶根部回声增强，部分患者可见瓣叶增厚，活动僵硬，开放受限，病变严重者可见瓣尖及瓣体受累。

（3）先天性病变者，可见瓣叶数目异常，可为单叶、二叶、三叶、四叶等畸形，其中二叶畸形最为常见，胸骨旁左心室长轴切面显示主动脉瓣开放呈"圆顶样"，关闭时闭合线常偏向一侧或探测不到（图10-3-3），短轴切面可见瓣叶开放呈二叶（图10-3-4），部分患者可见瓣叶融合嵴。

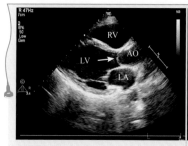

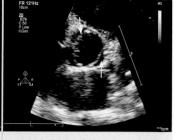

主动脉瓣关闭时探测不到闭合线（箭头）。LV：左心室；LA：左心房；RV：右心室；AO：主动脉

图10-3-3　胸骨旁左心室长轴切面

可见主动脉瓣开放呈二叶，左右排列（箭头）

图10-3-4　胸骨旁大动脉短轴切面

（4）主动脉内径增宽（狭窄后扩张的表现），室间隔及左

心室后壁呈对称性、向心性增厚，室壁收缩运动幅度增强，病变晚期左心室可有不同程度扩大。

**2.M型超声**

（1）主动脉波群显示主动脉瓣增厚、回声增强，收缩期主动脉瓣开瓣幅度减小，多<12 mm，瓣叶与主动脉前后壁的距离较远；主动脉内径增宽，前后壁的重搏波消失。

（2）心室波群显示室间隔与左心室后壁增厚，运动幅度不同程度增强或减弱，部分患者可见左心室扩大。

**3.多普勒超声**

（1）CDFI显示收缩期主动脉瓣口以红色为主的五彩镶嵌的射流束血流信号，且狭窄程度越重，射流束越细，即射流束宽度与主动脉瓣狭窄程度呈反比（图10-3-5）。

（2）高速的射流束血流信号进入升主动脉后逐渐变宽，状似喷泉（图10-3-6）。

（3）CW检查时，将取样点置于心尖五腔心切面的主动脉瓣水平，可记录到收缩期主动脉瓣口高速射流频谱，流速与狭窄程度呈正比，左心功能不全者除外（图10-3-7）。

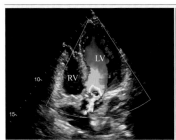 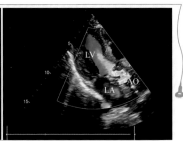

可见收缩期主动脉瓣口五彩镶嵌的射流束血流信号。LV：左心室；RV：右心室

**图10-3-5 心尖五腔心切面**

可见进入升主动脉的高速的射流束逐渐变宽。LV：左心室；LA：左心房；AO：主动脉

**图10-3-6 心尖三腔心切面**

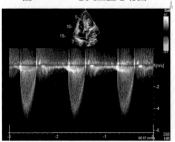

CW可见收缩期主动脉瓣口血流速度明显增快

**图10-3-7
心尖五腔心切面**

### 4.主动脉瓣狭窄程度的定量评估

现如今对于主动脉瓣狭窄程度的评估有3类推荐的评估方式，其中Ⅰ级推荐的评估方式适用于所有主动脉瓣狭窄的患者，其通过综合主动脉瓣射流速度、跨主动脉瓣平均压差及连续方程法测量的瓣口面积来进行评估（表10-3-1）。

表10-3-1　主动脉瓣狭窄程度分级标准

| 狭窄程度 | 峰值流速（m/s） | 瓣口面积（cm²） | 瓣口面积指数（cm²/m²） | 平均压差（mmHg） | 速度比值 |
|---|---|---|---|---|---|
| 轻度 | 2.6 ~ 3.0 | > 1.5 | > 0.85 | < 20（30） | > 0.50 |
| 中度 | 3.0 ~ 4.0 | 1.0 ~ 1.5 | 0.60 ~ 0.85 | 20 ~ 40（30 ~ 50） | 0.25 ~ 0.50 |
| 重度 | ≥ 4.0 | < 1.0 | < 0.60 | ≥ 40（50） | < 0.25 |

注：①平均压差指标中黑色字体为AHA/美国心脏病学会（American College of Cardiology，ACC）指南，红色字体为欧洲心脏病学会（guideline of European Society of Cardiology，ESC）指南；②速度比值：左心室流出道与主动脉瓣血流速度之比，表示EOA所占左心室流出道横截面积的比例。

【操作技巧】

（1）使用多普勒检查时，应选用CW来测量，并且需在多个部位、多个角度扫查，找到声束方向与通过狭窄主动脉瓣口的高速射流束平行的最佳角度（角度尽量在15°内），此时所得测值较为准确，尽量避免低估主动脉瓣狭窄程度；心功能不全时采用连续方程法间接测量主动脉瓣口面积，评估狭窄程度。

（2）使用CDFI尽可能避免偏心性二尖瓣反流的影响。

（3）CW测量主动脉瓣血流速度频谱时，应选择外缘清晰、浓密而又规整的曲线，这样描记的准确性更高。

（4）当患者有心律不齐的情况时，相关测值应连续测量至少5个心动周期，然后取平均值，因为心律不齐时，主动脉瓣的射流速度波动很大，只测一个心动周期容易产生极大的误差。

【鉴别诊断】

（1）首先需要与先天性主动脉瓣上或瓣下狭窄进行鉴别。

1）先天性主动脉瓣上狭窄：超声可见主动脉瓣正常，膜型于主动脉窦上方可见一"隔膜样"弱回声光带，其上可见破口，壶腹型于窦管交界处可见管腔环状狭窄，主动脉发育不全型可见升主动脉弥漫性狭窄，狭窄后主动脉弓扩张；CDFI显示起源于主动脉瓣上的五彩镶嵌高速射流，主动脉瓣口处血流正常。

2）先天性主动脉瓣下狭窄：超声可见主动脉瓣下有一"膜样"或肌性回声突入左心室流出道内造成狭窄，主动脉瓣可增厚，瓣口面积正常，CDFI显示起源于主动脉瓣下的五彩镶嵌高速射流，主动脉瓣口血流速度也有增快。

（2）其次应与梗阻性HCM鉴别：超声常见左心室壁不对称性肥厚，可见"SAM征"，造成收缩中晚期左心室流出道梗阻，容易和重度主动脉瓣狭窄合并室间隔基底部增厚混淆，但HCM增厚的室壁回声不均匀、运动幅度低，CDFI可见高速射流起自左心室流出道，且HCM患者多有家族史。

【报告书写】

1.描述

左心房、左心室内径增大，室间隔与左心室后壁明显增厚，左心室壁运动尚可。主动脉内径增宽，升主动脉明显，搏动尚可；主动脉瓣增厚、回声增强、钙化明显，交界区部分融合，瓣环径为2.4 cm，二尖瓣增厚，后叶活动度稍差，瓣环径为3.5 cm，余瓣膜回声、活动尚可。心包腔内未探及液性暗区。频谱多普勒及CDFI显示升主动脉内收缩期可见起源于主动脉瓣五彩镶嵌的射流束，频谱显示为宽带、充填的湍流信号，峰值流速为486 cm/s，峰值压差为94 mmHg；主动脉瓣、二尖瓣、三尖瓣可见反流血流信号。频谱超声显示舒张期二尖瓣口血流频谱形态A峰升高，E/A<1。

2.结论

（1）主动脉瓣病变：主动脉瓣重度狭窄合并中-重度关闭不全，主动脉内径增宽，升主动脉明显。

（2）二尖瓣中度关闭不全，三尖瓣轻度关闭不全。

【要点与讨论】

（1）超声诊断主动脉瓣狭窄时，应首先明确其病因，重点观察主动脉瓣的形态及受累情况，同时需要评估左心功能，综合二维超声、多普勒超声等多种方法和数据来对主动脉瓣狭窄程度进行分级。

（2）高估主动脉瓣狭窄程度的情况：①左心室壁运动增强；②伴有中度及以上主动脉瓣关闭不全，特别是主动脉内径偏细者；③伴有左心室流出道梗阻者。

（3）低估主动脉瓣狭窄程度的情况：①左心室收缩功能降

低（EF<35%），低血流、低压差，且主动脉瓣口面积≤1 cm²时，通常会低估主动脉瓣口的面积，此时采用小剂量多巴酚丁胺负荷试验将有助于正确诊断；②中度及以上二尖瓣反流多普勒声束与血流角度>20°；③心室率偏快的心房颤动患者。

（4）主动脉硬化时，主动脉瓣收缩期前向血流速度>1.8 m/s而<2.6 m/s，可定期随访。

【思考题】

如何评估左心功能不全患者主动脉瓣狭窄程度？

（崔　丽）

# 第四节　主动脉瓣关闭不全

主动脉瓣关闭不全（aortic insufficiency，AI）是由于主动脉瓣和（或）主动脉根部病变所致，舒张期主动脉瓣不能完全闭合，血流从主动脉反流回左心室。在主动脉瓣病变中，以风湿性心脏瓣膜病、老年性瓣膜退行性病变较为多见，也可见于感染性心内膜炎、主动脉瓣先天畸形或缺如、主动脉瓣脱垂。在主动脉根部病变中，以高血压所致主动脉扩张、主动脉夹层、马方综合征等较为多见。本节主要介绍风湿性主动脉瓣关闭不全和主动脉瓣脱垂。

【超声解剖概要】

正常主动脉瓣分为3个瓣叶，根据其对应的冠状动脉开口命名为：左冠瓣、右冠瓣、无冠瓣。主动脉瓣叶后方扩大的部分称为瓦氏窦（Valsalva窦）（图10-4-1）。

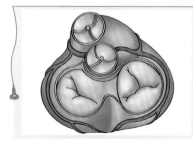

图10-4-1
正常主动脉瓣解剖结构示意

【相关切面】

1.常用切面

胸骨旁左心室长轴切面、主动脉根短轴切面、心尖五腔心切面、心尖三腔心切面。

2.检查内容

（1）明确病因：观察反流的原因是动脉瓣病变还是主动脉根部病变所致；根据病因着重观察主动脉瓣叶、瓣环、主动脉根部解剖结构改变情况。

（2）反流程度评估：根据反流束在左心室内的形态及范围，对反流程度进行半定量评估。

（3）观察心脏腔室结构、功能的变化：主动脉瓣关闭不全可导致左心室扩张，慢性重度主动脉瓣关闭不全还可见左心室壁运动减弱，左心室收缩功能降低。

【超声表现】

1.二维超声

（1）左心室长轴切面及心尖三腔心切面、心尖五腔心切面可见主动脉瓣叶增厚，以瓣尖显著，回声增强，瓣口舒张期对合不严。此外，在上述切面还可观察到二尖瓣狭窄和（或）关闭不全的表现（动图10-4-2～图10-4-4）。

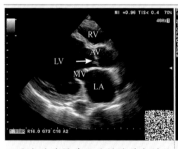
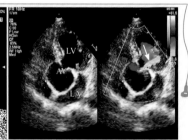
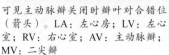

可见主动脉瓣关闭时瓣叶对合错位（箭头）。LA：左心房；LV：左心室；RV：右心室；AV：主动脉瓣；MV：二尖瓣

动图10-4-2　左心室长轴切面

可见主动脉瓣关闭时瓣叶对合错位，CDFI可见少量反流（箭头）。LV：左心室；AV：主动脉瓣；LA：左心房

图10-4-3　心尖五腔心切面

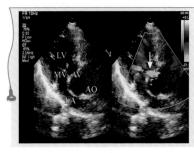

可见主动脉瓣对合错位，CDFI显示偏心反流（箭头）。LV：左心室；MV：二尖瓣；AV：主动脉瓣；AO：主动脉；LA：左心房

图10-4-4
心尖三腔心切面

（2）大动脉短轴切面、主动脉根部切面可见主动脉瓣3个瓣叶不同程度增厚、回声增强。瓣叶开放尚可，严重关闭不全时，在舒张期可于关闭处见三角形缝隙。

（3）主动脉瓣脱垂时，舒张期可见主动脉瓣呈"吊床样"脱入左心室流出道，超过瓣环连线水平，瓣尖对合错位。严重关闭不全时，闭合时可见明显裂隙（动图10-4-5，动图10-4-6）。

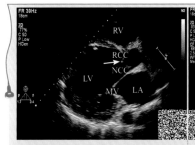
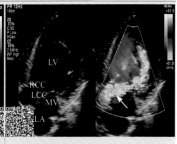

可见右冠瓣于舒张期脱入左心室流出道（箭头）。RV：右心室；LA：左心房；LV：左心室；MV：二尖瓣；RCC：主动脉瓣右冠瓣；NCC：主动脉瓣无冠瓣

动图10-4-5　左心室长轴切面

可见右冠瓣脱垂，CDFI可见沿左冠瓣走行的偏心反流（箭头）。LA：左心房；LV：左心室；MV：二尖瓣；RCC：主动脉瓣右冠瓣；LCC：主动脉瓣左冠瓣

动图10-4-6　心尖五腔心切面

（4）左心室腔不同程度增大，代偿期室壁运动增强，失代偿期室壁运动减弱，心功能降低。

### 2.M型超声

（1）主动脉瓣波群：主动脉增宽，搏动增强，舒张期主动脉瓣关闭呈"双线征"。主动脉瓣脱垂时，还可以见主动脉瓣关闭线偏心。

（2）二尖瓣波群：当主动脉瓣反流束冲击二尖瓣前叶时，二尖瓣前叶可在舒张期出现细震颤。

### 3.多普勒超声

（1）CDFI：主动脉瓣关闭不全时，舒张期于左心室流出道内可见起源于主动脉瓣口的反流束。左心室长轴切面反流束背离探头多以蓝色为主，心尖五腔心切面反流束迎向探头多以红色为主（图10-4-7）。

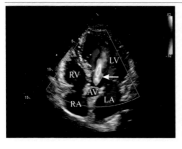

可见中心性红色反流信号（箭头）。LV：左心室；LA：左心房；AV：主动脉瓣；RV：右心室；RA：右心房

**图10-4-7**
**心尖五腔心切面**

反流束方向与病变瓣叶相关，当病变累及右冠瓣时，反流束朝向二尖瓣前叶；当病变累及左冠瓣或无冠瓣时，反流束朝向室间隔；当病变累及3个瓣叶时，关闭裂隙位于瓣口中央，反流束朝向左心室流出道中央（图10-4-5，图10-4-6）。

（2）频谱多普勒：于主动脉瓣口运用CW可探及全舒张期高速反流频谱。

### 4.主动脉瓣反流程度评估

（1）半定量评估：可根据反流束的形态、范围对主动脉瓣反流程度进行半定量分析。在胸骨旁左心室长轴切面，可于左心室流出道与主动脉瓣环交界处测量反流束宽度与左心室流出道宽度，计算出比例来半定量评估主动脉瓣反流程度。

（2）定量评估：可根据反流容积、反流分数、EROA进行主动脉瓣反流的定量评估。

1）反流容积：收缩期测量LVOT直径，PW测量$VTI_{LVOT}$，舒张中期测量二尖瓣环直径，PW测量$VTI_{MV}$，根据公式：反流容积（regurgitant volume，RVol）=$SV_{LVOT}-SV_{MV}$，即可计算得出主动脉瓣RVol。

2）反流分数：反流量与心搏量的比值即为反流分数，可以反映主动脉瓣反流程度。计算公式：$RF=RV/SV_{AV} \times 100\%=(SV_{AV}-SV_{MV})/SV_{AV} \times 100\%$

3）EROA：可以借助PISA法计算EROA和反流速度时间积分对反流程度进行判断。运用该方法时需注意取样线与反流束方向尽量一致。

主动脉瓣反流程度的评估目前尚无统一的指标参数，常需要联合多个指标共同评价，现将可用指标总结如下（表10-4-1）。

表10-4-1　主动脉瓣反流程度分级标准

| 参数 | 轻度 | 中度 | | 重度 |
|---|---|---|---|---|
| | | 中度 | 中-重度 | |
| 结构参数 | | | | |
| 房室腔大小 | 正常 | 正常/扩大 | | 扩大 |
| 主动脉瓣结构 | 正常/轻微病变 | 中度异常 | | 异常/"连枷样" |
| 定性参数 | | | | |
| 彩色反流束面积 反流信号汇聚 | 小 无/非常小 | 中等 中等 | | 大 大 |
| 反流束频谱 | 信号淡、不完整 | 中等 | | 信号浓密、全舒张期 |
| 降主动脉舒张期反流 | 舒张早期 | 二者之间 | | 全舒张期 |
| 半定量参数 | | | | |
| 反流颈宽度（cm） | < 0.3 | 0.3 ~ 0.6 | | ≥ 0.6 |
| 反流束宽度/左心室流出道宽度（%） | < 25 | 25 ~ 45 | 46 ~ 64 | ≥ 65 |
| 反流束面积/左心室流出道面积（%） | < 25 | 5 ~ 20 | 21 ~ 59 | ≥ 60 |
| 定量参数 | | | | |
| 反流容积（mL/每搏） | < 30 | 30 ~ 44 | 45 ~ 59 | ≥ 60 |
| 反流分数（%） | < 30 | 30 ~ 39 | 40 ~ 49 | ≥ 50 |
| 有效反流口面积 EROA（cm$^2$） | < 0.10 | 0.10 ~ 0.19 | 0.2 ~ 0.29 | ≥ 0.3 |

【操作技巧】

（1）大动脉短轴切面是观察主动脉瓣病变的重要切面。检查时应注意切面，尽可能清晰显示3个瓣叶。可使用ZOOM键对感兴趣区进行放大观察。

（2）CDFI是评估反流程度的重要技术手段，但应注意彩色增益调节不当、声束与反流束夹角过大或者心律失常等因素都会影响测量结果。应注意仪器调节和多心动周期观察。

【报告书写】

1.描述

左心室内径增大，其余心脏各腔室大小正常，室间隔与左心室后壁无增厚，左心室壁运动尚可。主动脉内径正常，壁回声尚可，搏动尚可；主动脉瓣增厚、瓣叶闭合不拢，右冠瓣于舒张期脱向左心室流出道，其余瓣膜回声、活动尚可。心包腔内未探及液性暗区。频谱多普勒及CDFI显示主动脉瓣探及沿无冠瓣走行的中等量偏心反流信号，二尖瓣、三尖瓣可见反流血流信号。频谱超声显示舒张期二尖瓣口血流频谱形态A峰增高，E/A<1。

2.结论

（1）主动脉瓣病变：主动脉瓣右冠瓣脱垂合并中度关闭不全。

（2）二尖瓣、三尖瓣轻度关闭不全。

## 【鉴别诊断】

主动脉瓣关闭不全病因较多，现将几种类型的主动脉瓣关闭不全特征总结如下（表10-4-2）。

表10-4-2　5种主动脉瓣关闭不全鉴别

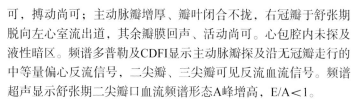

|  | 风湿性 | 老年退行性 | 先天性 | 感染性心内膜炎 | 主动脉瓣脱垂 |
|---|---|---|---|---|---|
| 病史 | 风湿热病史 | 主动脉硬化病史 | 无 | 发热、寒战、全身不适 | 无 |
| 主动脉瓣形态 | 瓣叶增厚，回声增强 | 瓣叶根部、瓣环回声增强 | 瓣叶数量改变、发育不良 | "团块样""蓬草样"赘生物形成，还可伴有瓣叶穿孔 | 瓣叶舒张期脱入左心室流出道 |
| "连枷样"运动 | 无 | 无 | 无 | 多有 | 可有 |
| 其他瓣叶 | 二尖瓣狭窄和（或）关闭不全 | 其他瓣叶和瓣环可累及 | 无 | 可有赘生物形成 | 多无 |
| 反流形态 | 源于瓣口，多伴狭窄 | 源于瓣口，反流程度轻 | 源于瓣口或瓣口边缘 | 反流束可偏心、多束，合并瓣叶穿孔时可见源于瓣体的反流束 | 反流束偏心，反流程度较重 |

## 【要点与讨论】

（1）超声心动图在诊断主动脉瓣关闭不全时，应首先明确病因，着重观察主动脉瓣及主动脉根部解剖结构的病变情况，并且需要评估左心室的大小及功能。

（2）运用CDFI观察反流束范围是目前常用的评估主动脉瓣反流程度的方法，但是当存在严重偏心反流时，仅依靠反流束范围的观察多不可靠。

【思考题】

（1）当主动脉瓣反流为偏心性反流时，如何判断病损瓣叶？

（2）如何鉴别老年退行性和风湿性主动脉瓣关闭不全？

（宋　蕊）

## 第五节　三尖瓣与肺动脉瓣

### 一、三尖瓣狭窄与关闭不全

三尖瓣狭窄（tricuspid stenosis，TS）与三尖瓣关闭不全（tricuspid insufficiency，TI）的病因有风湿性心脏瓣膜病、类癌综合征、先天性畸形及起搏器心内膜炎等。风湿性三尖瓣狭窄极为少见，多合并二尖瓣病变。功能性三尖瓣关闭不全主要见于右心室扩大、三尖瓣环扩张时，也可继发于合并肺动脉高压和右心室高压的心脏病，如二尖瓣狭窄或关闭不全、左向右分流型先天性心脏病、肺源性心脏病等。

【超声解剖概要】

三尖瓣正常瓣口面积为6～8 cm$^2$，轻度缩小不会导致血流梗阻，通常认为瓣口减小至2 cm$^2$，可有明显的血流动力学改变。风湿性心脏病、感染性心内膜炎累及三尖瓣时，三尖瓣病理解剖改变与二尖瓣相似。

【相关切面】

1.常用切面

胸骨旁右心室流入道切面、大动脉短轴右心室流出道切面、心尖四腔心切面。

2.检查内容

（1）明确三尖瓣瓣叶形态、活动，瓣叶交界处改变，腱索、乳头肌病变情况，关闭不全者还应关注瓣环扩张情况。

（2）测量跨瓣压差，定量评估狭窄程度，半定量评估反流程度。

（3）评价心脏结构、功能改变：对左、右心的结构和功能进行评估，测量肺动脉收缩压。

## 【超声表现】

### 1.二维超声

三尖瓣狭窄时可见瓣叶增厚、回声增强，以瓣尖明显，瓣膜开放受限，可见"圆顶征"，前叶与隔叶间开放距离≤2 cm。

关闭不全者可见三尖瓣环扩张，收缩期瓣叶闭合不良，可见瓣尖对合错位或闭合出缝隙。感染性心内膜炎累及三尖瓣时可见赘生物形成或瓣叶穿孔，瓣叶呈"连枷样"运动。三尖瓣脱垂可见瓣叶于收缩期脱入右心房，超过三尖瓣瓣环连线水平，或呈"挥鞭样"活动，闭合时瓣叶对合错位、可见裂隙（图10-5-1）。

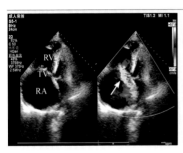

可见右心扩大，三尖瓣中等量偏心反流（箭头）。RV：右心室；TV：三尖瓣；RA：右心房

图10-5-1
心尖四腔心切面

### 2.M型超声

三尖瓣狭窄可见前叶活动曲线斜率减慢，典型者可有类似"城墙样"改变。关闭不全时多无特征表现。

### 3.多普勒超声

三尖瓣狭窄时，CDFI显示舒张期窄带、五彩镶嵌血流束经三尖瓣口射入右心室。频谱多普勒在瓣口记录到舒张期高速血流信号，频谱形态类似于二尖瓣狭窄。但其流速较低，一般不超过1.5 m/s（正常三尖瓣口流速为0.30～0.70 m/s）。

三尖瓣关闭不全时，可于收缩期见源于三尖瓣口的以蓝色为主的五彩镶嵌反流束（图10-5-2，动图10-5-3）。

### 4.狭窄程度定量评估

狭窄程度可根据瓣口峰值流速和平均跨瓣压差来评估。

峰值流速：1～1.3 m/s为轻度，>1.7 m/s为重度，其间为中度。

平均跨瓣压差：2～3 mmHg为轻度，>5 mmHg为重度，其间为中度。

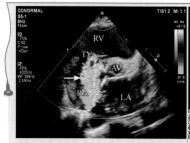 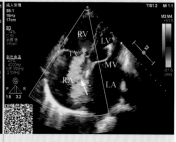

可见重度三尖瓣反流（箭头）。RV：右心室；TV：三尖瓣；RA：右心房；AV：主动脉瓣；LA：左心房 | 可见右心房增大，重度三尖瓣反流（箭头）。LA：左心房；LV：左心室；RA：右心房；RV：右心室；MV：二尖瓣；TV：三尖瓣

图10-5-2　大动脉短轴切面　　动图10-5-3　心尖四腔心切面

5.三尖瓣反流程度评估

根据反流束在右心房内的分布范围对三尖瓣反流进行半定量评估。轻度：反流束自三尖瓣口至右心房长径的1/2处；中度：反流束超过右心房长径1/2，占据大部分右心房腔；重度：反流束达到右心房顶部，腔静脉与肝静脉内亦见反流信号。

反流面积/右心房面积的值可评估反流程度：比值<20%为轻度，20%～40%为中度，>40%为重度。

6.计算右心室收缩压

CW记录最大反流速度，利用简化Bernoulli方程，可计算出跨瓣压差（ΔP），结合右心房压（right atrial pressure，RAP），可计算出右心室收缩压（right ventricular systolic pressure，RVSP）。公式为：$\Delta P = 4v^2$；$RVSP = RAP + \Delta P$。在右心室流出道和肺动脉无狭窄的情况下，右心室收缩压可近似等于肺动脉收缩压，因此可通过此方法估测肺动脉收缩压。

【操作技巧】

（1）二维超声难以完整显示三尖瓣的横截面，无法同时观察3个瓣叶的病变情况，检查时应使用心尖四腔心切面，胸骨旁右心室流入道切面分别观察三尖瓣前叶、隔叶和后叶，也可通过三维超声区分瓣叶。

（2）CDFI是评估反流程度的重要技术手段，但应注意彩色增益调节不当、声束与反流束夹角过大或心律失常等因素这些都会影响测量结果。应注意仪器调节和心动周期观察。

【鉴别诊断】

（1）三尖瓣狭窄应与导致三尖瓣血流量增多的疾病相鉴别，如大量三尖瓣反流、房间隔缺损等，CDFI可见瓣口血流色彩明亮、流速加快，但三尖瓣开放不受限，开口间距>2 cm。右心功能不全时，右心室运动幅度降低，三尖瓣开口幅度减小，但无瓣叶粘连增厚。

（2）三尖瓣关闭不全应注意鉴别生理性反流与病理性反流，超声心动图对三尖瓣反流的检出率很高，正常人也可见轻度三尖瓣反流，称之为生理性反流。其与病理性三尖瓣反流的鉴别点在于，生理性反流通常见于收缩早期，持续时间短、反流量少，范围局限，反流跨瓣压差<30 mmHg。病理性反流常合并瓣叶结构的改变。

【报告书写】

1.描述

右心房（四腔测值约：40 mm × 50 mm）内径增大，室间隔及左心室后壁无增厚，运动尚可，运动协调。三尖瓣瓣叶增厚，回声增强，开放受限，闭合欠佳。频谱多普勒及CDFI显示收缩期可见起源于三尖瓣口的蓝色彩流束，反流束超过右心房长径的1/2；主动脉瓣、二尖瓣、三尖瓣可见反流血流信号。

2.结论

（1）三尖瓣中度关闭不全，PASP为50 mmHg。

（2）右心房内径增大。

（3）轻度主动脉瓣反流，轻度二尖瓣反流。

【要点与讨论】

（1）三尖瓣狭窄发病率极低，其超声表现特异，可有瓣叶增厚、回声增强，以瓣尖最为明显，开放受限，开口减小，右心房增大。M型超声可见类似"城墙样"改变，与二尖瓣狭窄相似。

（2）二维超声无法完整显示三尖瓣横截面积，因此无法通过测量瓣口面积来评价狭窄程度，狭窄程度的判断多依靠频谱多普勒测量跨瓣压差和峰值流速来进行。

（3）轻度生理性三尖瓣反流是正常现象，轻度以上的三尖瓣反流需要明确反流发生的机制，鉴别功能性反流和器质性反流。

【思考题】

（1）不同病因三尖瓣反流的鉴别要点有哪些？

（2）哪些情况下，不可以通过测量三尖瓣反流频谱估测右心室收缩压？

## 二、肺动脉瓣狭窄与关闭不全

肺动脉瓣狭窄（pulmonary stenosis，PS）主要见于先天畸形，由风湿性病变引起者极为少见，且多被其他瓣叶损坏病变表现所掩盖。单纯性肺动脉瓣狭窄占肺动脉口狭窄的80% ~ 90%。轻度肺动脉瓣狭窄者一般不会出现进行性加重；中重度狭窄者，可随病程的进展逐渐加重。

肺动脉瓣关闭不全（pulmonary insufficiency，PI）主要是由肺动脉瓣环扩大和肺动脉根部扩张引起的瓣叶闭合不良，最常见的病因是肺动脉高压，也可见于感染性心内膜炎、先天性畸形、法洛四联症术后、马方综合征等。严重的肺动脉瓣关闭不全可导致右心室容量负荷过重、右心室扩大、右心功能障碍。

【超声解剖概要】

肺动脉瓣位于主动脉瓣的左前方，由前瓣、左瓣和右瓣3个半月瓣构成。瓣叶形似主动脉瓣，但比主动脉瓣菲薄，瓣叶附着于瓣环，与三尖瓣之间无直接纤维连接。先天性肺动脉瓣畸形包括瓣叶数目、形态、大小异常，以及瓣叶联合异常。可见单叶畸形、二叶畸形、四叶畸形。单叶瓣可有一个瓣叶联合或无瓣叶联合。

【相关切面】

1.常用切面

胸骨旁大动脉短轴切面、右心室流出道长轴切面、剑突下右心室冠状切面。

2.检查内容

肺动脉瓣下漏斗部形态改变，肺动脉瓣叶形态、数目、结构改变，右心结构、功能改变，评估肺动脉压力。

【超声表现】

1.二维超声

肺动脉瓣狭窄时，右心室流出道切面、大动脉短轴切面可以观察到肺动脉瓣增厚、交界粘连、开放幅度减小，形态呈"圆窿征"，主动脉可见狭窄后扩张。此外，还可以观察到右心房、右心室增大，以及右心室壁肥厚等继发改变。

肺动脉瓣关闭不全时，可见肺动脉扩张，右心房、右心室增大，晚期可见右心室壁增厚。瓣叶可表现出原发病相应超声改变，如瓣叶增厚、赘生物形成、肺动脉瓣脱垂等，共同表现为舒张期肺动脉瓣闭合不良。

### 2.M 型超声

M 型超声对肺动脉瓣病变缺乏特征性改变，可有原发病相应超声表现。

### 3.多普勒超声

肺动脉瓣狭窄时，收缩期肺动脉瓣口血流明显加速，CDFI 可见过瓣处呈五彩镶嵌的花色血流信号。CW 取样点位于瓣下可得到充填的高速血流频谱。

肺动脉瓣关闭不全时，CDFI 可见右心室流出道内探及舒张期源于肺动脉瓣口的红色反流束。频谱多普勒显示肺动脉瓣反流频谱为舒张期正向频谱，形态与主动脉瓣反流频谱类似。肺动脉高压患者，通过测量肺动脉反流频谱可以估测肺动脉舒张压。

### 4.肺动脉瓣狭窄程度的定量评估

根据肺动脉瓣口前向血流峰值压差进行判定：$<50$ mmHg 为轻度；$50\sim80$ mmHg 为中度；$>80$ mmHg 为重度。

### 5.肺动脉瓣反流程度评估

根据反流束在右心室流出道的位置，可半定量评估肺动脉瓣反流程度。反流束长度 $<4.0$ cm 为轻-中度反流，$>4.0$ cm 为重度反流。反流束宽度/右心室流出道宽度的比值 $<50\%$ 为中度，$>50\%$ 为重度。

### 【操作技巧】

肺动脉瓣瓣叶数目显示常较困难，部分患者可于胸骨左缘第二肋间显示肺动脉瓣短轴切面，在此切面可观察肺动脉瓣瓣叶数目及开放状态。

### 【鉴别诊断】

（1）肺动脉瓣狭窄需与肺动脉瓣上狭窄、肺动脉瓣下狭窄相鉴别，三者统称为肺动脉口狭窄，但形成原因、部位不同。肺动脉瓣上狭窄也称为肺动脉狭窄，狭窄发生于肺动脉主干及其分支，可累及一支或多支血管。肺动脉瓣下狭窄即右心室流漏斗部狭窄，可原发或继发，常见于法洛四联症，也可继发于大型室间隔缺损。

（2）正常人也可见少量肺动脉瓣反流，称为肺动脉瓣生理性反流，其特征在于反流束持续时间短、流速低，分布范围局限于瓣口附近。

（3）冠状动脉-肺动脉瘘的患者也可于肺动脉瓣附近探及一红色血流信号，应注意与肺动脉瓣反流相鉴别。

【报告书写】

1.描述

心脏各腔室大小正常，室间隔与左心室后壁无增厚，左心室壁运动尚可。主动脉内径正常，壁回声尚可，搏动尚可；主肺动脉内径增宽，肺动脉瓣增厚，余瓣膜回声、活动尚可，频谱多普勒及CDFI显示收缩期可见主肺动脉内起源于肺动脉瓣口的以蓝色为主的五彩镶嵌彩流束，峰值流速为375 cm/s，峰值压差为56 mmHg。心包腔内未探及液性暗区，CDFI显示主动脉瓣、肺动脉瓣、二尖瓣、三尖瓣可见反流血流信号；频谱超声显示舒张期二尖瓣口血流频谱形态A峰增高，E/A<1。

2.结论

（1）肺动脉瓣中度狭窄合并轻度关闭不全。

（2）轻度主动脉瓣关闭不全，轻度二尖瓣关闭不全，轻度三尖瓣关闭不全。

【要点与讨论】

（1）轻度肺动脉瓣狭窄多不典型，容易漏诊，中度、重度患者因CDFI改变明显多能明确诊断。右心室壁增厚是诊断肺动脉瓣狭窄的敏感指标，观察到右心室壁增厚时，应注意评估肺动脉瓣情况。

（2）轻度生理性肺动脉瓣反流是正常现象，轻度以上的肺动脉瓣反流需明确反流发生的机制，鉴别功能性反流和器质性反流。原发性肺动脉瓣反流主要见于先天性心脏病。

（3）肺动脉瓣病变需要重点评估右心大小。慢性重度的肺动脉瓣狭窄/反流，常可观察到右心房、右心室扩张，肺动脉增宽，狭窄者还可见右心室壁代偿性增厚。

【思考题】

（1）如何诊断肺动脉口狭窄部位？

（2）如何鉴别生理性和病理性肺动脉瓣反流？

【分析思路】

心脏瓣膜病主要包括瓣膜狭窄和关闭不全两大类。瓣膜病的诊断常涉及这两个方面且多有交叉，主要诊断思路如下（图10-5-4）。

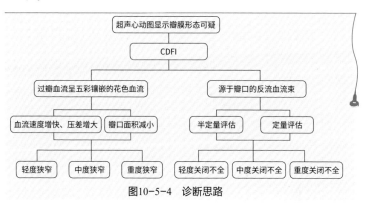

图10-5-4  诊断思路

（宋　蕊）

# 第11章

## 先天性心脏病

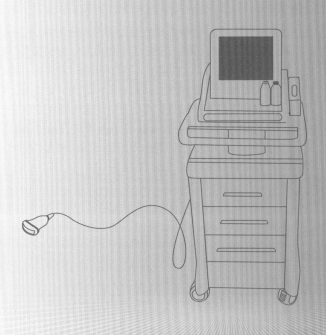

## 第一节　房间隔缺损

房间隔缺损（atrial septal defect，ASD，简称房缺）是最常见的先天性心脏病之一，占先天性心脏病的10%～15%，女性多见，男女比例为1：2～1：4。本病可单独存在，也常合并其他心血管畸形，如肺动脉瓣狭窄、肺静脉异位引流及二尖瓣发育异常等，检查时需注意鉴别。

### 【超声解剖概要】

房间隔缺损通常分为3种基本类型（图11-1-1）：继发孔型房间隔缺损、原发孔型房间隔缺损、静脉窦型房间隔缺损和一种比较特殊的冠状静脉窦型房间隔缺损。其中最为常见的是继发孔型房间隔缺损，是由于在胚胎心脏发育过程中，第二孔房间隔不能覆盖第二房间孔，导致房间隔中央部分（卵圆窝处）缺失。典型的继发孔型房间隔缺损是位于房间隔隔膜中心的卵形缺损，直径多为1～2 cm。原发孔型房间隔缺损是指房间隔与中央纤维体相邻的部分缺失，在发育过程中，原发隔的发育异常导致原发孔未能关闭，通常会合并房室瓣瓣膜的发育异常，最常见是合并二尖瓣前叶裂。更严重的发育异常称为房室管或完全型心内膜垫缺损，整个中央纤维体缺失，导致原发性房间隔缺损、室间隔缺损（ventricular septal defect，VSD），以及房室瓣的异常。静脉窦型房间隔缺损属于静脉窦缺陷，是由于胚胎时期胚胎性静脉窦和心房之间异常融合，导致左心房和右心房之间异常交通，因此通常位于心房与上、下腔静脉交界处附近。静脉窦型房间隔缺损常合并部分型肺静脉异常引流（异常肺静脉常直接流入右心房或上、下腔静脉）。孤立性的静脉窦型房间隔缺损和特殊的冠状静脉窦型缺损常容易漏诊。

### 【相关切面】

#### 1.常用切面

胸骨旁大血管短轴切面，胸骨旁四腔心切面，心尖四腔心切面，剑突下四腔心切面，剑突下双心房切面，剑突下上、下腔静脉长轴切面。

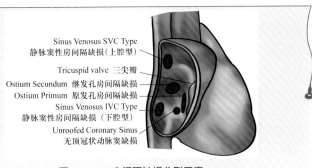

Sinus Venosus SVC Type
静脉窦性房间隔缺损（上腔型）

Tricuspid valve 三尖瓣

Ostium Secundum 继发孔房间隔缺损
Ostium Primum 原发孔房间隔缺损
Sinus Venosus IVC Type
静脉窦性房间隔缺损（下腔型）

Unroofed Coronary Sinus
无顶冠状动脉窦缺损

**图11-1-1 房间隔缺损分型示意**

2.检查内容

（1）房间隔缺损的部位、数量、大小，上腔静脉、下腔静脉、主动脉及心房顶部残缘组织的长度、厚薄，缺损与邻近结构（二尖瓣瓣环、上腔静脉、下腔静脉、主动脉根部、心房顶、冠状静脉窦）的关系。

（2）CDFI观察心房水平分流方向。

（3）肺静脉的汇流方向及数量，判断有无肺静脉异位引流。

（4）右心房、右心室大小，右心室壁厚度。

（5）常规根据三尖瓣反流的峰值流速及右心房压力估测肺动脉收缩压，注意若合并右心室流出道狭窄或肺动脉瓣狭窄，此值为右心室收缩压。

【声像图特征】

二维超声间接征象：右心房、右心室增大，右心室流出道增宽，这是房间隔缺损最重要的间接征象，间接征象通常提示需要仔细扫查有无房间隔缺损。

二维超声直接征象：超声在四腔心切面、大动脉短轴切面及剑突下双心房切面都可以显示房间隔回声中断的直接征象。

CDFI直接征象：彩色血流穿过房间隔中断部位有左向右分流血流信号（图11-1-2）。

【操作技巧】

（1）注意在心尖四腔心切面，由于声束方向与房间隔几乎平行，可能出现假阳性或高估房间隔缺损大小，应采用胸骨旁四腔心切面或剑突下四腔心切面，尽量使房间隔与声束方向垂直。

（2）静脉窦型房间隔缺损位于上腔静脉或下腔静脉入口处，常合并肺静脉异位引流。对于靠近上、下腔静脉入口的房间隔缺损，建议采用剑突下上、下腔静脉长轴切面和TEE以明确诊断。

（3）冠状静脉窦型房间隔缺损发生在冠状静脉窦与左心房之间，常规扫查房间隔切面常不能清晰显示，剑突下由双心房切面略向患者左侧倾斜显示冠状静脉口及主干长轴时有助于发现（图11-1-3）。

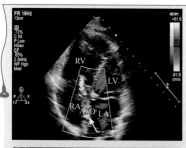

二维超声加彩色血流（箭头）。RA：右心房；RV：右心室；LA：左心房；LV：左心室；ASD：房间隔缺损

图11-1-2
中央孔型房间隔缺损

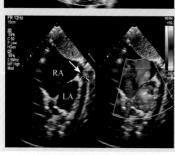

剑突下双心房切面略偏向患者左侧显示冠状静脉窦口（箭头）及主干长轴。RA：右心房；LA：左心房；CS：冠状静脉窦

图11-1-3
冠状静脉窦

## 【经食管超声心动图】

TEE可清晰显示房间隔缺损与上、下腔静脉的关系（图11-1-4），也可清晰显示冠状窦静脉型房间隔缺损（图11-1-5），诊断敏感性和特异性均较高。可用于TTE检查怀疑为房间隔缺损但又受图像等因素限制不能做出明确诊断的患者，也可进一步明确房间隔缺损的分型、分流情况。

## 【三维超声】

三维超声心动图，尤其是三维TEE可以清晰显示房间隔缺损的数目、大小、形状，以及与周围结构的关系（图11-1-6，图11-1-7）。

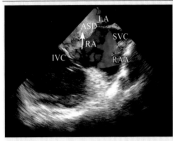

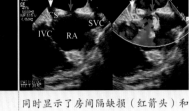

可见下腔型房间隔缺损（箭头）。
LA：左心房；RA：右心房；ASD：房
间隔缺损；IVC：下腔静脉；SVC：上
腔静脉；RAA：右心耳

**图11-1-4　TEE检查**

同时显示了房间隔缺损（红箭头）和
冠状静脉窦缺损（白箭头）。LA：左
心房；RA：右心房；CS：冠状静脉
窦；IVC：下腔静脉；SVC：上腔静
脉

**图11-1-5　TEE检查**

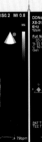

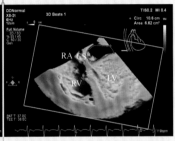

房间隔右心房面观，显示多个缺损
（箭头）

**图11-1-6　三维TEE检查**

无顶冠状静脉窦综合征（白色虚
线）。RA：右心房；RV：右心室；
LV：左心室；CS：冠状静脉窦

**图11-1-7　无顶冠状静脉窦综合征**

【右心声学造影】

　　TTE高度怀疑房间隔缺损，但房间隔或分流显示不满意时，可使用右心声学造影。超声造影剂经周围静脉进入右心房后，若右心房内有充盈缺损区，即"负性造影区"，或让患者用力咳嗽或做valsalva动作，见到少量造影微泡进入左心房，均提示心房水平存在分流，是房间隔缺损的有力证据。

【鉴别诊断】

　　与其他右心室、右心房增大的疾病相鉴别，原发孔型房间隔缺损需与增宽的冠状静脉窦鉴别（图11-1-8），如永存左上腔、心内型的肺静脉异位引流等。

　　增宽的冠状动脉窦有时易被误诊为原发孔房间隔缺损。

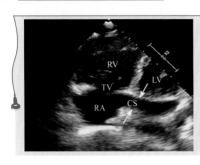

增宽的冠状静脉窦（箭头）。RV：右心室；RA：右心房；TV：三尖瓣；LV：左心室；CS：冠状静脉窦

图11-1-8
增宽的冠状静脉窦

【报告书写】

1.描述

右心房、右心室扩大，其余心脏各腔室大小正常，房间隔回声中断……

2.结论

（1）病因诊断：先天性心脏病。

（2）房间隔缺损的分型：原发孔型、继发孔型、静脉窦型、冠状窦静脉型。

（3）心房水平分流的方向：左向右、右向左或双向分流。

（4）肺动脉高压的程度：轻度、中度、重度。

（5）其他合并的心血管畸形。

【要点与讨论】

（1）原发孔型房间隔缺损常合并二尖瓣前叶裂缺及三尖瓣隔叶裂缺，若发现明显的二尖瓣反流或三尖瓣反流，则需除外合并二尖瓣或三尖瓣裂缺。

（2）冠状窦静脉型房间隔缺损又称为无顶冠状静脉窦综合征，对于冠状静脉窦增宽（>1 cm）及冠状静脉窦口血流速度增快的患者，注意仔细扫查排除冠状静脉窦型房间隔缺损，必要时可结合经左臂静脉行右心声学造影和TEE进一步明确诊断。

（3）卵圆孔未闭是指在房间隔中部、原发隔与继发隔交叠部分分离，CDFI显示该处"斜行隧道样"心房水平左向右分流，宽度一般<5 mm，注意与卵圆孔重新开放（右向左分流）及卵圆窝处小房间隔缺损（通常垂直于房间隔的分流束）鉴别。

（4）<5 mm的房间隔缺损及卵圆孔未闭，在腔室大小正常、未见右向左分流时可不用进行介入或外科治疗，定期随访即可。随访时注意比较房间隔缺损大小、分流情况、肺动脉压力、

右心房室大小及其他阳性改变的进展情况。

【思考题】

如何减少房间隔缺损TTE诊断的假阴性与假阳性?

（陈　　剑）

## 第二节　室间隔缺损

　　室间隔缺损是指心室的间隔部分因组织缺损而引起的心室间血流交通的一种先天性心脏病。其发病率约占先天性心脏病的40%，是最常见的一种先天性心脏病，可单独发生，也常与其他畸形并存，约有三分之二的复杂心脏畸形合并室间隔缺损。

【超声解剖概要】

　　左右心室的共同内侧壁，称室间隔。其大部分由心肌构成，称室间隔肌部。室间隔两侧由心内膜覆盖。室间隔厚2~8 mm，愈近心尖部愈厚，但在上部中份有一小卵圆形区域，非常薄，缺乏肌质，称为室间隔膜部。室间隔膜部是室间隔缺损的好发部位。室间隔呈三角形，其底位于上方，顶相当于心尖部，其在心脏表面标志为前、后室间沟。发生在室间隔任何位置的缺损称为室间隔缺损。

　　在通常情况下左心室压高于右心室压，所以室间隔缺损早期心内为左向右分流，分流使肺循环血量（流经肺动脉瓣或二尖瓣的血流量）高于体循环血量（流经三尖瓣或主动脉瓣的血流量），肺动脉循环血量与体循环血量之差即为无效循环血量，肺循环血流的增加将引起容量性肺动脉高压，到病变晚期，由于肺血管处于长期的高压作用下，在血管发生器质性变形后，肺动脉高压由容量性转变为阻力性，压力不断升高，心内将出现右向左的分流，心内分流量及血流动力学变化取决于室间隔缺损的大小及肺循环与体循环的阻力。当缺损较小时（缺损口面积小于主动脉瓣口面积），心内分流量有限，右心室压及肺动脉压力正常或轻度增高，分流以左向右的高速分流为主，称为限制性室间隔缺损。当缺损较大时（缺损口面积大于主动脉瓣口面积），室间隔的阻挡作用消失,大量左向右分流使左右心室压力接近或相等,这时分流以左向右低速分流为主,也可见少量右向左分流,长期作用,可导致阻力性肺高压,肺动脉阻力不断升高,分流将转为大量的右向左分流(收缩晚期到舒张早期)及少量左向右分流,左心功能降低,称为艾森曼格综合征。

而关于室间隔缺损的病理分型至今仍存在分歧,为了超声诊断能进一步于外科医师中统一,建议使用以下分型方法(图11-2-1)。

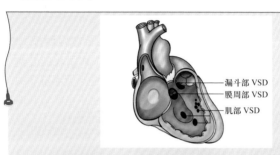

漏斗部 VSD
膜周部 VSD
肌部 VSD

图11-2-1　室间隔缺损分型示意(右心面观)

### 1.膜周部室间隔缺损

此型占室间隔缺损的70%~80%,为最常见的类型,缺损中心室间隔膜部常可扩展到毗邻的室间隔,根据其具体的位置又可分为以下3个亚型。

(1)单纯膜部型:室间隔缺损较小,仅局限于室间隔膜部,四周为纤维组织,且缺损周围常有纤维组织增生,形成假性室间隔膜部瘤。

(2)嵴下型:位于室上嵴下方,并累及室间隔膜部,后上方常与主动脉瓣右冠窦毗邻。

(3)隔瓣后型:为室间隔缺损向后下方延伸,三尖瓣隔瓣的附着处构成了缺损的上缘,常累及窦部室间隔。

### 2.漏斗部室间隔缺损

缺损位于室间隔漏斗部,占室间隔缺损的20%~30%,分为以下2个亚型。

(1)干下型:室间隔缺损中位置最高的一型,位于室上嵴上方,由主动脉瓣环和肺动脉瓣环的纤维连接构成,易累及主动脉瓣的支持结构,从而合并主动脉瓣,尤其是右冠瓣脱垂合并关闭不全。

（2）嵴上型和嵴内型：缺损位于室上嵴上方，其四周均为肌肉组织。

**3.肌部室间隔缺损**

此型较为少见，在超声检查中容易被漏诊，指缺损部位累及室间隔肌部的任何位置，好发于心尖部，可单发亦可多发。

## 【相关切面】

左心室长轴切面（确定缺损位置，测量分流血流）；大动脉短轴切面（确定缺损位置，测量分流血流）；左心室短轴各节段（主要诊断肌部缺损）；心尖四腔心切面（鉴别是否为隔瓣后缺损），心尖五腔心切面（确定缺损位置），剑突下右心室流出道切面（确定高位缺损位置）。

## 【超声表现】

**1.二维超声及M型超声**

直接征象：多个切面显示室间隔回声中断，断端回声增强（动图11-2-2~动图11-2-5），当形成假性室间隔膜部瘤时，可见室间隔缺损口上"膜样"回声覆盖，伴或不伴分流口（动图11-2-6）。

间接征象：左心室增大，右心室流出道及肺动脉增宽，室壁运动幅度增强，但肺动脉压严重升高时，左心室内径可正常，右心室内径增大，右心室壁增厚。

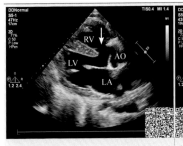

胸骨旁左心室长轴切面显示室间隔膜部回声中断（箭头）。RV：右心室；LV：左心室；AO：主动脉；LA：左心房

动图11-2-2　室间隔回声中断

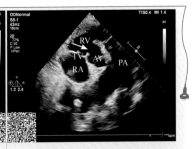

大动脉短轴切面显示室间隔膜部回声中断（箭头）。RV：右心室；TV：三尖瓣；RA：右心房；AV：主动脉瓣；PA：肺动脉

动图11-2-3　室间隔回声中断

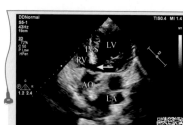

心尖五腔心切面显示室间隔膜部回声中断（箭头）。LV：左心室；IVS：室间隔；RV：右心室；AO：主动脉；LA：左心房

动图11-2-4　室间隔回声中断

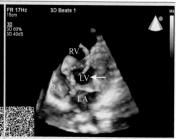

RT-3DE显示室间隔膜部回声中断（箭头）。RV：右心室；RA：右心房；LV：左心室；LA：左心房

动图11-2-5　室间隔回声中断

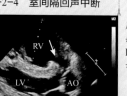

胸骨旁左心室长轴切面显示室间隔缺损，假性膜部瘤形成（箭头）。RV：右心室；LV：左心室；AO：主动脉；LA：左心房

动图11-2-6
假性膜部瘤形成

**2.彩色多普勒血流成像及频谱多普勒**

直接征象：起源于缺损口的五彩镶嵌过隔血流信号，其彩流束宽基本等于缺损口大小（动图11-2-7～动图11-2-9）。频谱多普勒可于缺损口探究高速湍流频谱（图11-2-10）。

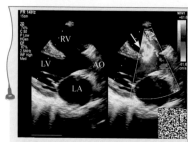

胸骨旁左心室长轴显示心室水平左向右分流（箭头）。RV：右心室；LV：左心室；LA：左心房；AO：主动脉

动图11-2-7　心室水平左向右分流

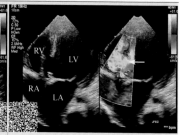

心尖四腔心切面显示心室水平左向右分流（箭头）。RV：右心室；RA：右心房；LV：左心室；LA：左心房

动图11-2-8　心室水平左向右分流

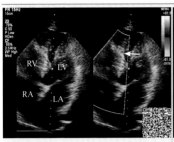
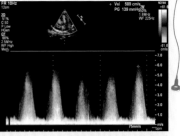

心尖四腔心切面显示心室水平肌部左
向右分流（箭头）。RV：右心室；
RA：右心房；LV：左心室；LA：左
心房

CW显示心室水平高速左向右分流

动图11-2-9　心室水平左向右分流　　图11-2-10　心室水平高速分流

间接征象：当分流量较大时，右心室流出道可探及流速偏快五彩镶嵌的血流信号，此时要注意与右心室流出道狭窄相鉴别。

3.分型诊断

根据病理分型超声诊断时需通过多个切面反复定位，一般膜周型室间隔缺损位于大动脉短轴的9~11点钟的位置，而漏斗部室间隔缺损位于大动脉短轴的12~2点钟位置（图11-2-11）。

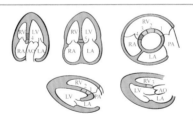

1. 干下型　2. 嵴内型　3. 嵴下型　4. 单纯膜部型　5. 隔瓣后型

图11-2-11　室间隔缺损分型超声诊断示意

【鉴别诊断】

（1）右心室流出道狭窄：五彩镶嵌的血流信号来自右心室流出道，无法探及过隔血流信号，频谱显示负向的高速血流信号。

（2）双腔右心室：右心室流出道肥厚的肌束将右心室分为低压腔和高压腔，可探及高速血流信号自高压腔通过狭窄口进入低压腔。双腔右心室常合并室间隔缺损，二者的鉴别主要在于五彩镶嵌血流起源于室间隔中断处还是狭窄口处，以及频谱血流的方向。

（3）主动脉窦瘤破入右心室：可见主动脉瓣上扩张的主动脉窦瘤突向右心室流出道，其上可见破口，分流起自破口处，多为双期连续分流血流信号，最高流速一般出现在舒张期（图11-2-12），但有时主动脉窦瘤破裂可与室间隔缺损并存，常见的情况是干下型室间隔缺损，主动脉瓣脱垂并形成窦瘤，最终破裂，此时要与双孔的室间隔缺损严加鉴别。

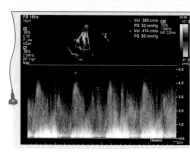

CW显示心室水平双期高速左向右分流

图11-2-12
心室水平双期左向右分流

（4）肺动脉瓣狭窄：干下型的室间隔缺损有时与肺动脉瓣狭窄难以鉴别，除仔细寻找五彩镶嵌血流信号的起源外，要通过多个切面确定室间隔是否有中断、肺动脉瓣本身有无病变。

（5）有一些假性膜部瘤，瘤体不仅会膨向右心室面，也能膨向左心室面，只是显示左心室长轴切面时膨出的瘤体可能被误诊为主动脉瓣下隔膜或左心室流出道异常结构（动图11-2-13），但通过多个切面充分显示室间隔缺损及其毗邻关系就不难做出正确的诊断（动图11-2-14）。

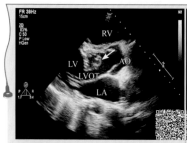

可见左心室流出道异常"囊袋样"结构（箭头）。RV：右心室；LV：左心室；LVOT：左心室流出道；AO：主动脉；LA：左心房

动图11-2-13　胸骨旁左心室长轴切面

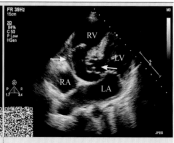

可见膜部瘤瘤壁分别膨向左心室面和右心室面（箭头）。RV：右心室；RA：右心房；LV：左心室；LA：左心房

动图11-2-14　胸骨旁四腔心切面

## 【操作技巧】

（1）主动脉窦瘤破裂与室间隔缺损难以鉴别时，可在左心室长轴切面主动脉处启动"ZOOM"，放大主动脉瓣环处的分流血流，如果分流位于主动脉瓣环下，毫无疑问是室间隔缺损，反之亦然（动图11-2-15）。

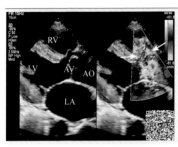

胸骨旁左心室长轴切面显示源于主动脉瓣下及瓣上的分流（箭头）。RV：右心室；LV：左心室；AV：主动脉瓣；AO：主动脉；LA：左心房

动图11-2-15
心室水平左向右分流

（2）充分利用M型CDFI，有时，心室水平分流方向的判断较为困难，可在左心室长轴CDFI下，将取样线通过室间隔缺损、二尖瓣启动M型超声，如此一来，M型超声便可协助划定时相（二尖瓣开放为舒张期，二尖瓣关闭为收缩期），室间隔缺损分流可主要观察收缩期的彩流分布（图11-2-16，图11-2-17）。

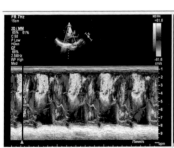

可见收缩期心室水平左向右分流

图11-2-16 M型CDFI

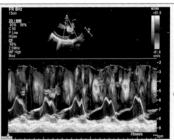

可见收缩期心室水平右向左分流

图11-2-17 M型CDFI

（3）肌部缺损要连续扫描左心室短轴，否则容易造成漏诊，特别是以收缩期杂音就诊但未发现相关疾病的患者（动图11-2-18）。

（4）在测量心室水平分流时要注意频谱多普勒与CW相结合，由于频谱多普勒无法探查高速血流，CW无法准确定位，可先用频谱多普勒找到异常血流的起源，再使用CW测该取样线的最高流速。

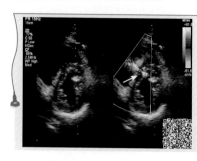

可见心室水平肌部左向右分流（箭头）

动图11-2-18
左心室心肌短轴切面

【报告书写】

1.描述

左心房、左心室内径增大，室间隔与左心室后壁呈反向运动，运动幅度增强，室间隔上部回声延续明显中断，大小约0.5 cm。大动脉关系正常，各瓣膜回声活动未见明显异常。频谱多普勒及CDFI显示收缩期心室水平室间隔回声中断处可见左向右分流血流束，峰值流速501 cm/s，峰值压差100 mmHg。三尖瓣可见反流血流信号。

2.结论

（1）先天性心脏病，室间隔缺损，嵴下型，约0.5 cm，左向右分流，PASP为35 mmHg。

（2）三尖瓣轻度关闭不全。

【要点与讨论】

（1）要注意室间隔缺损的类型、缺损大小，分流血流的流速、方向压差。

（2）漏斗部（高位）室间隔缺损常合并主动脉瓣特别是右冠瓣脱垂，脱垂的瓣膜堵在室间隔缺损口处，诊断时容易低估室间隔缺损的实际大小，同时此类室间隔缺损患者的主动脉瓣易受损，要注意主动脉瓣条件（包括主动脉有无受累、病变程度、瓣环径等）。

（3）对于较大的室间隔缺损，要注意主动脉弓降部情况，特别是同时存在有右向左分流动脉导管未闭时，未必每个患儿的超声都显示弓降部，如超声未能明确弓降部情况，应选择其他检查项目排除主动脉缩窄或主动脉弓离断。

（4）对于较大的膜周部的室间隔缺损，患者一般有室间隔发育不良，故常合并室间隔肌部缺损，但由于术前分流大部分通过大的膜周缺损，超声可能漏诊肌部小缺损，连续扫查左心室短轴切面可有效避免漏诊。

【思考题】

怎样结合各切面特点准确判断室间隔缺损类型？

（苏　璇）

<h2>第三节　动脉导管未闭</h2>

动脉导管未闭是一种常见的先天性心脏病，在先天性心脏病中的发病率为9%～12%，女性多于男性。动脉导管是胎儿时期赖以生存的肺动脉与主动脉之间的生理性血流通道。多在出生后四周左右闭合，形成动脉导管韧带。由于某种原因造成婴儿时期动脉导管未能闭合，形成心内异常分流，即称动脉导管未闭。其可单独存在，也常与其他心脏畸形并存。对于某些复杂先天性心脏病（如主动脉缩窄、主动脉弓离断、肺动脉闭锁、房室间隔完整的大动脉转位、左心室发育不良综合征等），动脉导管是患者赖以生存的条件。

【超声解剖概要】

动脉导管是胎儿在正常心脏发育过程中生成的连接于肺动脉与主动脉之间的管道，也是胎儿血液循环的重要组成部分。如出生后不能闭合，则为动脉导管未闭。由于它是沟通体肺循环之间的异常通道（图11-3-1），主动脉压力无论在收缩期还是在舒张

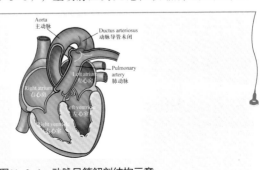

图11-3-1　动脉导管解剖结构示意

期均明显高于肺动脉压，所以可出现降主动脉于肺动脉之间连续的左向右分流，分流量的大小取决于导管的大小及肺动脉与主动脉之间的压力差。

一方面左向右的分流使肺动脉血流量增加，肺动脉扩张，这部分血回流入左心房、左心室后可导致左心室容量负荷增加，左心扩大；另一方面，为了弥补分流造成的体循环血流量减少，左心室需增加收缩能力以增加每搏输出量（以室壁运动增强的方式），这样进一步加重左心扩大。

长期的分流使肺循环血流增加，最终导致肺动脉高压（其原理同室间隔缺损引起的肺动脉高压）。当肺动脉压高于或等于主动脉压时，产生右向左分流（艾森曼格综合征），并出现差异性发绀。

根据导管形态分为以下5型（图11-3-2）。

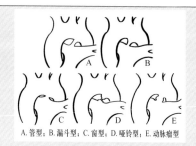

A.管型；B.漏斗型；C.窗型；D.哑铃型；E.动脉瘤型

**图11-3-2　动脉导管分型解剖结构示意**

（1）管型：此型最常见，约占所有动脉导管未闭的75%，未闭的动脉导管呈管状，两端及中间大小相等，其长径大于其内径。

（2）漏斗型：约占23%，未闭导管呈漏斗状，主动脉端直径大于肺动脉端直径。

（3）窗型：较少见，未闭导管较大且短，主动脉与肺动脉呈窗状紧贴。

（4）哑铃型：少见，未闭导管两端较大且等大，中间段较细呈哑铃状。

（5）动脉瘤型：少见，未闭导管两端较小且等大，中间段明显膨大呈动脉瘤状。

【相关切面】

大动脉短轴切面，主动脉弓长轴切面（确定导管位置及分型）。

## 【超声表现】

### 1.二维超声及M型超声

直接征象：多切面（胸骨旁大动脉短轴切面、胸骨上窝主动脉长轴切面等）显示降主动脉与肺动脉分叉部异常管状/窗状/漏斗状/哑铃状管道（动图11-3-3，动图11-3-4）。

间接征象：肺动脉扩张；左心扩大；室壁运动幅度增强。

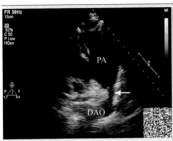

可见降主动脉与肺动脉间回声失落，呈管型（箭头）。PA：肺动脉；DAO：降主动脉

动图11-3-3　大动脉短轴切面

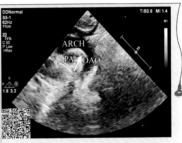

可见降主动脉与肺动脉间回声失落，呈管型（箭头）。ARCH：主动脉弓部；PA：肺动脉；DAO：降主动脉

动图11-3-4　胸骨上窝主动脉长轴切面

### 2.彩色多普勒血流成像

直接征象：于未闭导管处探及整个心动周期源自降主动脉到肺动脉的以红色为主的五彩镶嵌血流束，多沿肺动脉外侧壁走行，分流束的宽度基本等于导管内径（动图11-3-5，动图11-3-6）。

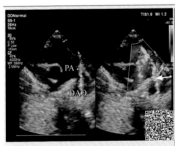
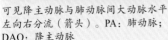

可见降主动脉与肺动脉间大动脉水平左向右分流（箭头）。PA：肺动脉；DAO：降主动脉

动图11-3-5　大动脉短轴切面

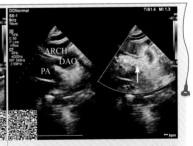

可见降主动脉与肺动脉间大动脉水平左向右分流（箭头）。ARCH：主动脉弓部；PA：肺动脉；DAO：降主动脉

动图11-3-6　胸骨上切面

将取样容积置于未闭导管的肺动脉端，可探及正向全心动周期的高速血流频谱（可高达4～5 m/s），典型频谱呈收缩期高舒张期低的阶梯状（图11-3-7）。

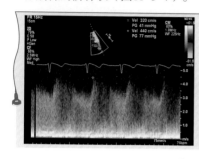

CW显示大动脉水平高速左向右双期分流

图11-3-7
大动脉水平高速分流

间接征象：主动脉、肺动脉收缩期血流速度可轻度增快。

3.分型诊断

根据定义通过大动脉短轴切面或胸骨上切面，判断导管形态，做出正确分型。

【鉴别诊断】

（1）主动脉-肺动脉间隔缺损：主动脉-肺动脉间隔缺损异常血流起源于升主动脉（动图11-3-8），缺损一般较大，当听诊类似动脉导管未闭，但未找到明确导管时，应高度怀疑此畸形。在此畸形合并动脉导管未闭难以鉴别时，可将多普勒取样容积置于肺动脉分支处，动脉导管未闭探及正向湍流信号，反之则探及负向湍流信号。

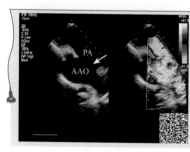

可见肺动脉与升主动脉间回声失落伴左向右分流（箭头）。PA：肺动脉；AAO：升主动脉

动图11-3-8
大动脉短轴切面

（2）冠状动脉-肺动脉瘘：可探及病变冠状动脉明显增粗，走行异常，CDFI显示异常的分流束来源于增粗走行异常的冠状动脉。

（3）冠状动脉异常起源（左冠状动脉起源于肺动脉）：此畸形极少见，但病变后期发生肺动脉窃血时，与动脉导管未闭容易混淆，在鉴别过程中，应注意左冠状动脉起源于肺动脉时，在大动脉短轴切面仅可探及增粗的右冠状动脉开口，不能探及左冠状动脉开口，于心肌内可探及丰富的血流信号（左-右冠状动脉的丰富侧支），肺动脉内异常血流信号多更靠近肺动脉瓣，异常血流为舒张期正向血流信号，且多伴有左心室收缩功能减低。

（4）体-肺侧支：多见于严重肺动脉狭窄或肺动脉闭锁的患者，也有手术人为建立以增加肺动脉内血流量，促进肺动脉发育，是体动脉与肺动脉的异常通道，可单发，也可为多支，血流速度明显低于动脉导管未闭，其位置也有异于通常的动脉导管，其频谱形态为外周动脉的形态。

（5）肺动脉瓣狭窄：一般不难鉴别，但有的肺动脉瓣狭窄，肺动脉内血流速度较快，血流在肺动脉分叉处形成折返，在肺动脉分叉处也可见以红色为主的血流信号，此时要注意鉴别。

## 【操作技巧】

（1）介绍一个观察动脉导管未闭较好的切面：胸骨旁左高位切面（俗称动脉导管切面）（图11-3-9，动图11-3-10）。

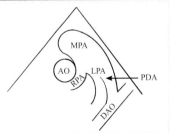

MPA：主肺动脉；AO：主动脉；RPA：右肺动脉；LPA：左肺动脉；PDA：动脉导管未闭；DAO：降主动脉

**图11-3-9**
**动脉导管切面示意**

可同时显示左、右肺动脉及动脉导管，大动脉水平可探及双期左向右分流血流信号（箭头）。MPA：主肺动脉；RPA：右肺动脉；LPA：左肺动脉；AO：主动脉；DAO：降主动脉；PDA：动脉导管未闭

**动图11-3-10**
**动脉导管切面**

方法：探头在标准大动脉短轴切面基础上略向上移动半个到一个肋间。

特点：可显示纵向走行的降主动脉上动脉导管和主肺动脉，以及与导管平行的左右肺动脉，左右肺动脉与动脉导管似张开的3根手指，称"三指征"，该切面是明确导管长度、内径及形状的理想切面。

（2）因为动脉导管未闭分流多为高速分流，会导致CDFI条件下肺动脉内血流信号混乱，故高速分流时可适当增加彩色量程至80～100 cm/s，这样可较为清楚地显示分流束的宽度及方向，但一定要记住，观察完后要及时将量程调至正常水平，否则容易漏诊其他心内畸形。

（3）通过动脉导管未闭的分流频谱形态改变初步判断肺动脉压力升高程度。当肺动脉压升高时，首先出现舒张期流速降低（图11-3-11），阶梯状频谱斜率增大，肺动脉压进一步升高，可只探及舒张期低速分流，当发展到艾森曼格综合征时则出现双期右向左分流（图11-3-12）。

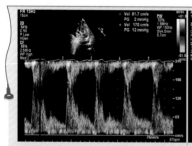

中度肺动脉高压时CW显示大动脉水平左向右双期分流

图11-3-11　大动脉水平分流

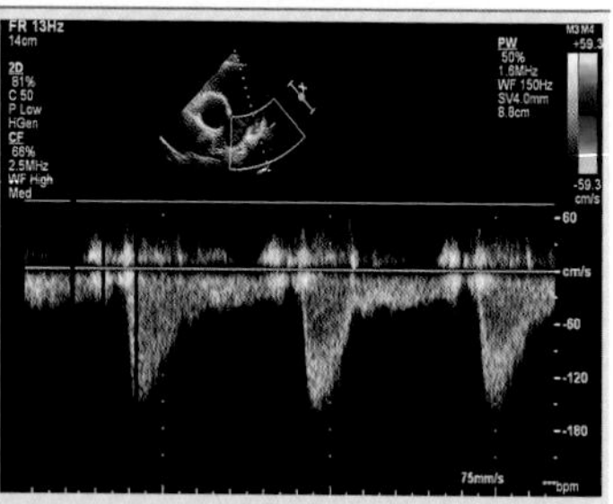

重度肺动脉高压时CW显示大动脉水平右向左双期分流

图11-3-12　大动脉水平右向左分流

（4）对于动脉导管未闭患者如主动脉弓降部显示不清楚，务必检查腹主动脉频谱，如外周型频谱特点消失，取而代之的为低阻低速的小慢波形态，需另选其他检查项目检查主动脉情况。

（5）动脉导管未闭分流多为贴肺动脉外侧壁上行，如血流走行发生改变，应多切面多角度扫查以观察开口处有无异常隔膜或赘生物（动图11-3-13，动图11-3-14）。

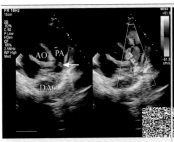

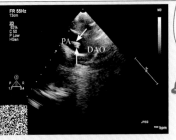

可见肺动脉外侧壁肺动脉分叉水平赘生物（白箭头）致大动脉水平左向右分流方向改变（偏向肺动脉内侧壁）（红箭头）。AO：主动脉；PA：肺动脉；DAO：降主动脉

动图11-3-13　大动脉短轴切面

可见肺动脉内赘生物形成（箭头）。PA：肺动脉；DAO：降主动脉

动图11-3-14　胸骨上窝主动脉长轴切面

【报告书写】

1.描述

左心室、左心房内径增大，室间隔与左心室后壁呈反向运动，运动幅度增强，房间隔及室间隔延续完整，大动脉关系正常，降主动脉与肺动脉间回声失落，呈管型，内径约0.4 cm，长径约1.0 cm，各瓣膜活动、回声未见明显异常。频谱多普勒及CDFI显示肺动脉内可见双期降主动脉与肺动脉间分流彩流束，收缩期峰值流速为478 cm/s，舒张期峰值流速为325 cm/s；三尖瓣可见反流血流信号。

2.结论

（1）先天性心脏病，动脉导管未闭，管型，内径0.4 cm，长径1.0 cm，左向右分流，PASP为40 mmHg。

（2）三尖瓣轻度关闭不全。

【要点与讨论】

（1）要注意动脉导管的类型、导管长度、直径及分流血流的流速、方向。

（2）较大动脉导管早期即开始出现肺动脉高压，在肺动脉压力较高时分流不明显，超声容易漏诊，必要时应选择其他检查方式确诊。

（3）如发现一位动脉导管未闭患者，尤其是较粗大的动脉导管，一定要反复排除有无其他畸形存在，因为有的复杂畸形

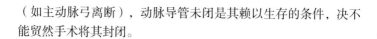
（如主动脉弓离断），动脉导管未闭是其赖以生存的条件，决不能贸然手术将其封闭。

【思考题】

超声心动图中会出现异常双期血流频谱的疾病有哪些?

（苏　璇）

# 第四节　法洛四联症

法洛四联症是复杂先天性发绀型心脏畸形中最常见的一种，占先天性心脏病的3.5%～14%，主要病变包括室间隔缺损、主动脉骑跨、肺动脉狭窄、右心室肥大（图11-4-1）。从病理学和外科解剖学的角度诊断法洛四联症应符合以下几个标准：①主动脉骑跨于左、右心室之上；②主动脉瓣下的室间隔缺损；③右心室漏斗部狭窄和（或）肺动脉瓣狭窄；④主动脉与二尖瓣仍有纤维联系；⑤右心室肥大。

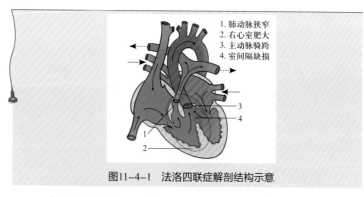

1. 肺动脉狭窄
2. 右心室肥大
3. 主动脉骑跨
4. 室间隔缺损

图11-4-1　法洛四联症解剖结构示意

【超声解剖概要】

法洛四联症是右心室漏斗部或圆锥发育不良而形成的一系列畸形，主要是由于胚胎第四周时动脉干未反向转动，主动脉保持位于肺动脉的右侧，圆锥隔向前移位。

法洛四联症的病变较复杂，主要影响心内以下结构和功能的改变。

（1）肺循环血流量减少：由于肺动脉狭窄，血液很难进入肺动脉，肺循环血流量明显减少，回左心房的血流亦减少，体循环血氧饱和度下降，组织器官缺氧，可出现发绀、杵状指等表现。

（2）右心室后负荷增加：法洛四联症的患者室间隔缺损一般都较大，右心室压几乎等于左心室压，加之肺动脉瓣口狭窄，右心室后负荷显著增加，右心室壁增厚。

（3）心室水平的分流：法洛四联症的患者室间隔缺损较大，对左右心室之间的分流起不到限制作用。故室间隔缺损分流的方向及大小主要取决于右心室向肺动脉射血的阻力和体循环阻力：如果肺动脉瓣口狭窄较轻，右心室向肺循环射血阻力小，则心室水平可仅有低速左向右分流；如果肺动脉口狭窄较重，或体循环阻力减小（如大量运动、高热等），右心室向肺动脉射血受阻，则室水平主要为右向左分流。患者的分流方向可呈动态的变化，这也是为什么法洛四联症的患者常出现蹲踞现象的一个原因。

## 【相关切面】

左心室长轴切面（右心室壁增厚、前后骑跨程度），大动脉短轴切面（室间隔缺损位置及大小，右心室流出道狭窄及肺动脉发育情况），心尖五腔心切面（左右骑跨程度），剑突下右心室流出道切面（右心室流出道狭窄程度）。

## 【超声诊断】

1.二维超声及M型超声

直接征象：①右心室壁增厚（图11-4-2，动图11-4-3）；②室间隔缺损（动图11-4-4）；③主动脉内径增宽前移，骑跨于

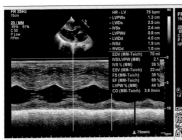

M型超声显示右心室壁明显增厚，右心室流出道内径变小

**图11-4-2　右心室壁明显增厚**

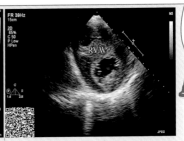

可见右心室壁明显增厚。RVW：右心室壁

**动图11-4-3　心室短轴切面**

室间隔缺损处（骑跨率＝主动脉前壁到室间隔左心室面的距离/主动脉内径×100%），通常在胸骨旁左心室长轴显示主动脉的前后骑跨程度，在剑突下及心尖五腔心切面显示主动脉的左右骑跨程度，前后骑跨率通常比左右骑跨率更可靠（动图11-4-5，动图11-4-6）；④肺动脉瓣口狭窄（动图11-4-7），严重肺动脉口狭窄患者可探及动脉导管和（或）体-肺侧支。

间接征象：右心房增大，左心房室内径正常或偏小。

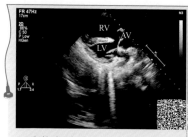

可见较大膜周型室间隔缺损（箭头）。RV：右心室；LV：左心室；AV：主动脉瓣

**动图11-4-4　左心室长轴切面**

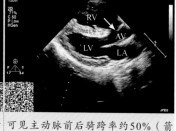

可见主动脉前后骑跨率约50%（箭头）。RV：右心室；LV：左心室；IVS：室间隔；AV：主动脉瓣；LA：左心房

**动图11-4-5　左心室长轴切面**

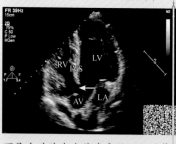

可见主动脉左右骑跨率约50%（箭头）。RV：右心室；LV：左心室；IVS：室间隔；AV：主动脉瓣；LA：左心房

**动图11-4-6　心尖五腔心切面**

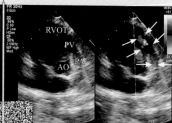

可见右心室流出道、肺动脉瓣、肺动脉重度狭窄接近闭塞（箭头）。RVOT：右心室流出道；PV：肺动脉瓣；PA：肺动脉；AO：主动脉

**动图11-4-7　大动脉短轴切面**

### 2.彩色多普勒血流成像

收缩期左右心室血流同时灌入增粗主动脉内，即诊断主动脉骑跨时需同时看到左心室及右心室的血流灌入增宽主动脉（动图11-4-8）。心室水平可观察到右向左为主的分流。肺动脉口可见高速射流信号（图11-4-9）。存在动脉导管或体-肺侧支者可探及动脉水平左向右分流。

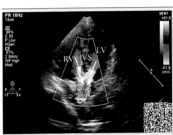

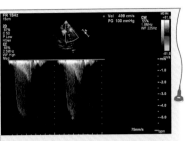

心尖五腔心切面显示左心室及右心室的血流同时灌入骑跨于室间隔的增宽主动脉（箭头）。RV：右心室；IVS：室间隔；LV：左心室；AO：主动脉

CW显示肺动脉口叠加的"匕首样"右心室流出道狭窄高速射流及对称的肺动脉瓣狭窄高速射流

动图11-4-8　主动脉骑跨

图11-4-9　肺动脉口高速射流

【鉴别诊断】

在法洛四联症的诊断中最为困难的是鉴别诊断，而几种容易混淆的心脏畸形的手术方式是截然不同的，故正确的诊断无论对患者还是临床外科医师都有重要的意义，必要时可结合其他相关检查结果。主要与以下疾病相鉴别。

（1）较大室间隔缺损合并艾森曼格综合征：轻型的法洛四联症与较大室间隔缺损合并艾森曼格综合征有时不好鉴别，因为二者都可能有心室水平的右向左分流、右心室壁的增厚、主动脉骑跨（动图11-4-10）。二者鉴别的关键在于是否有肺动脉瓣口的狭窄，此外一些间接的征象也有助于鉴别，如前者的升主动脉常有增宽，右心室流出道肺动脉内径较窄，肺动脉瓣反流的程度较轻并提示肺动脉舒张压降低；而后者左心房室可扩大，右心室流出道及肺动脉常扩张，肺动脉瓣反流程度一般较重且提示肺动脉舒张压明显升高。

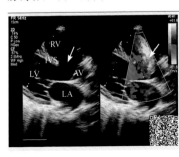

可见巨大室间隔缺损，室间隔对位不良伴心室水平双向分流（箭头）。RV：右心室；IVS：室间隔；LV：左心室；AV：主动脉瓣；LA：左心房

动图11-4-10　左心室长轴切面

（2）法洛三联症：指肺动脉狭窄、房间隔缺损、右心室壁肥厚。但是要注意该畸形需与房间隔缺损合并肺动脉狭窄相鉴别，其诊断的关键在于是以肺动脉狭窄的血流动力学改变为主还是以房间隔缺损的血流动力学改变为主。如果肺动脉瓣口较轻，心房水平明显左向右分流，右心室壁无增厚，只能诊断为房间隔缺损合并肺动脉瓣狭窄。

（3）法洛四联症型右心室双出口：鉴别点如下（表11-4-1）。

表11-4-1　法洛四联症与法洛四联症型右心室双出口的鉴别点

| | 法洛四联症 | 法洛四联症型的右心室双出口 |
|---|---|---|
| 右心内径 | 肥厚为主，轻度扩大 | 明显扩大，可有右心室壁肥厚 |
| 骑跨率 | < 75% | > 75% |
| 大动脉空间位置关系 | 正常 | 异常，二者起始段多平行走行 |
| 二尖瓣前叶与主动脉后壁的连续性 | 连续完整，为纤维连续 | 连续中断，多有圆锥组织相隔 |

（4）永存动脉干：主动脉（即共同动脉干）内径要明显宽于法洛四联症的主动脉内径，其诊断关键是各切面均无法显示右心室流出道、肺动脉主干及其分支。当主动脉内径>40 mm时要考虑排除永存动脉干。

【操作技巧】

（1）在法洛四联症诊断中准确判定骑跨程度是个难点，以前后骑跨程度为例，判断是否准确，主要取决于切面是否标准，当左心室长轴可同时清楚完整显示主动脉瓣及二尖瓣时，骑跨程度判断一般也较准确，而非标准切面往往造成较大偏差。

（2）介绍2个法洛四联症常用剑突下切面：①剑突下左心室流出道长轴切面（动图11-4-11）：在剑突下大动脉短轴切面探头稍向上倾斜，顺时针微微旋转探头，该切面对判断有无主动脉骑跨非常有用，是诊断法洛四联症、永存动脉干、右心室双出口的理想切面；②剑突下右心室流出道切面（动图11-4-12）：由剑突下左心室流出道长轴切面继续顺时针微微旋转探头，此切面可清楚显示右心室流出道，是诊断右心室流出道狭窄、肺动脉瓣（瓣上）狭窄、漏斗部室间隔缺损的极好切面。

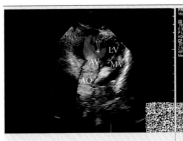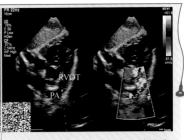

LV：左心室；AV：主动脉瓣；MV：　RVOT：右心室流出道；PA：肺动脉
二尖瓣；AO：主动脉

动图11-4-11　剑突下左心室流出道　动图11-4-12　剑突下右心室流出道
长轴切面　　　　　　　　　　　　长轴切面

## 【报告书写】

### 1.描述

右心室增大，右心室壁明显增厚，左心室游离无增厚，运动尚可，室间隔回声延续明显约1.9 cm，大动脉关系正常，主动脉骑跨约50%；右心室流出道内探及增粗肌束致右心室流出道内径较窄，最窄处约0.5 cm；肺动脉瓣增厚、回声增强，瓣叶开放受限贴壁不良。肺动脉发育尚可。频谱多普勒及CDFI显示收缩期心室水平室间隔回声中断处可见右向左分流血流束，右心室流出道及肺动脉内可见收缩期高速血流信号，峰值流速为501 cm/s；三尖瓣可见反流血流信号。

### 2.结论

（1）先天性心脏病，法洛四联征：①室间隔缺损，约1.9 cm，右向左分流；②主动脉骑跨50%；③右心室流出道、肺动脉瓣重度狭窄。

（2）三尖瓣轻度关闭不全。

## 【要点与讨论】

（1）要注意主动脉骑跨的程度，主动脉与主肺动脉具体的内径、动脉及左右肺动脉的发育情况，右心室流出道狭窄的程度、类型，有无第三心室的形成，肺动脉瓣的发育，左心室的大小与右心室径比例及左心室功能。同时要注意有无合并房间隔缺损、卵圆孔未闭及其他畸形。

（2）对于法洛四联症的患者，准确评价肺动脉及其左右分支的情况对患者手术方式的选择有重要意义。评价左右肺动脉发育情况时有一简便方法，即若左肺动脉内径+右肺动脉内径≥降主动脉内径（无主动脉缩窄时），一般左右肺动脉发育尚可。

【思考题】

法洛四联征患者三尖瓣关闭不全，血流峰值压差约120 mmHg，是否可以认为其同时合并肺动脉高压？为什么？

（苏　璇）

## 第五节　右心室双出口

右心室双出口畸形的主动脉和肺动脉全部或绝大部分起自右心室，发病率占先天性心脏病的1%～2%。其原因是在胚胎时期大动脉下的圆锥未能正常吸收和扭转，主动脉瓣和肺动脉瓣均未与左心室及二尖瓣完全连接，而造成两根大血管主要从右心室发出（图11-5-1）。

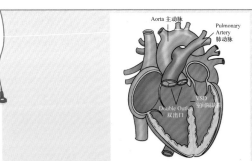

图11-5-1　右心室双出口解剖结构示意

【超声解剖概要】

右心室双出口属于圆锥动脉干畸形，是一类解剖和病理生理学表现介于室间隔缺损伴主动脉骑跨和完全型大动脉转位合并室间隔缺损之间的疾病，由于分型及伴随畸形不同，血流动力学改变也各有不同，伴有肺动脉狭窄的主动脉瓣下型右心室双出口病理生理学表现与法洛四联症相似，肺动脉狭窄越重则肺血越少，易发生缺氧；无肺动脉狭窄但伴有大室间隔缺损的主动脉瓣下型右心室双出口肺血增多、肺动脉压增高，右心室负荷加重，血流动力学改变类似艾森曼格综合征，外因作用下易引发心脏骤停；无肺动脉狭窄的主动脉瓣下型右心室双出口，其自然预后同单纯室间隔缺损，手术预后良好；合并Taussing-Bing畸形（室间隔缺损位于肺动脉瓣下）者，血流动力学类似完全型大动脉转位，青紫最为明显。

【相关切面】

复杂先天性心脏病难以获取标准切面，一些非标准切面可提供有用信息，如剑突下双动脉长轴切面，可同时显示主动脉与肺动脉的长轴及起源心室。

【超声诊断】

1.二维超声及M型超声

直接征象：各切面均显示两条大动脉大部分起自形态学右心室或两条全部或一条100%、一条75%起自右心室（动图11-5-2，动图11-5-3）；主动脉后壁与二尖瓣前叶纤维连续消失，取而代之的是增粗、增强的肌性回声；室间隔缺损可发生于各个部位；主动脉瓣与肺动脉瓣关系可正常，也可呈各种转位（动图11-5-4），转位时主要表现为主动脉瓣的前移，五腔心切面及剑突下流出道长轴切面显示大动脉瓣下双圆锥结构（动图11-5-5）。

间接征象：右心内径增大，伴或不伴肺动脉口狭窄。

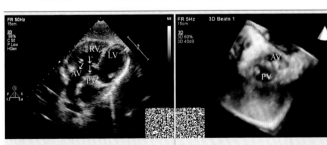

可见主动脉及肺动脉均起源于右心室（箭头）。RV：右心室；AV：主动脉瓣；LV：左心室；PV：肺动脉瓣

**动图11-5-2　剑突下流出道切面**

可见主动脉及肺动脉均起源于右心室。AV：主动脉瓣；PV：肺动脉瓣

**动图11-5-3　RT-3DE于右心室面观**

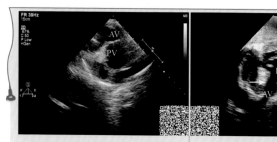

| 可见主动脉瓣位置前移，主动脉瓣位于肺动脉瓣右前方。AV：主动脉瓣；PV：肺动脉瓣 | 剑突下流出道切面显示主动脉瓣及肺动脉瓣下均可见动脉圆锥结构（箭头）。RV：右心室；AV：主动脉瓣；PV：肺动脉瓣 |
|---|---|
| **动图11-5-4　大动脉短轴切面** | **动图11-5-5　双动脉瓣下圆锥结构** |

### 2.彩色多普勒血流成像

直接征象：心室水平可见左向右分流为主血流信号，右心室血流直接同时汇入两条大动脉（动图11-5-6）。

间接征象：伴肺动脉口狭窄的可于肺动脉口上探及五彩镶嵌的血流信号。

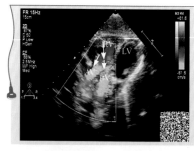

剑下流出道切面显示右心室血流直接同时汇入两根大动脉（箭头）。RV：右心室；LV：左心室；AV：主动脉瓣；PV：肺动脉瓣

**动图11-5-6**
**右心室血流直接同时汇入两根大动脉**

### 3.分型诊断

右心室双出口的分型方式众多，超声根据外科手术要求，多采用室间隔缺损相对于大动脉的位置关系来分型，可分为主动脉瓣下型（图11-5-7）、肺动脉瓣下型（图11-5-8，动图11-5-9）、远离双动脉瓣型（图11-5-10，动图11-5-11）、双动脉瓣下型（图11-5-12，动图11-5-13）。诊断方法主要通过五腔心切面显示室间隔与双动脉的相对关系。通常低位室间隔缺损多为主动脉瓣下型或远离双动脉瓣型。高位室间隔缺损多为双动脉瓣下型或肺动脉下型。此外右心室双出口有一种特殊的类型，即Taussing-Bing畸形（动图11-5-14），即肺动脉瓣下型，且不合并肺动脉口狭窄。

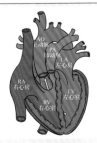

AO：主动脉；PA：肺动脉；LA：左心房；LV：左心室；RA：右心房；RV：右心室

图11-5-7　主动脉瓣下型右心室双出口解剖结构示意

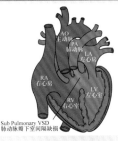

AO：主动脉；PA：肺动脉；LA：左心房；LV：左心室；RA：右心房；RV：右心室；Sub Pulmonary VSD：肺动脉瓣下室间隔缺损

图11-5-8　肺动脉瓣下型右心室双出口解剖结构示意

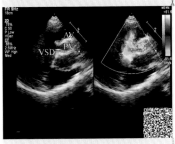

可见肺动脉瓣下型右心室双出口。AV：主动脉瓣；PV：肺动脉瓣；VSD：室间隔缺损

动图11-5-9　左心室长轴切面

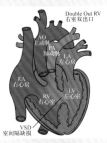

AO：主动脉；PA：肺动脉；LA：左心房；LV：左心室；RA：右心房；RV：右心室

图11-5-10　远离双动脉瓣型右心室双出口解剖结构示意

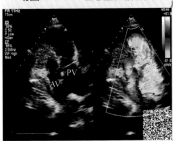

非标准切面显示双动脉均起源于右心室时，室间隔及室间隔缺损均未显示（提示双动脉均远离室间隔）。PV：肺动脉瓣；AV：主动脉瓣

动图11-5-11　远离双动脉瓣型右心室双出口

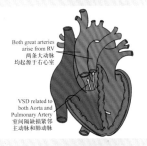

图11-5-12　双动脉瓣下型右心室双出口解剖结构示意

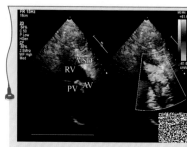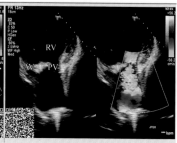

非标准切面显示双动脉均起源于右心室且均位于室间隔缺损上方。RV：右心室；PV：肺动脉瓣；AV：主动脉瓣；VSD：室间隔缺损

动图11-5-13　双动脉瓣下型右心室双出口

心尖五腔心切面显示主动脉起源于右心室，增宽肺动脉主要大部分起源于右心室，骑跨于室间隔。RV：右心室；PV：肺动脉瓣；AV：主动脉瓣

动图11-5-14　Taussing-Bing畸形

【鉴别诊断】

（1）法洛四联症：前文（表11-4-1）已做比较。

（2）大室间隔缺损合并肺动脉高压：由于缺损较大，室间隔与主动脉对位不良，可发生主动脉骑跨，但主动脉骑跨程度＜75%，二尖瓣前叶与半月瓣之间有纤维连续性，主肺动脉及左右肺动脉扩张，合并肺动脉高压。

（3）大动脉转位：鉴别的要点主要看肺动脉的骑跨程度，如果肺动脉大部分起源于左心室则应诊断为大动脉转位。

【报告书写】

1.描述

肝脏位于右肋缘下，心脏大部分位于左侧胸腔，心尖朝左侧，心房正位，心室右襻，右心室内径增大，心室壁厚度及运动正常，室间隔回声中断约2.0 cm。大动脉相对位置关系异常，主动脉瓣位于肺动脉瓣右前方，起源于右心室，肺动脉瓣位于左后方，骑跨于室间隔，骑跨率约50%，肺动脉内径明显增宽。CDFI显示心室水平探及双向分流血流信号。三尖瓣、肺动脉瓣可见反流血流信号。

2.结论

复杂先天性心脏病：

· Taussing-Bing畸形；

· 室间隔缺损；

· 三尖瓣、肺动脉瓣关闭不全。

【要点与讨论】

（1）多年以来，在诊断右心室双出口时，对于主动脉需要骑跨在右心室上50%、75%或90%的诊断标准，均有较多支持者，但大多数人认为为避免右心室双出口与室间隔缺损合并艾森曼格综合征、法洛四联症及大动脉转位等先天性心脏病相混淆，凡符合肺动脉完全起源于右心室合并主动脉骑跨≥75%或主动脉完全起源于右心室合并肺动脉骑跨≤70%其中一条者，即可诊断为右心室双出口。

（2）要注意缺损与室间隔缺损的相对位置，动脉骑跨的程度，主动脉与主肺动脉具体的内径，肺动脉及左右肺动脉的发育情况，右心室流出道有无狭窄及程度。

（3）右心室双出口室水平分流通常以左向右为主，如果出现右向左为主的分流则应该考虑是否误诊。

（4）经典Taussing-Bing畸形不合并肺动脉瓣狭窄，通常是增宽的肺动脉骑跨于室间隔，其血流动力学及手术方式均类似于大动脉转位。

【思考题】

右心室双出口分型诊断的意义是什么？

（苏　璇）

## 第六节　大动脉转位

大动脉转位（transposition of great arteries，TGA）主要指主动脉发自解剖学右心室，而肺动脉发自解剖学左心室的心室与大动脉连接不一致的复杂先天性心血管畸形，此病属于圆锥动脉干畸形（图11-6-1），可分为完全型大动脉转位及矫正型大动脉转位，其中完全型大动脉转位是新生儿期最常见的发绀型先天性心脏病，仅次于法洛四联症，发病率为0.2‰～0.3‰，占先天性心脏病总数的5%～7%，男女患病之比为（2～4）:1。若不治疗约90%的患者在1岁内死亡。约50%的患者合并心内其他畸形，最常见的为室间隔缺损，合并染色体畸形少见。

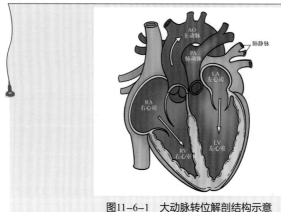

图11-6-1　大动脉转位解剖结构示意

## 【超声解剖概要】

心脏在正常发育状态下，肺动脉瓣下圆锥发育，肺动脉位于左前上方；主动脉瓣下圆锥萎缩，主动脉位于右后下方。大动脉转位时，主动脉瓣下圆锥发达，未被吸收，主动脉位于右前上方；肺动脉瓣下圆锥萎缩，肺动脉位于左后下方。这样使肺动脉向后连接左心室，主动脉向前连接右心室；主动脉瓣下因有圆锥存在，与三尖瓣间呈肌性连接；肺动脉瓣下无圆锥结构存在，与二尖瓣呈纤维连接，常见的合并畸形有房间隔缺损或卵圆孔未闭、室间隔缺损、动脉导管未闭、肺动脉狭窄等。

血流动力学改变根据有无合并较大室间隔缺损或肺动脉瓣狭窄、是否为矫正型等情况大有不同，其中室间隔完整但合并肺动脉瓣狭窄的完全型大动脉转位青紫最明显，病情也最危重。而矫正型大动脉转位可无自发症状。

## 【相关切面】

与右心室双出口相同，大动脉转位时需于标准切面完成测量及诊断，但有时难度较大，更多情况下需通过一些非标准切面获取想要的信息。

## 【超声诊断】

### 1.二维超声及M型超声

两大动脉交叉现象消失，二者平行走行，主动脉通常前移；大动脉与心室连接不一致，即主动脉连接于右心室（动图11-6-2，动图11-6-3），肺动脉连接于左心室；房室连接可一致可不一致；伴或不伴室间隔缺损、房间隔缺损、动脉导管未闭；肺动脉口狭窄或肺动脉扩张。

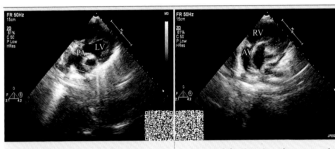

可见肺动脉起源于左心室。LV：左心室；PA：肺动脉

动图11-6-2　心尖五腔心切面

可见主动脉起源于右心室。RV：右心室；AV：主动脉瓣

动图11-6-3　心尖五腔心切面

### 2.彩色多普勒血流成像

左心室血流汇入肺动脉，右心室血流汇入主动脉及合并畸形的CDFI表现（动图11-6-4，动图11-6-5）。

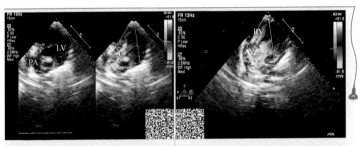

可见左心室血流汇入肺动脉（箭头）。LV：左心室；PA：肺动脉

动图11-6-4　心尖五腔心切面

可见右心室血流汇入主动脉（箭头）。RV：右心室；AV：主动脉瓣

动图11-6-5　心尖五腔心切面

### 3.分型诊断

大动脉转位主要分为完全型大动脉转位和矫正型大动脉转位。矫正型与完全型的区别在于血流动力学及生理和（或）功能是否得到矫正，即静脉血是否进入肺动脉及肺循环，而动脉血是否进入主动脉及体循环。为了简单明了地表示各型大动脉转位的各节段位置关系，心房水平以字母"S"表示心房正位，字母"I"表示心房反位；心室水平以字母"D"表示心室右襻，字母"L"表示心室左襻；大动脉水平以字母"D"表

示大动脉右转位，即主动脉在右前方，肺动脉在左后方，以字母"L"表示大动脉左转位，即主动脉在左前方，肺动脉在右后方。最常见的完全型大动脉转位为SDD（心房正位，心室右襻，大动脉右转位）、ILL（心房反位，心室左襻，大动脉左转位）（图11-6-6～动图11-6-10）；最常见的矫正型大动脉转位

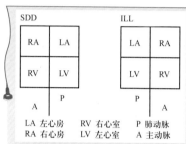

SDD：心房正位，心室右襻，大动脉右转位；ILL：心房反位，心室左襻，大动脉左转位

LA 左心房　RV 右心室　P 肺动脉
RA 右心房　LV 左心室　A 主动脉

图11-6-6
完全型大动脉转位示意

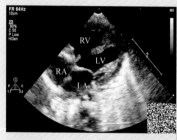

可见SDD型完全型大动脉转位患者心房正位，心室右襻。LV：左心室；LA：左心房；RV：右心室；RA：右心房

动图11-6-7　心尖四腔心切面

大动脉短轴切面显示SDD型完全型大动脉转位患者主动脉瓣位于肺动脉瓣右前方，肺动脉瓣位于主动脉瓣左后方。AV：主动脉瓣；PV：肺动脉瓣

动图11-6-8　大动脉右转位

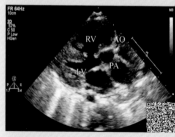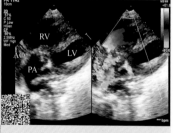

可见SDD型完全型大动脉转位患者主动脉起源于右心室，肺动脉起源于左心室。RV：右心室；LV：左心室；AO：主动脉；PA：肺动脉

动图11-6-9　左心室长轴切面

SDD型完全型大动脉转位患者主动脉起源于右心室，肺动脉起源于左心室。RV：右心室；LV：左心室；AO：主动脉；PA：肺动脉

动图11-6-10　心尖五腔心切面

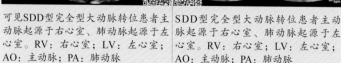

为SLL（心房正位，心室左襻，大动脉左转位）、IDD（心房反位，心室右襻，大动脉右转位）（图11-6-11 ~ 动图11-6-15）。

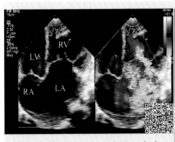

| SLL | | | IDD | | |
|---|---|---|---|---|---|
| RA | LA | | LA | RA | |
| LV | RV | | RV | LV | |
| P | | | | | P |
| | A | | A | | |

LA 左心房　RV 右心室　P 肺动脉
RA 右心房　LV 左心室　A 主动脉

SLL：心房正位，心室左襻，大动脉左转位；IDD：心房反位，心室右襻，大动脉右转位

**图11-6-11**
**矫正型大动脉转位示意**

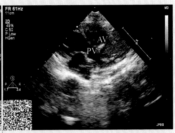

可见SLL型矫正型大动脉转位患者心房正位，心室左襻（心室反位）。LV：左心室；RV：右心室；RA：右心房；LA：左心房

动图11-6-12　心尖四腔心切面

大动脉短轴切面显示SLL型矫正型大动脉转位患者主动脉瓣位于肺动脉瓣左前方，肺动脉瓣位于主动脉瓣右后方。AV：主动脉瓣；PV：肺动脉瓣

动图11-6-13　大动脉左转位

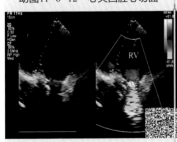

可见SLL型矫正型大动脉转位患者主动脉起源于位于左侧的解剖右心室。RV：右心室；AV：主动脉瓣

动图11-6-14　心尖五腔心切面

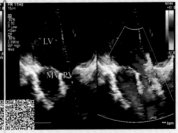

可见SLL型矫正型大动脉转位患者肺动脉起源于位于右侧的解剖左心室。LV：左心室；MV：二尖瓣；PV：肺动脉瓣

动图11-6-15　心尖五腔心切面

【鉴别诊断】

（1）最常见的就是大动脉转位本身矫正型与完全型的鉴别，通常来说只有一个节段位置反转时会发生完全型大动脉转

位，而2个节段发生反转时往往造成"负负得正"的效果，最终引起血流动力学的矫正。

（2）Taussing-Bing畸形：其与完全性大动脉转位的血流动力学基本相似，鉴别点在于肺动脉瓣下是否有圆锥结构，如双动脉下圆锥还是要考虑右心室双出口。

## 【操作技巧】

（1）复杂先天性心脏病往往不止一个节段发生畸形，部分医师为了图像顺眼会反拿探头，但这样会造成最终诊断的混乱，存图没有说服力，所以无论心脏如何扭转，一定要采用常规的探查方向以保证正确的获取图像方位。

（2）发现复杂畸形不要慌乱，严格按照分段诊断法逐一确定各节段位置及连接关系，再确定其他合并畸形，有条不紊才能避免漏诊和误诊。

## 【报告书写】

### 1.描述

肝脏位置位于右肋缘下，心脏大部分位于左侧胸腔，心尖朝左侧，心房正位，心室左襻，解剖右心室内径增大，心室壁厚度及运动正常，室间隔回声中断约2.3 cm。大动脉相对位置关系异常，主动脉瓣位于肺动脉瓣左前方，起源于位于左侧的解剖右心室（功能左心室），肺动脉瓣位于右后方，起源于位于右侧的解剖左心室（功能右心室）。三尖瓣瓣叶增厚。CDFI显示心室水平解剖右心室（功能左心室）向解剖左心室（功能右心室）分流。三尖瓣可见反流血流信号。

### 2.结论

复杂先天性心脏病：

• 矫正型大动脉转位（SLL）；

• 室间隔缺损；

• 三尖瓣中度关闭不全。

## 【要点与讨论】

（1）需要注意大动脉的空间位置、动脉所发出的心室、各动脉的发育情况。

（2）是否合并室间隔缺损及其他畸形，对于首次发现的新生儿室间隔完整的完全型大动脉转位（动图11-6-16）是超声心动图检查中的危重症，要及时联系临床医师，一方面创造条件尽快手术，另一方面保护动脉导管持续开放。

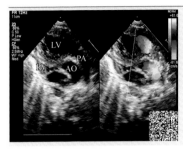

非标准长轴切面显示主动脉起源于右心室、肺动脉起源于左心室，不伴室间隔缺损。LV：左心室；RV：右心室；AO：主动脉；PA：肺动脉

动图11-6-16
室间隔完整的完全型大动脉转位

（3）注意心室的发育情况，主要看室壁的厚度及运动情况。

（4）要特别注意矫正型与完全型转位的诊断。

（5）当大动脉转位时，心脏各节段均易发生畸形及连接的不一致，所以诊断较困难，一定要认清概念，只要大动脉相对位置异常（即除主动脉在右后、肺动脉在左前以外的其他位置关系，在复杂先天性心脏病中，主动脉常常前移），且大动脉与心室连接关系不一致（主动脉-右心室，肺动脉-左心室）即可诊断为大动脉转位，再根据血流动力学是否矫正分为矫正型和完全型。

（6）还有一种情况，大动脉相对位置异常，但最终大动脉与心室连接关系一致（主动脉-左心室，肺动脉-右心室），此时称为大动脉异位，也需鉴别血流动力学是否得到矫正。

【思考题】

大动脉转位的超声诊断要点是什么？

（苏　璇）

## 第七节　冠状动脉异常

冠状动脉异常指一侧或双侧冠状动脉的起源、走行与终止位置发生变异的一系列疾病。本节将着重介绍冠状动脉瘤、冠状动脉瘘及冠状动脉起源异常。

## 一、超声解剖概要

冠状动脉是提供心脏血液、供应心脏营养的动脉系统，多分为左右2个开口（图11-7-1），形成三根主干，大多数起自升主动脉根部的主动脉窦，左冠状动脉起源于左冠窦，分出两大主干分别为左前降支及左回旋支，左前降支沿室间沟下行，供应室间隔、左心室前壁及部分右心室壁，其分支包括对角支、间隔支。回旋支分支包括窦房结支、左心室支、钝缘支、左心房支及后侧支。右冠状动脉起源于右冠窦，沿右侧房室沟走行，其分支包括圆锥支、窦房结支、右心室支、右心房支、锐缘支、房室结支、后降支、左心室支及左心房支。左、右冠状动脉CT三维重建见图11-7-2。

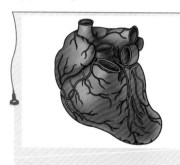

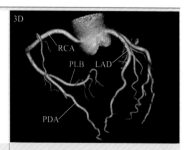

RCA：右冠状动脉；PLB：后外侧支；PDA：后降支；LAD：左前降支

图11-7-2　左、右冠状动脉CT三维重建

图11-7-1　左、右冠状动脉示意

## 二、冠状动脉超声显示操作技巧

（1）左、右冠状动脉开口及主干的显示：于胸骨旁大动脉短轴切面显示左、右冠状动脉分别开口于左冠窦及右冠窦相应于2~3点钟及10点钟位置（动图11-7-3）。

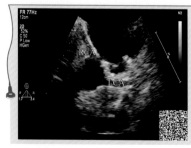

可见左、右冠状动脉开口及主干。RCA：右冠状动脉；LCA：左冠状动脉

动图11-7-3
大动脉短轴切面

（2）左冠状动脉的显示：①在胸骨旁大动脉短轴切面显示左冠状动脉主干的基础上，探头顺时针旋转约30°左右，即可显示主干及左前降支、左回旋支；②在胸骨旁左心室长轴切面的基础上，探头稍向上，向右肩扫，当主动脉瓣消失、肺动脉隐现时也可显示主干及左前降支、左回旋支。

（3）右冠状动脉的显示：①右冠状动脉上、中段的显示：在胸骨旁大动脉短轴切面显示右冠状动脉主干的基础上，探头逆时针旋转30°左右或探头稍向右上（指向右肩），可显示右冠状动脉中上段；②右冠状动脉下段（后降支）的显示：于胸骨旁四腔心切面，探头向右上方移动（使其靠近三尖瓣），然后向下倾斜探头，当二尖瓣从左心房图像中消失时，可见右冠状动脉后降支沿三尖瓣水平横行于四腔的十字中点，后顺室间隔下行；③胸骨旁右心室流入道切面：获得该切面后稍调整探头的位置，可于三尖瓣后叶和前叶的根部探及右冠状动脉后降支及其右冠状动脉的横切。

（4）儿童冠状动脉的显示较容易，而成年人中并非所有人都能获得完整冠状动脉超声影像信息，如TTE显示不清楚可行TEE检查。

## 三、正常值

（1）通常来说在0~3岁的年龄段，冠状动脉开口内径<2.5 mm；在3~9岁的年龄段，冠状动脉开口内径<3 mm；在9~14岁的年龄段，冠状动脉开口内径<3.5 mm；成年人冠状动脉开口内径<5 mm。

（2）因为冠状动脉内径存在很大的个体差异，受体型等各方面因素影响较大，单纯绝对值无法准确判断冠状动脉是否增宽，这时我们可以采用冠状动脉内径/主动脉根部内径的比值（CA/AO），正常平均值约0.18，最大值为0.25。当比值>0.3，则考虑有冠状动脉扩张。

## 四、常见冠状动脉异常

### （一）冠状动脉扩张

冠状动脉扩张是指心外膜下冠状动脉的局限性或弥漫性扩张，扩张段血管内径通常超过邻近正常血管的1.5倍，若>2倍，则称为冠状动脉瘤，即为瘤样扩张。根据病变范围，冠状动脉扩张可分为4型：Ⅰ型，2支以上血管弥漫性扩张；Ⅱ型，单支血管弥漫性扩张，合并另一支血管局限性扩张；Ⅲ型，一支血管弥漫性扩张；Ⅳ型，一支血管局限性和（或）节段性扩张。动脉粥样硬化、川崎病、多发性大动脉炎都是引起该病的原因，随着冠状动脉介入技术的广泛引用，手术导致的机械损伤和药物涂层的影响也成为引发该病的主要原因之一。冠状动脉造影是诊断该病的金标准，但超声心动图可对其诊断结果做有效的补充。

## 【相关切面】

大动脉短轴切面（确定冠状动脉开口及增宽情况）。

## 【超声诊断】

### 1.二维超声及M型超声

直接征象：多切面显示一侧或两侧冠状动脉内径增宽，可呈局限性瘤样增宽，也可呈节段性不均匀增宽，表现为"串珠样"改变。管腔内无回声，如血栓形成表现为管腔内实质性回声充填，多为中低不均质回声，慢性血栓也可表现为中等回声伴局部钙化（动图11-7-4～动图11-7-7）。

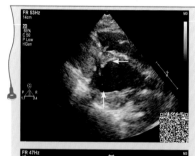

胸骨旁左心室长轴切面可见左心室心尖部心包腔内异常混合回声类圆形"团块样"结构（扩张并血栓形成局部钙化的冠状动脉管腔）（箭头）

动图11-7-4
左心室心尖"团块样"结构

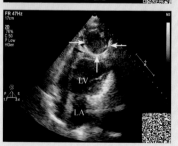

心尖四腔心切面可见左心室心尖部心包腔内异常混合回声类圆形"团块样"结构（扩张并血栓形成局部钙化的冠状动脉管腔）（箭头）。
LA：左心房；LV：左心室

动图11-7-5
左心室心尖"团块样"结构

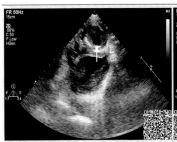 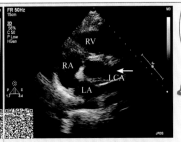

左心室心尖短轴切面可见左心室心尖部局部受压变形，异常团块内可见不规则无回声区（箭头）

可见左冠状动脉内径增宽（箭头）。RA：右心房；RV：右心室；LA：左心房；LCA：左冠状动脉

动图11-7-6　左心室心尖部团块内部结构及左心室心尖部受压变形

动图11-7-7　大动脉短轴切面

**2.彩色多普勒血流成像**

直接征象：管腔内探及低速双期血流信号，如血栓形成完全栓塞则管腔内不能探及血流信号（动图11-7-8）。

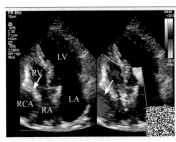

心尖四腔心切面可见右心房旁扩张，右冠状动脉内低速紊乱血流信号（箭头）。RV：右心室；RA：右心房；LV：左心室；LA：左心房；RCA：右冠状动脉

动图11-7-8

冠状动脉瘤内低速血流

**【鉴别诊断】**

（1）心包腔内肿瘤和血栓：心包内的异常"团块样"结构，其位置形态容易被误诊为心包腔内的肿瘤和血栓，但经过仔细追踪其是否冠状动脉延续可避免误诊。

（2）冠状动脉瘘：二者均可出现相应冠状动脉的瘤样扩张，迂曲走行，但冠状动脉瘘可在冠状动脉瘘入的相应腔室探及异常高速的双期分流血流信号，故探及冠状动脉扩张时应仔细排查有无瘘口。

**【报告书写】**

**1.描述**

左心室内径增大，左心室壁无增厚，左心室前壁及左心室心尖部运动减弱。大动脉关系正常，左冠状动脉开口内径增宽，

0.8~1.2 cm，走行迂曲。左心室心尖处心包内可见3.0 cm×2.8 cm低回声为主的不均质类圆形结构，追踪来源可见增宽与左冠状动脉延续，各瓣膜回声活动未见明显异常。频谱多普勒及CDFI显示左侧冠状动脉远端未探及血流信号。主动脉瓣及二尖瓣可见少量反流血流信号。三尖瓣可见反流血流信号。

**2.结论**

（1）右冠状动脉瘤，其内局部血栓形成。

（2）左心室前壁及左心室心尖部运动减弱。

（3）主动脉瓣、三尖瓣轻度关闭不全。

（4）左心室收缩功能降低。

## 【要点与讨论】

（1）冠状动脉可作为超声心动图显示的一个难点，对于部分透声较差的成年患者，超声医师对其扫查常缺乏耐心或直接漏扫，这往往会造成最终的误诊或漏诊。

（2）由于冠状动脉走行于心外膜下，当心包腔内出现形态规则的圆形无回声或低回声结构时，应注意排除冠状动脉的局限性瘤样扩张。

（3）正常心脏CDFI条件无法显示冠状动脉血流，在观察冠状动脉血流时应选专门的冠状动脉条件，或适当降低彩色量程，增加血流增益。

（4）超声对冠状动脉扫除存在局限，无法显示全貌，当发现冠状动脉异常时需进一步完善冠状动脉CT或冠状动脉造影检查。

## （二）冠状动脉瘘

冠状动脉瘘是指由于胚胎早期心肌发育异常，局部窦状间隙持续存在并且宽大，使冠状动脉直接与心房、心室、肺动脉、肺静脉等心脏腔室及大血管发生异常交通的一类先天畸形。

## 【相关切面】

大动脉短轴切面（确定冠状动脉开口及走行情况）；各基础切面（寻找瘘口位置及测量瘘口大小）。

## 【超声诊断】

**1.二维超声及M型超声**

直接征象：胸骨旁大动脉短轴切面显示病变冠状动脉开

口处内径明显增宽，追踪冠状动脉走行可发现冠状动脉呈迂曲异常走行，需注意的是，这些表现一般都在标准切面难以观察到。部分患者可于瘘入心腔处的增粗冠状动脉上探及明显瘘口（图11-7-9～动图11-7-11）。瘘入部位通常也遵守一定规律：右心室瘘多见于右侧房室沟行经处，也见于圆锥部及右心室心尖部；右心房瘘多见于右心房前壁、房间隔附近、上腔静脉汇入处；肺动脉瘘多见于肺动脉前壁近端；左心房瘘多见于左心房前壁；左心室瘘多见于左心室基底部。

间接征象：根据瘘入心腔的部位不同，出现容量负荷增加，心腔内径增大，当出现冠状动脉窃血时，病变冠状动脉支配心肌节段性室壁运动异常。

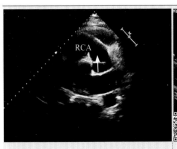

可见右冠状动脉起始部内径增宽（箭头）。RCA：右冠状动脉

**图11-7-9 大动脉短轴切面**

可见右冠状动脉起始部内径增宽（箭头）。LV：左心室；RCA：右冠状动脉

**动图11-7-10 心尖五腔心切面**

可见右冠状动脉走行迂曲，沿右心房后上侧、房室交界处（箭头）。LV：左心室；RA：右心房

**动图11-7-11 非标准胸骨旁四腔心切面**

**2.彩色多普勒血流成像**

直接征象：可于病变冠状动脉瘘口处探及五彩镶嵌分流信号（动图11-7-12），频谱形态为双期连续高速血流信号，一般为舒张期流速较高，而瘘入左心室者仅有舒张期分流（图11-7-13）。

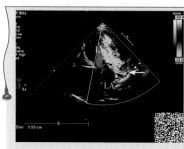
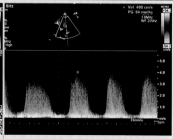

| 可见二尖瓣后叶瓣根处右冠状动脉瘘入左心室（箭头）。LV：左心室；LA：左心房 | CW显示瘘口处异常血流性质 |
|---|---|
| 动图11-7-12　心尖四腔心切面 | 图11-7-13　瘘口处异常血流 |

【鉴别诊断】

（1）冠状动脉瘤：可见一支或多支冠状动脉呈瘤样扩张（有时呈巨大瘤样扩张），但通常与心腔及大血管无交通。

（2）川崎病：其超声表现为受累冠状动脉扩张，冠状动脉瘤形成。部分冠状动脉瘤内可有血栓形成。一般是幼儿发病，且有特征性的临床表现（动图11-7-14，动图11-7-15）。

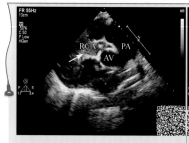
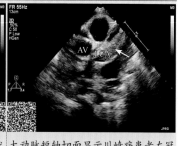
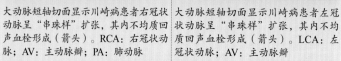

| 大动脉短轴切面显示川崎病患者右冠状动脉呈"串珠样"扩张，其内不均质回声血栓形成（箭头）。RCA：右冠状动脉；AV：主动脉瓣；PA：肺动脉 | 大动脉短轴切面显示川崎病患者左冠状动脉呈"串珠样"扩张，其内不均质回声血栓形成（箭头）。LCA：左冠状动脉；AV：主动脉瓣 |
|---|---|
| 动图11-7-14　右冠状动脉扩张合并血栓 | 动图11-7-15　左冠状动脉扩张合并血栓 |

（3）冠状动脉起源异常：尤其是左冠状动脉起源于肺动脉，且有肺动脉窃血时，因为都有肺动脉内异常血流信号而容易误诊，注意当左冠状动脉起源于肺动脉时，各切面均只显示增粗的右冠状动脉开口，无法于常规位置探及明确的左冠状动脉开口，心肌内可探及丰富的血流信号，肺动脉内异常血流信号多为舒张期。

## 【报告书写】

### 1.描述

左心室内径明显增大，左心房、右心房内径增大，室间隔与左心室后壁无增厚，左心室壁运动尚可。主动脉内径明显增宽，窦部瘤样扩张，心房外侧可见大小不等类圆形无回声结构，右冠状动脉内径明显增宽，起始部约1.8 cm，最宽约6.7 cm，走行迂曲，异常增宽右冠状动脉沿右心房后上侧、房室交界处，瘘入左心室，瘘口约1.5 cm。CDFI显示左心室侧壁靠近二尖瓣后叶瓣根可见舒张期为主的高速湍流血流信号，宽约1.5 cm；主动脉瓣、二尖瓣、三尖瓣可见反流血流信号。

### 2.结论

（1）右冠状动脉-左心室瘘，瘘口大小约1.5 cm。

（2）主动脉瓣、二尖瓣关闭不全。

## 【要点与讨论】

（1）要注意病变冠状动脉的名称、瘘入腔室及大血管、引流途径。

（2）当看到冠状动脉异常增宽时要充分考虑并排除以下疾病：冠状动脉瘤、冠状动脉瘘、川崎病、冠状动脉起源异常。

（3）对于冠状动脉的检查，冠状动脉造影仍有其优越性，对于难以确诊的患者可建议行冠状动脉造影或冠状动脉CT。

（4）要注意疾病的纵向比较，临床以双期杂音就诊的患者应注意鉴别动脉导管未闭、主动脉-肺动脉间隔缺损、主动脉窦瘤破裂合并室间隔缺损、冠状动脉瘘、室间隔缺损合并主动脉瓣关闭不全。

## （三）冠状动脉起源异常

冠状动脉起源异常是一种少见的先天性心血管畸形，可单发，也可合并其他心内畸形，主要包括3种类型，即左冠状动脉或其主要分支开口于右冠窦（或右冠状动脉）、右冠状动脉开口于左冠窦（或左冠状动脉）、冠状动脉起源于肺动脉，其中后者是一种极为罕见的先天性心血管畸形。本节主要以左冠状动脉异常起源于肺动脉为例介绍。

## 【相关切面】

左心室长轴切面、大动脉短轴切面（确定冠状动脉开口及走行情况）；左心室短轴切面（了解左-右冠状动脉侧支建立的情况）。

## 【超声诊断】

### 1.二维超声及M型超声

直接征象：多切面均仅探及增粗的右冠状动脉开口（图11-7-16），不能探及左冠状动脉开口。

间接征象：分流造成冠状动脉供血障碍，冠状动脉缺血，表现为左心室收缩功能减低。

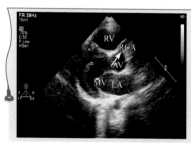

可见右冠状动脉扩张（箭头）。RCA：右冠状动脉；RV：右心室；AV：主动脉瓣；MV：二尖瓣；LA：左心房

图11-7-16
左心室长轴切面

### 2.彩色多普勒血流成像

心肌内探及丰富的血流信号（左-右冠状动脉的丰富侧支）（动图11-7-17）；左冠状动脉内逆行血流及左冠状动脉至肺动脉干的异常射流束（肺动脉窃血）（动图11-7-18）。

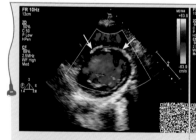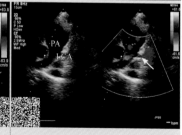

可见心肌内丰富冠状动脉侧支血流信号（箭头）

动图11-7-17　左心室心肌短轴切面

可见肺动脉外侧壁异常左冠状动脉开口处异常舒张期血流信号（箭头）。PA：肺动脉；LCA：左冠状动脉

动图11-7-18　大动脉短轴切面

## 【鉴别诊断】

（1）右冠状动脉-肺动脉瘘：为该疾病的鉴别要点，详见本

节"冠状动脉瘘"部分，当心肌内出现异常丰富的侧支血流、肺动脉内出现异常舒张期血流信号时，应考虑此病。

（2）本病最常见的临床表现是婴儿心肌梗死和心力衰竭，要注意与DCM及心内膜弹力纤维增生症相鉴别。

## 【报告书写】

### 1.描述

左心室内径增大，左心室壁无增厚，运动尚可。大动脉关系正常，右冠状动脉开口内径增宽，约0.9 cm，各切面未于主动脉窦显示在冠状动脉开口，各瓣膜回声活动未见明显异常。频谱多普勒及CDFI显示肺动脉内探及宽约0.7 cm，以异常舒张期为主的血流信号，左心室心肌内探及丰富舒张期为主的血流信号。三尖瓣可见反流血流信号。

### 2.结论

冠状动脉起源异常：

- 左冠状动脉起源于肺动脉；
- 右-左冠状动脉侧支循环建立；
- 肺动脉-冠状动脉窃血。

## 【要点与讨论】

（1）冠状动脉异常起源于主动脉，即左冠状动脉或其主要分支开口于右冠窦（或右冠状动脉）、右冠状动脉开口于左冠窦（或左冠状动脉），如不合并其他畸形，其血流动力学没有改变，亦不影响心肌供血，患者可无任何临床症状，但剧烈运动时大血管可能异常增宽，压迫异常起源的冠状动脉，引起心肌缺血或猝死，故发现此种畸形也应给患者提示，以引起注意。

（2）左冠状动脉异常起源于肺动脉时应注意各期心肌缺血的特点：初期表现为左冠状动脉缺血、室壁运动障碍，随着左-右冠状动脉侧支的建立，室壁运动可正常，病情继续发展，当出现失代偿时可表现为全室壁的运动减弱。

## 【思考题】

怎样鉴别右冠状动脉-肺动脉瘘与左冠状动脉起源于肺动脉？

（苏　璇）

## 第八节　肺动脉异常起源

　　肺动脉异常起源指肺动脉起源于非正常部位，是一类罕见的先天性血管畸形，文献报道发病率为1/200 000。其主要包括先天性单侧肺动脉缺如（unilateral absence of pulmonary artery，UAPA）、单侧肺动脉异常起源（anomalous origin of one pulmonary artery，AOPA）和肺动脉吊带（pulmonary artery sling，PAS）3种情况。此类疾病可单独发生，也可合并其他心血管畸形，由于早期均多无典型的临床症状而易被忽视。诊断的主要依据是影像学检查，超声心动图常为首选。由于此类疾病均为单侧肺动脉异常，病变部位类似，故易被漏诊或误诊。因为病理解剖类型的不同，手术治疗方案和预后差别很大，所以早期准确的鉴别诊断非常重要。

### 【超声解剖概要】

　　（1）AOPA：一侧肺动脉畸形起源于升主动脉，占所有肺动脉畸形起源的90%。根据畸形起源肺动脉的位置，分为2种类型。Ⅰ型：一侧肺动脉畸形起源于升主动脉近端的后壁、左侧壁或右侧壁，肺动脉口大小与对侧肺动脉相似，多数为右肺动脉，占83%～87%，其中85%患者的肺动脉从靠近主动脉瓣的升主动脉后壁或左后壁发出，常见于左位主动脉弓，可合并动脉导管未闭，少数累及左肺动脉，其中大多数患者的左肺动脉从靠近主动脉瓣的升主动脉左侧壁、前壁或后壁发出；Ⅱ型：大约占15%，其一侧肺动脉畸形起源于升主动脉远端和（或）无名动脉，起始部多数有一定程度的狭窄，也以累及右肺动脉者多见，左肺动脉从靠近无名动脉的升主动脉远端发出者极为罕见。

　　（2）UAPA：指胚胎时期第六对动脉弓发育障碍，致一侧肺动脉未发育或早期出现闭塞性病变。肺动脉缺如通常出现于与主动脉弓位置相对的一侧，故多数为左肺动脉缺如，可单独发生，但通常合并肺静脉畸形引流、法洛四联症等其他心血管畸形。肺动脉缺如侧肺部的血液供应，一般通过动脉导管未闭和（或）支气管动脉的侧支循环，该侧肺部也往往合并发育不良，而健侧肺动脉多数扩张，血流量代偿性增加，可出现肺动脉高压。

　　（3）PAS：是一种罕见的先天性心血管畸形，又名迷走左

肺动脉，其发病率占整个先天性心血管畸形的1%以下，1897年
Glaevecke 和 Doehle首次报道本病。PAS是指左肺动脉异常起源于
右肺动脉的后方，呈半环形跨过右主支气管或气管远端，向左穿
行于食管前和气管后，沿左主支气管后壁到达左肺门，在气管远
端和主支气管近端形成吊带，即形成部分型血管环。当伴有动脉
导管或韧带时，动脉导管自主肺动脉与右肺动脉接合处发出向后
上方与降主动脉相连，与异常的左肺动脉一起形成完整的血管环
（图11-8-1）。

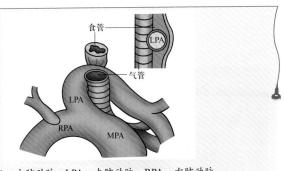

MPA：主肺动脉；LPA：左肺动脉；RPA：右肺动脉
图11-8-1　PAS解剖结构示意

【相关切面】

常用切面及补充非常规切面，如高位胸骨旁及剑突下大动脉
短轴切面、胸骨上窝主动脉弓长轴切面。

【超声表现】

（1）右肺动脉异常起源（anomalous origin of right pulmonary
artery，AORPA）：二维左心室长轴切面显示升主动脉近端左后
有异常血管发出；大动脉短轴切面可见两组半月瓣，升主动脉发
出异常血管，主肺动脉未见分叉，直接延续为左肺动脉。胸骨上
窝切面起源异常的右肺动脉与主肺动脉延续的左肺动脉在2个不
同的位置分别向左右发出走行，分别进入左右肺。CDFI显示异
常起源血管的血流频谱特点与升主动脉相似（动图11-8-2～动
图11-8-4）。

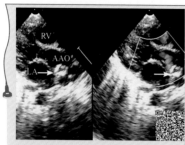

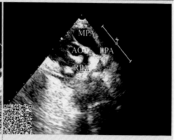

可见升主动脉近端发出异常血管，其内血流频谱与升主动脉相似（箭头）。RV：右心室；LA：左心房；AAO：升主动脉

**动图11-8-2　胸骨旁左心室长轴切面**

可见升主动脉发出异常血管，主肺动脉未见分叉，直接延续为左肺动脉。AO：主动脉；MPA：主肺动脉；LPA：左肺动脉；RPA：右肺动脉

**动图11-8-3　大动脉短轴切面**

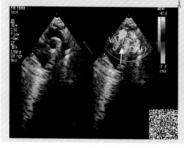

可见升主动脉近端发出异常血管，升主动脉收缩期血流部分分流入异常血管（箭头）。AAO：升主动脉；DAO：降主动脉

**动图11-8-4**
**胸骨上窝切面**

（2）PAS：①胸骨旁大动脉短轴切面显示正常的肺动脉分叉消失，主肺动脉延续为右肺动脉，但是在原左肺动脉起始部未见左肺动脉开口，于右肺动脉第一级分支开口前显示左肺动脉开口，CDFI显示右肺动脉血流分流进入左肺动脉；②剑突下肺动脉长轴切面仍未见肺动脉分叉显示；③胸骨上窝右肺动脉长轴切面扫查，该切面是对高度怀疑PAS的一个补充切面，能很好地显示左肺动脉发自右肺动脉（动图11-8-5～图11-8-7）。

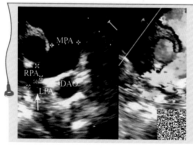

可见右肺动脉近端发出一异常血管，其内可见血流信号（箭头）。MPA：主肺动脉；RPA：右肺动脉；LPA：左肺动脉；DAO：降主动脉

**动图11-8-5**
**大动脉短轴切面**

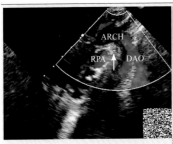
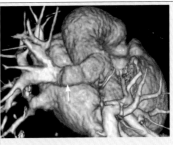

可见右肺动脉旁有血流信号异常血管（箭头）。ARCH：主动脉弓部；RPA：右肺动脉；DAO：降主动脉

动图11-8-6　胸骨上窝主动脉弓长轴切面

心脏双源CT显示左肺动脉（箭头）起源于右肺动脉后方，并绕行于气管与食管间

图11-8-7　PAS心脏双源CT

（3）先天性左肺动脉缺如：主肺动脉直接延续为右肺动脉，并且沿右肺动脉探查也未能探查到左肺动脉，多切面探查升主动脉无异常血管发出，排除左肺动脉异常起源于升主动脉（动图11-8-8～图11-8-10）。

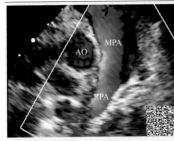
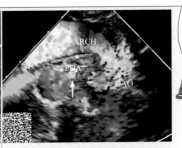

大动脉短轴切面显示于主肺动脉分叉处未探及左肺动脉，右肺动脉近端也未探及异常血管发出。MPA：主肺动脉；RPA：右肺动脉；AO：主动脉

动图11-8-8　左肺动脉缺如

于大动脉水平可见动脉导管及较丰富的侧支血流信号（箭头）。ARCH：主动脉弓部；PDA：动脉导管未闭；DAO：降主动脉

动图11-8-9　胸骨上窝主动脉弓长轴切面

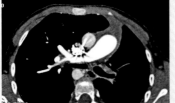

可见左肺动脉缺如，主动脉弓部发出多支体-肺侧支血管参与左肺供血

图11-8-10

心脏双源CT

## 【操作技巧】

（1）除常规切面及测量外，重点检查胸骨旁及剑突下大动脉短轴切面、胸骨上窝主动脉弓长轴切面，观察肺动脉主干及分支情况。

（2）采用扇扫和旋转的手法多切面扫查左、右肺动脉融合部和起始段，观察升主动脉、主动脉弓及降主动脉有无异常血管发出，仔细查找肺动脉起源位置。

（3）应用DCFI及频谱多普勒检测有无异常血流信号；观察是否合并其他心血管畸形。

## 【报告书写】

### 1.描述

各心房、心室内径未见明显增大，主肺动脉、升主动脉内径正常，室间隔与左心室后壁呈反向运动，运动幅度尚可；心房、心室间隔延续完整，大动脉位置及关系正常，肺动脉分叉处未探及明显的左肺动脉，在距肺动脉分叉处约1.0 cm的右肺动脉可见左肺动脉起源，左肺动脉开口处内径约0.6 cm，右肺动脉开口处内径约0.7 cm，起始段内径未见明显狭窄。各瓣膜未见明显异常。频谱多普勒及CDFI显示收缩期右肺动脉血流部分分流异常起源的左肺动脉；三尖瓣可见反流血流信号。

### 2.结论

先天性心脏病，左肺动脉异常起源于右肺动脉（PAS）。

## 【要点与讨论】

（1）AOPA：超声心动图特异性表现为大动脉短轴切面显示主肺动脉直接延续为左肺动脉，右肺动脉异常起源于升主动脉且易合并重度肺动脉高压。

（2）PAS：超声心动图特异性表现为大动脉短轴切面显示主肺动脉分叉处未探及左肺动脉，左肺动脉起自右肺动脉；该病很少出现肺动脉高压征象，但由于易形成血管环，压迫气管，临床表现常为不明原因的咳嗽、喘鸣、呼吸困难。

（3）UAPA：超声心动图特异性表现为大动脉短轴切面显示主肺动脉分叉处未探及左肺动脉，主肺动脉直接延续为右肺动脉，且未异常起源于其他血管。可见主-肺动脉侧支供血伴不同程度的肺动脉高压；早期常见以反复肺部感染、咯血、气促就诊。

【思考题】

（1）肺动脉异常起源包括哪几种类型？

（2）右肺动脉起源异常、PAS、先天性左肺动脉缺如超声表现及鉴别诊断？

（李海燕）

## 第九节 心内膜垫缺损

心内膜垫缺损（endocardial cushion defect，ECD）是较为常见的先天性心脏病之一，占先天性心脏病的4%~5%，常发生于先天愚型患儿。

【超声解剖概要】

根据病变所累及的范围和程度可分为部分型、完全型和过渡型3种类型。部分型ECD主要包括原发孔型房间隔缺损、原发孔型房间隔缺损合并部分房室瓣畸形（如二尖瓣前叶裂或三尖瓣隔叶发育不良等）、左室右房通道。完全型ECD的特征为原发孔型房间隔缺损、室间隔缺损和共同房室瓣畸形，Rastelli等根据共同房室瓣的形态及其腱索与室间隔、右心室内乳头肌关系将完全型ECD分为3型：A型，共同房室瓣腱索附着在室间隔缺损的顶部；B型，共同房室瓣腱索附着在室间隔右心室面的异常乳头肌上；C型，共同房室瓣未能分为二尖瓣和三尖瓣，无腱索附着而呈漂浮状。过渡型ECD为二者的中间型，病理解剖类似于完全型ECD，但房室瓣前后桥瓣在室间隔上融合，分成接近与正常的二尖瓣和三尖瓣。本病可单独存在，也常合并各种心血管畸形，如肺动脉瓣狭窄、继发孔型房间隔缺损、永存左上腔静脉、主动脉缩窄、右心室双出口、大动脉转位等。

【相关切面】

### 1.常用切面

胸骨旁大血管短轴切面、心尖四腔心切面、胸骨旁四腔心切面、剑突下四腔心切面、剑突下双心房切面。

### 2.检查内容

（1）确定房间隔缺损的部位、大小，有无合并继发孔型房间隔缺损。

（2）确定有无室间隔缺损，室间隔缺损的部位、大小。

（3）观察有无房室瓣畸形，如二尖瓣前叶裂、三尖瓣隔瓣发育不良；有无形成共同房室瓣及其腱索附着部位等。

（4）CDFI：观察心房、心室水平分流方向。

（5）观察肺动脉瓣形态，准确测量肺动脉瓣口流速。

（6）观察肺静脉的汇流方向及数量，与心内型肺静脉异位引流相鉴别。

（7）观察心脏各腔室大小及左右心室壁厚度。

（8）部分型ECD可根据三尖瓣反流的峰值流速及右心房压力估测肺动脉收缩压，注意若合并右心室流出道狭窄或肺动脉瓣狭窄，此值为右心室收缩压。

## 【声像图特征】

### 1.部分型心内膜垫缺损声像图

二维超声直接征象：房间隔缺损位置低，四腔心切面房间隔缺损的下缘紧邻二尖瓣根，没有残端（图11-9-1，动图11-9-2）。部分型ECD通常合并二尖瓣前叶裂，其最佳观察切面是二尖瓣短轴水平，可显示舒张期二尖瓣前叶连续中断，动态图像见图11-9-3。

二维超声心动图的继发征象：右心房、右心室增大，右心室流出道增宽，与房间隔缺损类似。

CDFI显示心房水平的低位左向右分流，频谱多普勒也可以记录到舒张期为主的左向右分流（图11-9-1，动图11-9-2），合并二尖瓣前叶裂者可有二尖瓣不同程度的反流血流信号（动图11-9-3）。

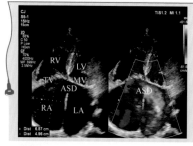

低位房间隔缺损，二尖瓣侧未见房间隔残端，CDFI显示左向右分流。RV：右心室；RA：右心房；LV：左心室；LA：左心房；TV：三尖瓣；MV：二尖瓣；ASD：房间隔缺损

图11-9-1
四腔心切面

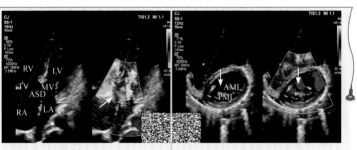

原发孔型房间隔缺损和过隔血流（箭头）。RV：右心室；RA：右心房；LV：左心室；LA：左心房；TV：三尖瓣；MV：二尖瓣；ASD：房间隔缺损

可见前叶舒张期连续中断（箭头）。AML：二尖瓣前叶；PML：二尖瓣后叶

动图11-9-2　四腔心切面　　　　动图11-9-3　二尖瓣短轴切面

#### 2.完全型心内膜垫缺损声像图

二维超声心动图：四腔心切面显示房室连接处十字交叉消失（动图11-9-4），这是原发孔型房间隔缺损（图11-9-5）和流入道型室间隔缺损（图11-9-6）共存时的超声表现，通常显示二尖瓣与三尖瓣独立结构消失，融合成共同房室瓣，原二尖瓣与三尖瓣前后叶融合成前桥瓣和后桥瓣（图11-9-7）。根据共同房室瓣腱索的附着部位可以进行完全型心内膜缺损的分型诊断。

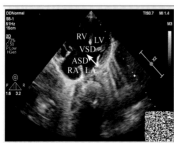

可见房室连接处十字交叉消失（箭头）。RV：右心室；RA：右心房；LV：左心室；LA：左心房；ASD：房间隔缺损；VSD：室间隔缺损

动图11-9-4　四腔心切面

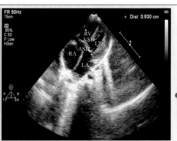

RV：右心室；RA：右心房；LV：左心室；LA：左心房；ASD：房间隔缺损；VSD：室间隔缺损

图11-9-5　原发孔型房间隔缺损

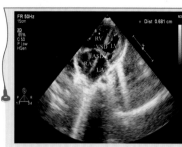

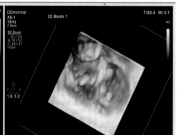

RV：右心室；RA：右心房；LV：左心室；LA：左心房；ASD：房间隔缺损；VSD：室间隔缺损

显示前桥瓣和后桥瓣

图11-9-6　流入道型室间隔缺损

图11-9-7　三维TTE

CDFI可显示心房水平、心室水平和房室水平的分流，还有共同房室瓣的收缩期不同程度反流（动图11-9-8）。

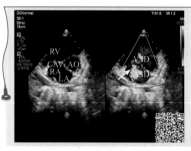

共同房室瓣反流（箭头）。RV：右心室；RA：右心房；AO：主动脉；LA：左心房；ASD：房间隔缺损；VSD：室间隔缺损；CAV：共同房室瓣

动图11-9-8
室间隔、房间隔过隔血流和共同房室瓣反流

## 【操作技巧】

部分型ECD易与扩张的冠状静脉窦相混淆，应注意在非标准心尖四腔心切面不要将增宽的冠状静脉窦误认为是原发孔型房间隔缺损，前者多与永存左上腔静脉、心内型肺静脉异位引流相关，应仔细扫查，在清晰显示房室瓣开闭时显示的低位房间隔缺损所导致的心内十字交叉结构消失后，才可确认为原发孔型房间隔缺损，如从任何角度可观察到房室瓣环处有房间隔组织残端，则可能为增宽的冠状静脉窦或低位的继发孔型房间隔缺损。

## 【经食管超声心动图】

TEE可清晰显示本病的病理解剖情况，并有助于明确房室瓣的病变情况。由于二维TTE常能够对本病进行判断，故TEE运用较少。

## 【右心声学造影】

对于部分型ECD，右心声学造影有助于判断有无心房水平的右向左分流；而对于完全型ECD，由于4个心腔均相通，右心系统出现造影剂时左心内也可同时出现造影剂回声。

## 【报告书写】

超声报告结论须涵盖的内容如下。

（1）病因诊断：先天性心脏病。

（2）ECD的分型：完全型（A、B、C型）、部分型、过渡型。

（3）原发孔型房间隔缺损，心房水平分流的方向：左向右、右向左或双向分流。

（4）室间隔缺损（完全型和过渡型患者）部位、大小，以及分流方向。

（5）二尖瓣前叶裂或三尖瓣隔瓣发育不良或缺如（部分型）、共同房室瓣（完全型）关闭不全程度。

（6）肺动脉高压的程度：轻度、中度、重度。

（7）其他合并的心血管畸形。

## 【要点与讨论】

（1）原发孔型房间隔缺损常合并二尖瓣前叶裂、三尖瓣隔叶发育不良或部分缺如，若发现明显的二尖瓣反流或三尖瓣反流，则需明确有无相关瓣叶病变。

（2）与无顶冠状静脉窦综合征相鉴别，无顶冠状静脉窦是一类少见的房间隔缺损，其缺损发生在冠状静脉窦与左心房之间，部分切面原发孔型房间隔缺损分流部位与无顶冠状静脉窦分流部位相似，但无顶冠状静脉窦于常规扫查房间隔切面时，一般均无法显示房间隔回声失落，此点有助于鉴别。

（3）注意微小室间隔缺损，以及有无合并继发孔型房间隔缺损及其他畸形。

## 【思考题】

完全型ECD与原发孔型房间隔缺损合并室间隔缺损如何鉴别？

（陈　剑）

# 第十节　肺静脉异位引流

肺静脉异位引流是指肺静脉未能与左心房直接连接，而与右心房或体静脉系统相连接的先天性心血管异位畸形。1～3支肺静脉未与左心房相连称为部分型肺静脉异位引流（partial anomalous pulmonary venous connection，PAPVC）；4支肺静脉均未与左心房相连称为完全型肺静脉异位引流（total anomalous pulmonary venous connection，TAPVC）。

发病率约占先天性心脏病的5.8%，常合并房间隔缺损或其他心血管畸形。检查时需注意鉴别。

## 【超声解剖概要】

肺静脉异位引流通常分为2种基本类型（图11-10-1）：部分型肺静脉异位引流及完全型肺静脉异位引流。由于在胚胎发育控制过程中，肺静脉没有和肺静脉原基连接，而与内脏静脉（如右前、左前主要静脉，脐卵黄静脉）相连，导致一部分或全部肺静脉直接开口于右心房，或者通过腔静脉系统注入右心房。根据异位的肺静脉引流进入部位的不同，完全型肺静脉异位引流又可分为以下4种类型。

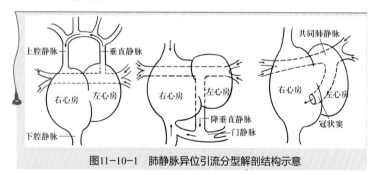

图11-10-1　肺静脉异位引流分型解剖结构示意

（1）心上型：4支肺静脉在左心房后汇聚为共同肺静脉干，连接到垂直静脉、无名静脉，最后通过上腔静脉汇入右心房。还有少部分通过连接上腔静脉汇入右心房。

（2）心内型：4支肺静脉汇聚为共同肺静脉干后，在左心房后面开口于冠状静脉窦，汇入右心房，或4支肺静脉分别或汇聚为共同肺静脉干后直接开口于右心房。

（3）心下型：肺静脉通过垂直静脉-门静脉-下腔静脉，引流入右心房。由于引流路径较长，此型较容易发生梗阻而产生严重的肺淤血，预后较差。

（4）混合型：异位肺静脉的回流情况各异。

部分型肺静脉异位引流也可分为以上4种类型。部分型肺静脉异位引流可单独存在，约50%的患者合并房间隔缺损，其中大部分为静脉窦型房间隔缺损，多位于房间隔的后壁，而异常肺静脉常直接连接于右心房或上下腔静脉。对于完全型肺静脉异位引流而言，房间隔缺损或卵圆孔未闭是必须存在的畸形，否则患者将无法生存。

## 【相关切面】

### 1.常用切面

胸骨旁大血管短轴切面、胸骨旁四腔心切面、心尖四腔心切面、剑突下四腔心切面、剑突下双心房切面、胸骨上窝主动脉弓短轴切面。

### 2.检查内容

（1）测量右心房、右心室大小及右心室壁厚度，根据三尖瓣反流的峰值流速及右心房压力估测肺动脉收缩压。

（2）观察4支肺静脉开口情况、异位肺静脉的汇流方向及部位、是否形成了共同静脉干。

（3）判断有无房间隔缺损或卵圆孔未闭，CDFI观察心房水平分流方向。

## 【超声表现】

完全型肺静脉异位引流（心上型）（图11-10-2～图11-10-6）。

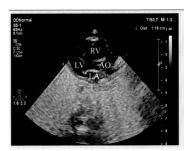

可见右心室内径增大。LA：左心房；LV：左心室；RV：右心室；AO：主动脉

图11-10-2
左心室长轴切面

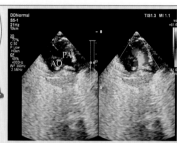

可见肺动脉内径增宽。AO：主动脉；PA：肺动脉

图11-10-3 大动脉短轴切面

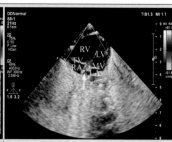

可见右心室、右心房内径明显增大；左心房壁光滑，未见明显肺静脉开口；三尖瓣明显反流（箭头）。LA：左心房；LV：左心室；RA：右心房；RV：右心室；MV：二尖瓣；TV：三尖瓣

图11-10-4 心尖四腔心切面

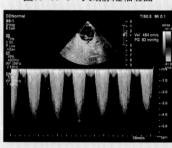

三尖瓣口CW显示：三尖瓣反流峰值压差82 mmHg

图11-10-5 心尖四腔心切面

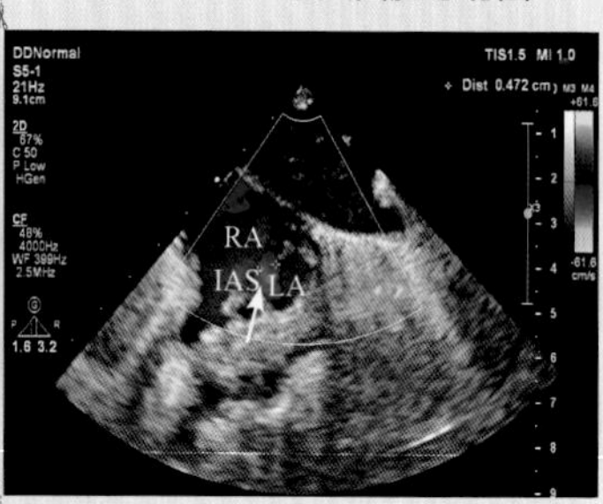

可见心房水平卵圆窝处右向左分流（箭头）。RA：右心房；LA：左心房；IAS：房间隔

图11-10-6 剑突下双心房切面

【操作技巧】

（1）在心上型肺静脉异位引流的诊断中，于胸骨上窝探查时，显示在出主动脉弓长轴切面后顺时针旋转即为主动脉弓短轴切面，注意在此切面外围仔细观察有无由垂直静脉-无名静脉-上腔静脉组成的环形结构，此环形结构内血流方向与主动脉弓长轴切面内血流方向相反（图11-10-7）。

（2）在引流入冠状静脉窦的心内型肺静脉异位引流的诊断中，于左心室长轴切面显示在出扩张的冠状静脉窦后，顺时针稍微旋转探头，可发现共同肺静脉干与其相通，CDFI显示共同肺静脉干内的血流引流入增宽的冠状静脉窦。

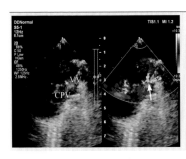

可见共同肺静脉干向上走行，汇入垂直静脉，共同肺静脉干可见狭窄（箭头）。CPV：共同肺静脉干；VV：垂直静脉

图11-10-7
胸骨上窝切面

（3）心下型肺静脉异位引流较易漏诊，在剑突下双心房切面可看到肝静脉及下腔静脉内径增宽，血流量明显增多。且在脐部稍上方仔细探查，可探及增粗的共同肺静脉干汇入门静脉（图11-10-8，图11-10-9）。

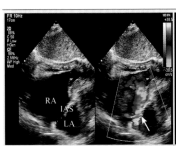

可见心房水平右向左分流（箭头）。RA：右心房；LA：左心房；IAS：房间隔

图11-10-8　剑突下双心房切面

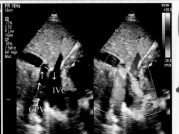

可见共同肺静脉干汇入增宽的下腔静脉（走行为箭头所示），CPV：共同肺静脉干；IVC：下腔静脉

图11-10-9　剑突下切面

【鉴别诊断】

与引起右心室、右心房增大的疾病相鉴别，如房间隔缺损；位于左心房外侧的共同静脉干需与三房心鉴别；心上型完全型肺静脉异位引流的垂直静脉需与永存左上腔静脉相鉴别；引流入冠状静脉窦的心内型肺静脉异位引流容易与部分型ECD混淆，注意不要把扩张的冠状静脉窦壁误认为房间隔的残余组织。

【报告书写】

1.描述

右心房、右心室内径明显增大，其余心脏各腔室大小正常；房间隔回声中断0.8 cm，可见4支肺静脉汇合成共同静脉干，经垂直静脉-无名静脉-上腔静脉异位引流入右心房。室间隔回声未见明显中断，大动脉关系正常，各瓣膜回声未见明显异常。CDFI可见4支肺静脉汇合成共同静脉干经上腔静脉异位引流入右心房，心房水平探及右向左分流血流信号，三尖瓣探及中等量反流血流信号。

2.结论

（1）病因诊断：先天性心脏病。

（2）肺静脉异位引流的分型：完全型肺静脉异位引流（心上型）。

（3）心房水平分流的方向：心房水平右向左分流。

（4）肺动脉高压的程度：重度肺动脉高压。

（5）其他合并的心血管畸形。

## 【要点与讨论】

（1）部分型肺静脉异位引流以心内型最多见，多为右侧肺静脉异位引流入右心房。部分型肺静脉异位引流（心上型）较易漏诊，尤其是单支，应重视胸骨上窝切面扫查，仔细寻找是否有肺静脉异常汇入征象。若在左心室长轴切面发现冠状静脉窦明显扩张，同时左心较小，且房间隔缺损大小与右心大小不匹配，应高度怀疑是否存在引流入冠状静脉窦的心内型肺静脉异位引流。

（2）尤其需要注意的是，当发现右心容量负荷增加的程度与房间隔缺损的大小不匹配时，应高度怀疑是否存在肺静脉异位引流；尤其是右心明显增大而左心房较小，心房水平右向左分流时，应仔细探查是否为完全型肺静脉异位引流。

（3）心上型及心下型肺静脉异位引流，尤其是心下型，由于引流路径较长，较容易受到压迫而发生梗阻，应全程追踪引流路径（图11-10-10）。

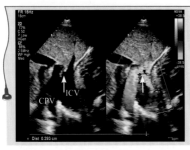

于共同肺静脉干汇入下腔静脉处可见血流明显汇聚，该狭窄处内径约0.23 cm（箭头）。CPV：共同肺静脉干；IVC：下腔静脉

图11-10-10
剑突下切面

（4）上腔静脉窦型房间隔缺损常常合并右侧肺静脉异常连接于上腔静脉，属于心上型肺静脉异位引流的一种类型，诊断此类型的房间隔缺损时应注意。

【思考题】

如何避免部分型肺静脉异位引流的漏诊?

（罗庆祎）

## 第十一节　主动脉缩窄与主动脉弓离断

主动脉缩窄占先天性心血管畸形的1.1%～3.4%。缩窄多位于主动脉峡部及左锁骨下动脉远端，分为导管前型和导管后型，缩窄范围通常较为局限，偶见长段缩窄，在缩窄发展过程中，可形成广泛的侧支循环（图11-11-1），而主动脉弓离断为升主动脉与降主动脉之间无直接连接，较少见，占先天性心脏病的1%～2%，根据位置分为3型（图11-11-2），均伴动脉导管扩张及其他心血管畸形。表现为婴儿期呼吸困难、发绀等。

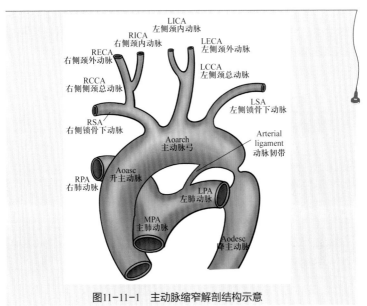

图11-11-1　主动脉缩窄解剖结构示意

正常主动脉弓　　A型主动脉弓离断　　B型主动脉弓离断　　C型主动脉弓离断

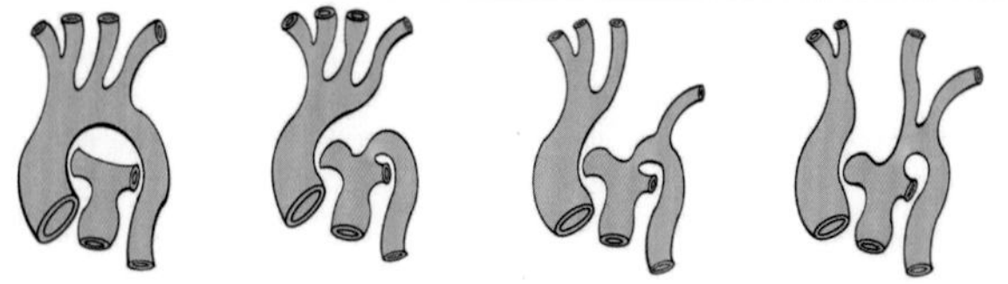

图11-11-2　主动脉弓离断及分型示意

## 【超声解剖概要】

大多认为主动脉缩窄与胎儿期主动脉血流异常分布有关。在胚胎发育期，任何使主动脉峡部血流减少的心血管畸形均易发生主动脉缩窄。血流动力学改变主动脉缩窄主要是狭窄近心端血压增高，使左心室后负荷增加，出现左心室肥大、劳损，从而导致充血性心力衰竭。

缩窄远端血管血流减少，视缩窄程度不同造成病理学改变不一。严重的患儿可出现下半身及肾脏血供减少，造成低氧、尿少、酸中毒。

主动脉弓离断则发生在胚胎时期第五到第七周时，主动脉弓发育异常引起连续性中断。先天性主动脉弓离断常常与室间隔缺损、动脉导管未闭合并存在，称为"主动脉弓离断三联征"。血流动力学接近极重度的主动脉缩窄。二者均引起新生儿的不良动脉供血。室间隔缺损的大小、动脉导管的大小及开放情况是病情评价的重要指标。

下面以主动脉弓离断为例进行介绍。

## 【相关切面】

最常使用的是主动脉弓长轴切面（明确诊断及分型）。

## 【超声诊断】

### 1.二维超声及M型超声

胸骨上窝升主动脉正常的上升弧度消失，几乎直接向上延续，主动脉与降主动脉分离，主动脉至弓部仅探及盲端；降主动脉通过动脉导管与肺动脉相通（动图11-11-3），导管多较粗大；主动脉较细，肺动脉呈瘤样扩张。

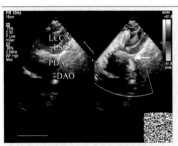

胸骨上主动脉弓长轴切面显示主动脉正常的上升弧度消失，于左锁骨下动脉后末向下延续，降主动脉通过动脉导管与肺动脉相通（箭头）。LCCA：左颈总动脉；LSCA：左锁骨下动脉；PDA：动脉导管未闭；DAO：降主动脉

动图11-11-3
主动脉弓离断

### 2.彩色多普勒血流成像

动脉导管处为右向左分流为主的分流血流信号，流速可达 3 m/s以上（动图11-11-4，图11-11-5），心室水平常为左向右为主的分流血流信号（图11-11-6）。

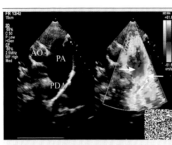

大动脉短轴切面显示主粗大动脉导管处以右向左为主的双向分流（箭头）。AO：主动脉；PA：肺动脉；PDA：动脉导管未闭

动图11-11-4 粗大动脉导管

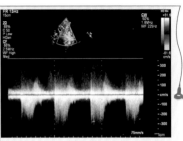

CW测得动脉导管未闭处右向左为主的分流血流信号

图11-11-5 动脉导管未闭分流频谱

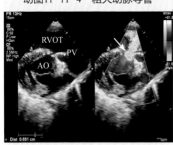

可见大动脉短轴切面显示主动脉弓离断患者干下型室间隔缺损左向右分流为主（箭头）。RVOT：右心室流出道；PV：肺动脉瓣；AO：主动脉

图11-11-6
干下型室间隔缺损

### 3.分型诊断

主动脉弓离断根据离断位置分型：A型，主动脉弓中断在左锁骨下动脉起始部的远端；B型，主动脉弓中断在左锁骨下动脉与左颈总动脉之间；C型，主动脉弓中断在左颈总动脉与无名动脉之间，超声心动图可明确诊断。3型中A型最为多见。

## 【鉴别诊断】

主要与主动脉缩窄相鉴别,重度缩窄血流动力学类似主动脉弓离断,鉴别点在于主动脉弓局部内径缩窄,但是仍然有延续(动图11-11-7),以降主动脉最为多见,且可于弓降部探及高速湍流(图11-11-8),大动脉水平可见粗大侧支或丰富侧支循环。

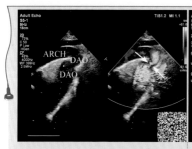 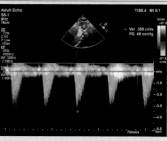

| 可见胸骨上主动脉弓长轴切面显示降主动脉动脉韧带处内径缩窄(白箭头),远端降主动脉呈狭窄后扩张(红箭头)。ARCH:主动脉弓部;DAO:降主动脉 | 可见CW于降主动脉缩窄处探及高速射流频谱 |
|---|---|
| 动图11-11-7 主动脉缩窄 | 图11-11-8 降主动脉缩窄 |

## 【操作技巧】

(1)基层工作中超声医师没有探查胸骨上切面的习惯,这样往往容易漏诊重大畸形,所以在此强调胸骨上主动脉弓长轴切面的重要性,操作时探头放于胸骨上窝,示标指示1点钟,声束指向左后下方即可。此切面可显示主动脉弓及其3个分支和降主动脉的解剖,并可显示右肺动脉的短轴,是观察主动脉缩窄、主动脉弓离断和主肺动脉间隔缺损的理想切面。

(2)部分患者胸骨上窝切面图像不理想,但若怀疑弓降部有畸形,可探查腹主动脉,如出现低速低阻的"小慢波",则是弓离断或重度缩窄的重要佐证。但若腹主动脉血流正常,则不能排除弓离断或重度缩窄,因为如果侧支供血十分丰富,远心端血流仍可以保持正常。

## 【报告书写】

### 1.描述

心脏各腔室内径大小正常,室间隔与左心室后壁稍增厚,呈反向运动，运动幅度增强，室间隔延续中断，大小约2.0 cm，大动脉关系正常，降主动脉与肺动脉间回声失落，呈管型，内径约1.2 cm，长径约1.4 cm，各瓣膜活动、回声未见明显异常。主动脉弓弧度消失，于左锁骨下动脉下方未见降主动脉延续。频谱多普勒及CDFI显示心室水平探及左向右为主双向分流血流信号，大动脉水平探及右向左分流血流信号；主动脉弓至降主动脉间未探及连续血流信号。

2.结论

先天性心脏病：

· 主动脉弓离断（A型），PASP为70 mmHg；

· 动脉导管未闭，管型，内径1.2 cm，左向右分流；

· 室间隔缺损，膜周型，大小约2.0 cm，左向右为主双向分流。

## 【要点与讨论】

（1）主动脉弓离断远端通常由动脉导管供血，所以动脉导管未闭右向左分流流速往往高于艾森曼格综合征时右向左分流，可达3 m/s以上。

（2）主动脉弓离断时，动脉导管未闭、室间隔缺损是最常见的合并畸形，称"主动脉弓离断三联征"，尤其是出现左向右分流位置的室间隔缺损合并右向左分流的动脉导管未闭时要高度怀疑，并排除主动脉弓离断。

（3）超声心动图对主动脉弓离断的诊断依赖于患儿配合，需要充分暴露胸骨上窝，对不能配合的低龄儿童需儿科医师干预，尤其是有差异性发绀（头面部不紫，下半身青紫）的患儿。

## 【思考题】

哪些征象可以作为怀疑主动脉弓降部缩窄或离断的证据？

## 【分析思路】

先天性心脏病超声诊断思路如下（图11-11-9）。

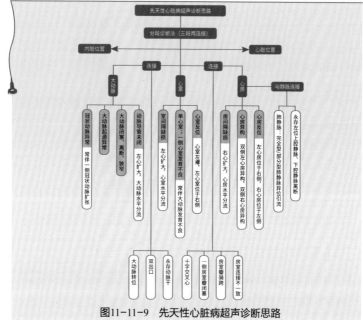

图11-11-9 先天性心脏病超声诊断思路

（苏 璇）

# 第 12 章

# 心包疾病

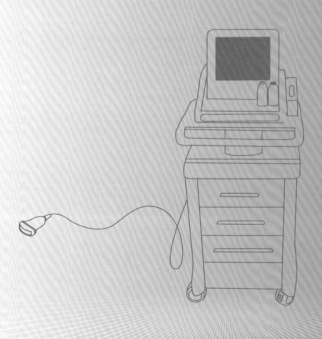

本章讲述的心包疾病是指心包积液和缩窄性心包炎，心包肿瘤详见第十三章第三节"其他心脏肿瘤"。

# 第一节　心包积液

## 【超声解剖概要】

正常心包腔内有15～50 mL的液体润滑壁层、脏层心包，左心室后壁房室沟处（<4 mm）在收缩期出现液性暗区，舒张期消失，属于正常。心包腔内液体积聚（>50 mL），导致心包腔内压力升高，心包脏层、壁层分离，同时伴有壁层心包运动的降低。血流动力学改变与心包腔内积液的量、增长速度、性质及位置等有关。少量或长时间缓慢增加的大量心包积液患者耐受性强，未致心包腔内压力急剧上升，血流动力学可无明显变化。

心包压塞是指各种原因导致短时间内心包腔内大量液体积聚，心包腔内压力急剧升高，心脏受压，限制心脏的舒张期充盈，导致每搏输出量降低、血压降低、反应性心率加快、全身血管阻力升高。

常见的病因是结核、病毒感染、心脏外科术后、急性心肌梗死、恶性肿瘤转移等，积液可分为渗出性、漏出性、血性、乳糜性等。

## 【相关切面】

胸骨旁左心室长轴切面、胸骨旁心室短轴切面、心尖四腔心切面、剑突下切面。

## 【超声表现】

### 1.二维超声

二维超声是观察心包积液的主要手段，在识别积液位置、积液量（表12-1-1）、心腔舒张期有无塌陷、心包有无增厚粘连方面优于M型超声。

表12-1-1 心包积液的半定量分析

| 程度 | 估计液体量（mL） | 心包腔无回声范围（cm） | 位置 |
|------|------|------|------|
| 微量 | 30 ~ 50 | < 0.5 | 局限于房室沟附近 |
| 少量 | < 100 | 0.5 ~ 1 | 仅见于左心室后壁和房室沟处 |
| 中等量 | 100 ~ 500 | 1 ~ 2 | 心脏周围均可看见液体积聚 |
| 大量 | > 500 | > 2 | 出现心脏"摆动征" |

（1）心包积液表现为壁、脏层心包分离，其间见无回声液性暗区（图12-1-1）。

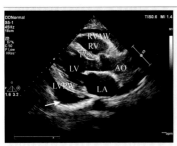

可见左心室后壁后方（白箭头）、右心室前壁前方（红箭头）心包腔内液性暗区包绕。LA：左心房；LV：左心室；RV：右心室；AO：主动脉；RVAW：右心室前壁；IVS：室间隔；LVPW：左心室后壁

图12-1-1
胸骨旁左心室长轴切面

（2）有无纤维素渗出：无回声区内可见絮状、条带状或网格状回声附着，位于局部或均匀性分布在心包腔（动图12-1-2）。渗出液中的纤维素随心脏收缩、舒张形成绒毛状物覆盖于心包脏层，称为"绒毛心"。如纤维素未完全分解吸收而机化，可引起心包粘连。

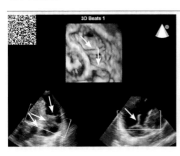

可见心包腔内液性暗区，其内可见"条索样"纤维素分隔（箭头）

动图12-1-2
三维超声

（3）包裹性/局限性心包积液：常见于心脏外科术后、外伤及感染后，积液通常是局限性的，不随体位改变而改变，并被增厚的心包包裹。

（4）心包压塞：①心包腔内大量无回声区，出现心脏"摆动征"（动图12-1-3）；②吸气时右心室内径增大，左心室减小；③舒张期"塌陷征"：舒张早期至中期右心室塌陷，右心室流出道明显，舒张晚期，右心房塌陷（动图12-1-4）。

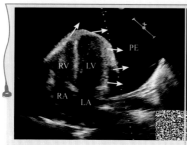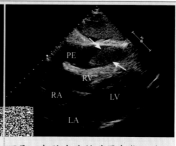

| 可见大量心包积液，心脏呈"摆动征"（箭头）。RV：右心室；RA：右心房；LV：左心室；LA：左心房；PE：心包积液 | 可见心包腔内液性暗区包绕，右心室侧心包腔内异常中低回声结构飘动（血凝块，箭头），舒张期右心房、右心室游离壁可见"塌陷征"。RV：右心室；RA：右心房；LV：左心室；LA：左心房；PE：心包积液 |
| --- | --- |
| 动图12-1-3　心尖四腔心切面 | 动图12-1-4　剑突下四腔心切面 |

**2.M型超声和多普勒超声**

M型超声对少量液体较敏感，舒张期出现，收缩期消失。心包压塞时可观察下腔静脉内径随呼吸变化情况；CDFI可观察各瓣口彩色血流信号较暗淡。

## 【操作技巧】

（1）超声引导心包穿刺时，优先选择心包裸区，剑突下切面穿刺时需避开肝脏等重要脏器，切面选择心尖四腔心，超声定位在进针部位、角度及深度等方面独具优势，引导导丝超声下可见强回声，引流管回声有时不可见。

（2）剑突下切面是心包积液定量的较好切面，可全面观察心包腔及心室、肋膈角部位。

（3）二维超声对心包积液的诊断较为敏感，一般无须声学造影检查。冠心病经皮冠状动脉介入治疗术后因心包积液留置心包引流管的患者，破口位置极难显示，可通过引流管注入造影剂，观察心腔内有无造影剂显影，对诊断进行性的心脏破裂有一定意义。

【鉴别诊断】

（1）心包脂肪垫：心外膜脂肪可有点状和颗粒状的回声，在年老、肥胖、糖尿病和女性中尤为常见，常出现在右心室的前外侧壁和心尖部，较少在左心室后壁。通常为中低回声，附着于壁层心包之外，而非心包腔内。

（2）左侧胸腔积液：心包积液常出现在降主动脉的前方，左侧胸腔积液则出现在降主动脉的后方，且胸腔积液内可见飘动的肺组织。

【报告书写】

1.描述

心包腔内探及液性暗区包绕，右心房侧宽约1.5 cm，右心室侧宽约1.8 cm，左心房侧宽约1.0 cm，左心室侧宽约1.9 cm，心尖部宽约1.5 cm，可见纤维条索分隔，且相互交织粘连呈"网格样"。

2.结论

中等量心包积液。

【要点与讨论】

（1）明确心包腔内液性暗区的位置、范围、深度，其内有无"条索样"或絮状回声包裹与分隔是判断心包穿刺或心包开窗引流是否有效的关键。

（2）优选心尖及剑突下四腔心切面快速识别心包压塞：心脏"摆动征"；舒张期右心房、右心室塌陷；下腔静脉内径增宽且吸气时塌陷消失。舒张期右心房、右心室塌陷亦可出现在血容量不足的患者中，尤其是心脏外科术后的患者，此时不应诊断心包压塞。心包压塞与积液量并不成正比，短期内积液增加亦可引起心包压塞，尤其是经皮冠状动脉介入治疗术后，应动态观察积液量变化。

（3）无明确病因而以大量心包积液首诊的患者，穿刺引流后短时间内积液量增长迅速，应考虑恶性肿瘤的可能。反复以大量心包积液就诊的年轻女性，应注意排查免疫系统疾病。

（4）大量心包积液时，做出节段性室壁运动异常和瓣膜脱垂的诊断时应慎重，可在心包积液量减少后复查。

【思考题】

（1）心包积液与胸腔积液的鉴别。

（2）心包积液的超声引导穿刺。

（赵　丽）

# 第二节　缩窄性心包炎

【超声解剖概要】

缩窄性心包炎是各种原因引起的心包增厚粘连、纤维化或钙化，房室沟处明显，其形成的坚硬的"铠甲样"瘢痕组织压迫心脏，导致心脏充盈压升高、舒张期心室充盈受限。目前，我国最常见的病因是结核性心包炎，非特异性疾病及其他病因也呈上升趋势，如心脏开胸术后、结缔组织病等。

心包积液吸收后，慢性心包炎症引起纤维素渗出，心包壁层和脏层增厚形成瘢痕、机化粘连，心包腔消失，压迫心脏各腔及腔静脉，心室舒张期充盈受限、充盈压增高。吸气时由于心包僵硬，心包腔内压力不随胸腔内压力降低而降低，右心回心血流减少；舒张中晚期心室舒张受限可导致心室舒张末压和心房平均压升高，使心室充盈进一步受限，心输出量降低，体循环淤血。

临床症状常表现为胸闷、气促、尿少、全身水肿，伴发热、盗汗，查体见颈静脉怒张、肝脏肿大、移动性浊音阳性、双下肢水肿等体循环淤血征象。

【相关切面】

胸骨旁左心室长轴切面、胸骨旁左心室短轴切面、心尖四腔心切面、剑突下心尖四腔心切面、剑突下下腔静脉长轴切面。

【超声表现】

1.二维超声

（1）心包增厚＞4 mm，心包回声增强，有时可见钙化，以房室沟处明显（动图12-2-1）。

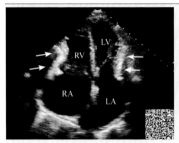

可见双心房扩大，心室腔相对缩小，呈"葫芦征"，心包增厚钙化，回声增强，双侧房室沟处尤为明显（箭头）。RV：右心室；RA：右心房；LV：左心室；LA：左心房

动图12-2-1
心尖四腔心切面

（2）双心房扩大，心室腔正常或相对缩小，外观形似"葫芦"。左心室长轴切面显示左心室后壁与室间隔近似平行，左心房与左心室后壁夹角变小（多<150°），呈"高跟鞋样"改变（动图12-2-2）。

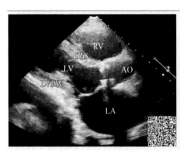

可见左心室后壁与室间隔之间的夹角<150°。RV：右心室；LV：左心室；LA：左心房；AO：主动脉；IVS：室间隔；LVPW：左心室后壁

动图12-2-2
胸骨旁左心室长轴切面

（3）室间隔异常运动（动图12-2-3），呈"弹跳征"和"呼吸性漂移"运动，即舒张早期（吸气时）向左心室腔内摆动，舒张中期（呼气时）立即向右心室侧反弹。

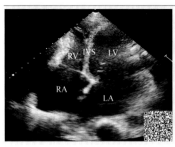

可见室间隔异常运动。RV：右心室；RA：右心房；LV：左心室；LA：左心房；IVS：室间隔

动图12-2-3
心尖四腔心切面

（4）下腔静脉增宽，内径随呼吸的周期性变化减小或消失（动图12-2-4），提示右心房压升高。

（5）可伴有心包积液。

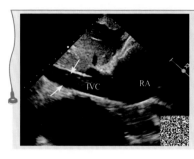

可见下腔静脉内血流自发显影，内径扩张且深吸气时不能缩小。RA：右心房；IVC：下腔静脉；箭头：血流自发显影

动图12-2-4
剑突下切面

### 2.M型超声

M型超声显示室间隔的异常运动（图12-2-5），舒张早期异常向左心室腔内摆动并立即反弹形成室间隔舒张早期"V"形切迹。下腔静脉扩张且深吸气时不能缩小。另外，可观察到二尖瓣提前关闭、EF斜率变陡、舒张中/晚期左心室后壁突然变平坦、肺动脉瓣提前开放等间接征象。

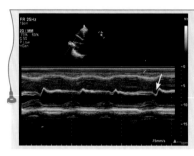

可见室间隔异常运动，舒张早期可见"V"形切迹（箭头）

图12-2-5
M型超声

### 3.多普勒超声

（1）房室瓣的血流随呼吸有显著的变化：二尖瓣E峰高尖，E/A比值增大，E峰流速随呼吸变化明显，呼气时增高，吸气时下降，下降幅度＞25%。三尖瓣则与之相反，呼气相E峰降低。

（2）肝静脉血流频谱呈w波形：收缩早期出现快速前向血流，随后出现逆向血流，舒张期再次出现前向血流，直到逆向a波发生。

（3）CDFI见房室瓣口反流（动图12-2-6）。

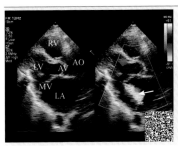

可见二尖瓣收缩期反流（箭头）。RV：右心室；LV：左心室；LA：左心房；AO：主动脉；AV：主动脉瓣；MV：二尖瓣

动图12-2-6
胸骨旁左心室长轴切面

## 【操作技巧】

（1）心包病变分布不均匀，受到旁瓣效应及肺气的全反射影响，有时难以测量心包厚度、显示心包钙化。此时应结合心尖和剑突下四腔心切面综合观察，适当降低二维增益，对比显示房室沟处心包的回声和厚度（动图12-2-7）。

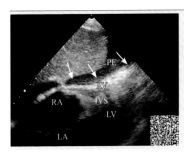

可见整个心包增厚，回声增强，心室活动受限，右心室侧尤为明显；室间隔反常运动；合并心包积液（箭头）。RV：右心室；RA：右心房；LV：左心室；LA：左心房；IVS：室间隔；PE：心包积液

动图12-2-7
剑突下四腔心切面

（2）非典型缩窄性心包炎不能检出心包增厚或钙化，此时应重点观察间接征象（双心房增大、心室相对缩小、室间隔异常运动、左心房左心室夹角<150°、二尖瓣E峰吸气相降低）。另外，室间隔运动异常亦可出现在心脏术后的患者中。

（3）慢性心包炎症可累及心包下的室壁肌层，增厚的心包及缩窄环可压迫冠状动脉，减少心肌血供，影响心脏的收缩和舒张功能，从而出现节段性室壁运动异常。受解剖位置及常规切面的影响，M型超声较难显示心室侧壁的运动曲线，此时则需依靠检查者的经验观察动态二维声像图的运动幅度，初学者可结合解剖M型超声判断。

## 【鉴别诊断】

缩窄性心包炎应注意与RCM（表12-2-1）及其他引起心房扩大的疾病，如心房颤动等鉴别。另外，增厚的心包还需要与正常的心包脂肪垫鉴别，后者回声较低，附着于脏层心包，与壁层心包无粘连，不影响运动。

表12-2-1　缩窄性心包炎与限制型心肌病的鉴别要点

| | 缩窄性心包炎 | 限制型心肌病 |
|---|---|---|
| 病史 | 结核、开胸术后，发展慢 | 病因不明，发展迅速 |
| 二、三尖瓣反流 | 少量 | 常有 |
| 肝静脉及下腔静脉 | 增宽 | 增宽 |
| 心房扩大 | 扩大 | 扩大 |
| 室间隔运动异常 | 有 | 不明显 |
| 二、三尖瓣血流速度随呼吸变化 | 大多数 > 25% | 大多数 < 15% |
| e' | 高 | 低（< 8 cm/s） |
| E/e' | 高 | 低 |
| 心包回声 | 心包增厚钙化、回声增强 | 心包厚度正常 |
| 心内膜 | 无增厚 | 增厚 |
| 心内膜心肌活检 | 正常 | 异常 |

【报告书写】

1.描述

双心房内径增大，双心室相对偏小。房室交界区成"角样"改变，壁层、脏层心包膜增厚，房室沟处明显。室间隔异常运动，呈"弹跳征"，余室壁运动尚可。各瓣膜形态结构和启闭活动未见明显异常。下腔静脉内径增宽，吸气塌陷率<50%。CDFI显示二尖瓣口E峰增高、A峰降低，深吸气E峰流速降低>25%；二尖瓣、三尖瓣收缩期少量反流。

2.结论

（1）双心房内径增大。

（2）室间隔运动异常。

（3）壁层、脏层心包膜增厚，房室沟处明显（以上阳性提示缩窄性心包炎）。

【要点与讨论】

（1）需要明确心包有无增厚、钙化、粘连（局限性？弥漫性？）。

（2）观察室间隔有无异常运动、室壁受累程度（心房扩大、心室变形及房室瓣瓣环成角）。

（3）观察房室瓣口的E峰流速随呼吸的特征性变化。

（4）评估心脏的收缩及舒张功能（是否合并心包积液，下腔静脉有无扩张及呼吸塌陷率变化）。

【思考题】

缩窄性心包炎心包剥脱术后的超声评估要点。

（赵　丽）

# 第 **13** 章

## 人工瓣膜

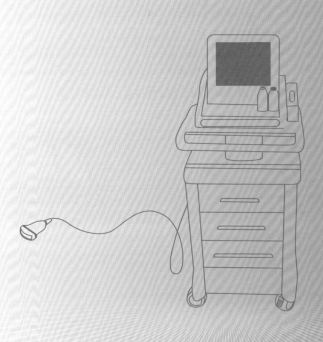

人工瓣膜置换是用人工瓣膜取代原有病损瓣膜，恢复原瓣膜位置的生理功能。超声心动图是监测人工瓣膜功能和并发症的主要手段。

## 【人工瓣膜的类型】

异种生物瓣的制作材料常用的有牛心包和猪主动脉瓣；同种异体主动脉瓣由于来源限制且无支架，只用于主动脉瓣置换；自体肺动脉瓣用以替换自身主动脉瓣（ROSS手术）；目前以异种生物瓣应用最多。生物瓣的血栓和血管翳的发生率低，但瓣叶组织易变性钙化，瓣叶毁损则需重新置换瓣膜（图13-1）。

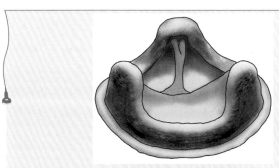

图13-1　人工生物瓣膜

机械性瓣膜主要包括有笼球瓣（图13-2）、单叶侧倾碟瓣（图13-3）、双叶碟瓣（图13-4），目前应用最多的是双叶碟瓣，机械瓣由金属及其他人工材料组成，瓣叶不会变性，但容易形成血栓，需终身抗凝治疗，长期易形成血管翳。

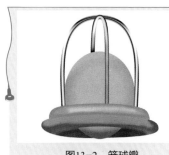

图13-2　笼球瓣

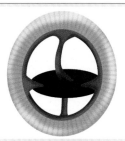

图13-3　单叶侧倾碟瓣

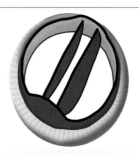

图13-4　双叶碟瓣

## 【人工瓣膜的超声表现】

超声心动图评价人工瓣膜，需要充分了解人工瓣膜的种类、正常血流动力学特征。不同类型、大小和位置的人工瓣膜的血流动力学特征不同，同一类型的人工瓣膜在不同瓣位使用时也有不同的血流动力学表现。机械双叶碟瓣开放时有3个"口"，分别是中央两片瓣叶的夹缝和两侧较大的半月形开口，CDFI显示3束血流信号，中央较细窄，两侧较宽；单叶倾斜瓣开放时形成一大一小2个开口，CDFI显示一宽一窄两束斜向血流信号。人工生物瓣与自然瓣相似，超声心动图可探及生物瓣的瓣架、瓣叶活动及接近原生瓣膜的血流信号。需要指出的是，由于受生物瓣瓣架的限制，人工生物瓣膜的跨瓣压差会比原生瓣膜稍高（动图13-5～动图13-7）。

TTE往往难以清晰显示人工机械主动脉瓣的活动状态，如频谱多普勒探及高跨瓣压差时，在排除患者-人工瓣膜不匹配（patient-prosthesis mismatch，PPM）的情况下，须进行TEE以排除人工瓣膜功能障碍。

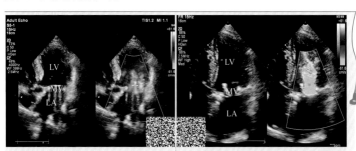

启闭正常。LV：左心室；LA：左心房；MV：二尖瓣

启闭正常。LV：左心室；LA：左心房；MV：二尖瓣

动图13-5　人工二尖瓣机械瓣　　　动图13-6　人工二尖瓣生物瓣

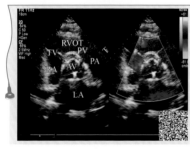

RVOT：右心室流出道；PV：肺动脉瓣；TV：三尖瓣；AV：主动脉瓣；PA：肺动脉；RA：右心房；LA：左心房

动图13-7
人工主动脉瓣生物瓣启闭正常

由于人工瓣膜的结构特点，所有人工瓣膜均存在一定程度的梗阻和反流。二维超声探查人工瓣叶的启闭活动、瓣环形态及位置是否固定、瓣环与周围组织是否有分离、瓣叶及瓣环是否有异常回声附着、生物瓣叶是否有增厚钙化或撕裂、是否充分开放；CDFI探查要注意人工瓣膜前向血流形态、瓣口反流及程度、是否存在瓣周反流（瓣周漏），在人工生物瓣膜，血流束应填充瓣口。

评价人工瓣膜功能的多普勒参数包括：峰值流速、平均跨瓣压差、PHT、多普勒速度指数（Doppler velocity index，DVI）、EOA、主动脉瓣位的加速时间（acceleration time，AT）和ET。

## 【人工瓣膜并发症】

### 1.感染性心内膜炎

患者常有高热史、新出现的心脏杂音，常合并体循环栓塞等。赘生物附着于瓣环及瓣叶，损毁人工生物瓣结构，导致人工瓣膜狭窄及反流，可合并瓣周脓肿，严重者可导致心腔间出现分流，加重心脏负荷，赘生物脱落可导致体循环栓塞。超声心动图显示赘生物为单发或多发的"条絮样"中低回声，活动度大（动图13-8）。

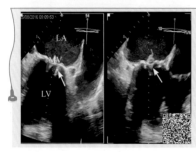

赘生物形成、瓣叶毁损（箭头）。LA：左心房；LV：左心室；MV：二尖瓣

动图13-8
人工二尖瓣生物瓣

**2.瓣周漏**

对于较大瓣周漏,二维超声心动图可探及瓣环与组织间的回声失落,CDFI显示反流束起源于人工瓣环之外。多切面扫查测量瓣周反流起始部的宽度有助于评价反流程度,在人工瓣膜短轴瓣环水平观察反流的范围,反流的瓣周范围占缝合环总周长的百分比<10%为轻度、10%~29%为中度、≥30%为重度。人工瓣膜摇摆运动通常提示存在>40%的瓣环分离,属于重度反流(动图13-9~动图13-11)。

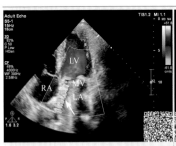

可见人工二尖瓣机械瓣瓣漏(箭头)。LV:左心室;LA:左心房;MV:二尖瓣;RA:右心房

**动图13-9　TTE检查**

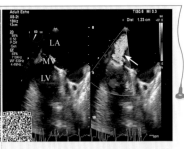

可见人工二尖瓣机械瓣瓣周漏(箭头)。LA:左心房;LV:左心室;MV:二尖瓣

**动图13-10　TEE检查**

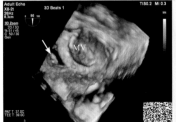

可见人工二尖瓣机械瓣瓣周漏(箭头)。MV:二尖瓣

**动图13-11
三维TEE检查**

**3.血栓与血管翳**

血栓与血管翳在超声心动图的表现极为相似,显示为低至中等回声附着于瓣叶及瓣环,血管翳相对血栓回声稍强。二者都会引起人工瓣膜的功能障碍,机械瓣明显较生物瓣更易形成血栓。血管翳引起的梗阻出现较晚,新发症状、血栓栓塞事件及经抗凝治疗未达标均提示血栓形成导致瓣膜功能障碍;溶栓治疗对血管翳无效(动图13-12~图13-19)。

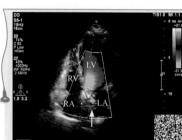

可见人工主动脉瓣机械瓣跨瓣血流信号细窄（箭头）。LV：左心室；LA：左心房；RV：右心室；RA：右心房；AV：主动脉瓣

动图13-12　TTE检查

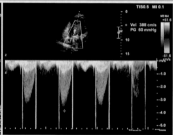

可见人工主动脉瓣机械瓣高跨瓣压差

图13-13　频谱多普勒

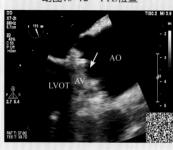

可见人工主动脉瓣机械瓣一侧瓣叶活动不良（箭头）。LVOT：左心室流出道；AV：主动脉瓣；AO：主动脉

动图13-14　TEE检查

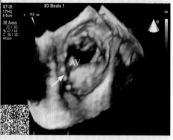

可见血管翳或血栓附着瓣叶，致人工主动脉瓣机械瓣一侧瓣叶活动不良（箭头）。AV：主动脉瓣

动图13-15　三维TEE检查

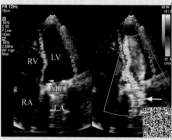

可见人工二尖瓣机械瓣一侧瓣叶活动，跨瓣血流信号不对称（箭头）。LV：左心室；LA：左心房；RV：右心室；RA：右心房；MV：二尖瓣

动图13-16　TTE检查

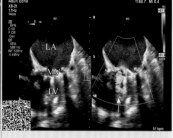

可见人工二尖瓣机械瓣一侧瓣叶活动，跨瓣血流信号不对称（箭头）。LA：左心房；LV：左心室；MV：二尖瓣

动图13-17　TEE检查

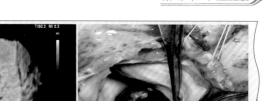

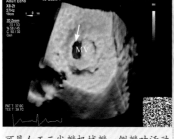

可见人工二尖瓣机械瓣一侧瓣叶活动（箭头）。MV：二尖瓣

人工二尖瓣机械瓣血管翳及血栓形成

动图13-18 三维TEE

图13-19 术中探查

4.患者–人工瓣膜不匹配

当功能正常的人工瓣膜的EOA相对于患者体型（心输出量需求）过小时，会引起术后压差异常升高而出现本病。PPM不是人工瓣膜自身的功能障碍，但可与内在性人工瓣膜功能障碍并存。PPM常常于术后早期即存在，如探及瓣叶的形态或活动异常，则提示存在内在性瓣膜功能障碍。当二尖瓣位EOA校正值（EOA/BSA）≤1.2 cm$^2$/m$^2$时，可以推测存在PPM，主动脉瓣位EOA校正值<0.85 cm$^2$/m$^2$则可推断存在PPM。

## 【人工瓣膜功能障碍】

人工瓣膜功能障碍分为结构性和非结构性瓣膜功能障碍。机械性瓣膜自身结构出现损伤、瓣叶活动异常，并非是由血栓形成、血管翳或赘生物导致的功能障碍，而是由人工生物瓣膜的瓣叶钙化或撕裂、瓣叶变形、瓣架断裂、缝合环与瓣架分离导致的功能障碍，为结构性瓣膜功能障碍；非结构性瓣膜功能障碍是由非瓣膜本身内在原因所致，是血栓、血管翳、组织或缝线导致的瓣叶活动障碍。

正常机械性瓣膜的瓣叶应该充分地开放且快速关闭，人工生物瓣膜的瓣尖应薄而均匀，且活动度良好、关闭后没有脱垂。人工瓣膜功能障碍常表现为狭窄和（或）反流，可通过探查瓣膜的形态异常（增厚钙化、血管翳、血栓形成）和（或）瓣膜的活动异常（瓣环的摇摆运动、瓣叶运动异常）等证据来分辨狭窄或反流的病因。

超声心动图评价人工瓣膜功能应探查瓣膜形态和活动、测量多普勒参数，结合使用人工瓣膜的时间和心腔重构情况进行综合评价。

### 1.人工瓣膜狭窄

PHT为压差减半时间；EOA为有效瓣口面积。

人工瓣膜EOA=CSA × $VTI_{LVOT}/VTI_{PrV}$。

人工主动脉瓣DVI=峰值$V_{LVOT}$/峰值$V_{PrV}$或$VTI_{LVOT}/VTI_{PrV}$。

人工二尖瓣DVI=$VTI_{PrV}/VTI_{LVOT}$。

$VTI_{LVOT}$是指跨LVOT的血流速度–时间积分，$VTI_{PrV}$是跨人工瓣膜血流速度–时间积分。CSA为流出道横截面积。

峰值$V_{LVOT}$和峰值$V_{PrV}$分别为左心室流出道峰值流速、跨人工瓣膜峰值流速。

AT为人工主动脉瓣加速时间，AT/ET为加速时间/左心室射血时间。

人工瓣膜的大小、心率、心室和心房功能、心腔顺应性、相对的心腔压力、存在PPM或任何梗阻、显著的反流都可以影响跨瓣流速及跨瓣压差。在Ⅰ度房室传导阻滞E峰和A峰融合时或舒张期充盈时间缩短的情况下不适宜应用PHT；结合人工瓣膜活动异常，EOA<1 cm$^2$和DVI>2.5时提示人工二尖瓣存在明显梗阻，DVI<0.25和AT/ET>0.37时，提示人工主动脉瓣梗阻。

三尖瓣位人工瓣膜舒张早期的峰值速度≥1.9 m/s、平均跨瓣压差≥6 mmHg，PHT≥130 ms，DVI≥2提示梗阻，由于受呼吸影响，窦性心律时需采集3～5个心动周期取平均值。人工肺动脉瓣狭窄的多普勒表现：收缩期前向彩色血流束变窄，人工生物瓣膜跨瓣峰值速度>3.2 m/s（平均压差≥20 mmHg）或同种移植瓣膜峰值速度>2.5 m/s（平均压差≥15 mmHg）（表13–1，表13–2）。

表13–1　人工二尖瓣狭窄分级

| 参数 | 正常 | 可能狭窄 | 显著狭窄 |
| --- | --- | --- | --- |
| 峰值流速（m/s） | < 1.9 | 1.9 ～ 2.5 | ≥ 2.5 |
| 平均压差（mmHg） | ≤ 5 | 6 ～ 10 | ≥ 10 |
| PHT（ms） | < 130 | 130 ～ 200 | > 200 |
| DVI | < 2.2 | 2.2 ～ 2.5 | > 2.5 |
| EOA（cm$^2$） | ≥ 2 | 1 ～ 2 | < 1 |

表13-2　人工主动脉瓣狭窄分级

| 参数 | 正常 | 可能狭窄 | 显著狭窄 |
|---|---|---|---|
| 峰值流速（m/s） | < 3 | 3 ~ 4 | ≥ 4 |
| 平均压差（mmHg） | < 20 | 20 ~ 35 | ≥ 35 |
| DVI | ≥ 0.35 | 0.25 ~ 0.35 | < 0.25 |
| EOA（cm²） | > 1.1 | 0.8 ~ 1.1 | < 0.8 |
| AT（ms） | < 80 | 80 ~ 100 | > 100 |
| AT/ET | < 0.32 | 0.32 ~ 0.37 | > 0.37 |

如在探查人工瓣膜活动正常、测量PHT正常或轻度延长且DVI正常的情况下，跨瓣压差增大应考虑其他影响因素，如PPM、二叶式机械瓣膜局限性中央高跨瓣压差（测量时需避开中央高速射流）、人工瓣膜反流或高动力状态（如手术后、贫血、败血症）、心动过速等。如人工瓣膜运动异常、DVI增加、PHT延长及平均压差进行性升高，则提示出现人工瓣膜梗阻。

2.人工瓣膜反流

评估人工瓣膜的反流程度推荐测量缩流束宽度、EROA、RVol（反流容积）和反流分数，缩流束宽度>6 mm、EROA≥30 mm²或RVol≥60 mL、反流分数（RVol/LVOT每搏输出量）>50%提示重度人工瓣主动脉瓣反流；缩流束宽度≥7 mm、EROA≥40 mm²且RVol≥60 mL、反流分数>50%提示重度二尖瓣反流。

TTE探查机械性二尖瓣时，人工瓣膜的声影和伪影常常遮挡瓣膜反流，当出现以下征象时应当怀疑存在人工二尖瓣反流：①收缩期人工瓣的心室侧出现血流汇聚；②左心房内声影的远端出现彩色湍流；③二尖瓣E峰速度、压差和（或）DVI增加；④不能解释或新近恶化的肺动脉高压和扩张，呈高动力左心室。当临床或TTE怀疑存在人工二尖瓣反流时，应进行系统的TEE检查。

人工三尖瓣反流的评价与人工二尖瓣相似，另外，PW在肝静脉内记录到全收缩期逆向血流提示重度反流；在排除其他因素后，右心腔扩大、下腔静脉扩张、呼吸塌陷率明显降低是慢性显著三尖瓣反流的敏感征象。

人工肺动脉瓣反流的反流束宽度大于同帧测量的右心室流出道直径的50% ~ 65%时提示重度反流，肺动脉内探及逆向CDFI血流是中至重度反流的特异性表现。

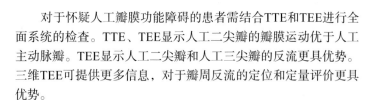

对于怀疑人工瓣膜功能障碍的患者需结合TTE和TEE进行全面系统的检查。TTE、TEE显示人工二尖瓣的瓣膜运动优于人工主动脉瓣。TEE显示人工二尖瓣和人工三尖瓣的反流更具优势。三维TEE可提供更多信息，对于瓣周反流的定位和定量评价更具优势。

【诊断要点】

（1）超声心动图评价人工瓣膜功能时须首先了解人工瓣膜的类型和大小、瓣膜置换时间以及抗凝管理情况，不同类型人工瓣膜的跨瓣压差存在差异，瓣膜置换时间及抗凝水平可帮助判断瓣膜功能障碍的原因。

（2）对于高跨瓣压差的人工瓣膜，须结合手术后随访资料，如术后即存在高跨瓣压差，但随访中并无明显变化，应考虑存在PPM；如在随访中跨瓣压差升高，结合抗凝水平和手术时间，应考虑血栓和（或）血管翳形成。

（3）TTE怀疑存在瓣周漏时，应使用经食管超声检查TEE协助诊断，三维TEE评价瓣周漏的位置和范围更具优势。

【思考题】

（1）怀疑人工瓣膜梗阻时，需排除的影响因素有哪些?
（2）TTE和TEE评价人工瓣膜的优势和局限。

【分析思路】

高跨瓣压差的分析思路如下（图13-20）。

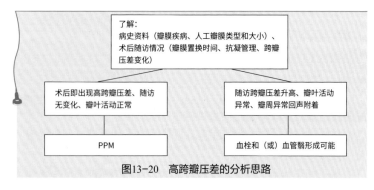

图13-20  高跨瓣压差的分析思路

（李建华）

# 第14章

## 心内膜炎

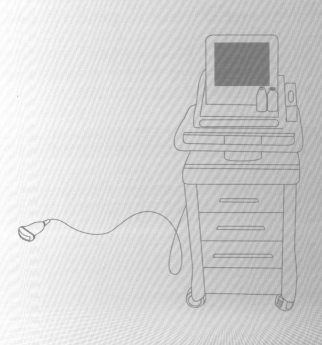

心内膜炎（endocarditis）分为感染性和非感染性。感染性心内膜炎（infective endocarditis，IE）是指由病原微生物侵袭心内膜而引起的一种炎症性疾病，瓣膜为最常受累部位，常伴赘生物形成。感染也可发生在长期受到高速血流冲刷的部位，如室间隔缺损口。

## 【超声解剖概要】

感染性心内膜炎通常分为2种类型：急性感染性心内膜炎和亚急性感染性心内膜炎。其中急性感染性心内膜炎主要由毒力较强的化脓菌引起，多为金黄色葡萄球菌，起病急，病程短，症状较为严重。多发生于正常心内膜，多单独侵犯二尖瓣或主动脉瓣，病变多发生在二尖瓣的心房面及主动脉瓣的心室面，这与血流长期冲击瓣膜发生机械性损伤有关。亚急性感染性心内膜炎在临床较为常见，病程较长，可持续几周至几个月。通常由毒力较弱的细菌引起，如草绿色链球菌。常发生于本身已有病变的瓣膜（如风湿性心瓣膜病）。此型心内膜炎最常侵犯二尖瓣和主动脉瓣，并可累及其他部位心内膜。

赘生物是感染性心内膜炎的特征性表现。多位于心脏瓣膜上，常见的感染部位为主动脉瓣的左心室面及二尖瓣的心房面。赘生物可单发或多发，大小不一。病变严重时，在心瓣膜上可形成深度溃疡，甚至发生瓣膜穿孔，偶见乳头肌和腱索断裂。较风湿性心内膜炎相比，本病的赘生物大而脆，容易脱落随血流播散到身体各部位而产生栓塞，常见于脑、脾、肾及肢体动脉，引起相应脏器的梗塞或脓肿，造成本病致命的并发症。

另外，感染性心内膜炎急性期可形成瓣周脓肿，多见于主动脉瓣根及二尖瓣瓣环，也可发生于室间隔及心肌。病程严重且进展较快，临床预后差。本病还常伴发免疫机制引起的小血管炎，如皮肤黏膜瘀点、指甲下出血及Osler结节等。病原体还可和体内所产生的抗体结合形成免疫复合物，沉着于肾小球的基底膜上，引起局灶性肾小球肾炎或弥漫性（系膜增生性）肾小球肾炎，导致肾功能衰竭。

## 【相关切面】

### 1.常用切面

胸骨旁左心室长轴切面、胸骨旁大血管短轴切面、胸骨旁四腔心切面、左心室短轴二尖瓣切面、心尖四腔心切面、心尖五腔心切面及剑突下四腔及五腔心切面。

2.检查内容

（1）瓣膜和瓣下结构的形态及活动度，瓣膜是否穿孔，是否有赘生物附着，赘生物的大小、个数、附着部位、形态及活动度，赘生物的变化情况。瓣膜根部是否形成瓣周脓肿。

（2）CDFI观察瓣膜前向血流及反流情况。

（3）心脏各腔室大小及心功能情况。

【超声表现】

（1）主动脉瓣赘生物图像（图14-1～图14-5）。

（2）二尖瓣位人工生物瓣赘生物图像（图14-6～图14-12）。

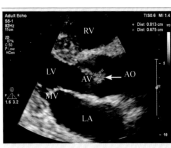

可见主动脉瓣上异常"团块样"强回声附着（箭头）。RV：右心室；LV：左心室；AO：主动脉；AV：主动脉瓣；MV：二尖瓣；LA：左心房

图14-1　左心室长轴切面

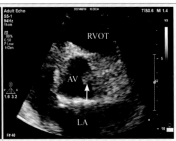

可见主动脉瓣上异常"团块样"强声回声附着（箭头）。RVOT：右心室流出道；AV：主动脉瓣；LA：左心房

图14-2　大动脉短轴切面

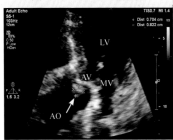

可见主动脉瓣上异常"团块样"强回声附着（箭头）。LV：左心室；AO：主动脉；AV：主动脉瓣；MV：二尖瓣

图14-3　心尖五腔心切面

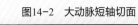
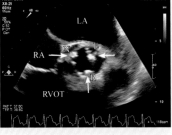

食管中段大动脉短轴切面可见主动脉瓣上异常"团块样"强回声附着（箭头）。N：无冠窦；R：右冠窦；L：左冠窦；LA：左心房；RA：右心房；RVOT：右心室流出道

图14-4　TEE检查

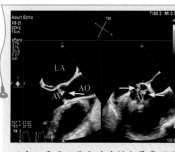

正交双平面可见主动脉瓣上异常"团块样"强回声附着（箭头）。LA：左心房；AV：主动脉瓣；AO：主动脉

图14-5　TEE检查

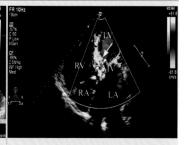

人工二尖瓣生物瓣置换术后，可见二尖瓣口舒张期血流明显汇聚（箭头）。RV：右心室；RA：右心房；LV：左心室；LA：左心房；MV：二尖瓣

图14-6　心尖四腔心切面

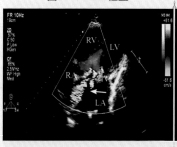

人工二尖瓣生物瓣置换术后，二尖瓣收缩期可见明显反流血流信号（箭头）。RV：右心室；RA：右心房；LV：左心室；LA：左心房；MV：二尖瓣

图14-7　心尖四腔心切面

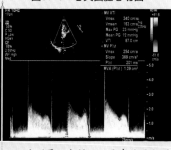

PHT法测量二尖瓣口可见有效面积明显减小（约1.09 cm²），VTI可见平均压差升高（12 mmHg）

图14-8　心尖四腔心切面

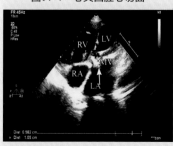

可见人工二尖瓣生物瓣上异常"团块样"强回声附着（箭头）。RV：右心室；RA：右心房；LV：左心室；LA：左心房；MV：二尖瓣

图14-9　心尖四腔心切面

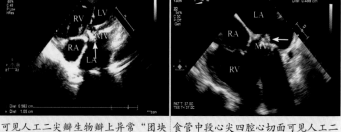

食管中段心尖四腔心切面可见人工二尖瓣生物瓣上异常"团块样"强回声附着（箭头）。LA：左心房；MV：二尖瓣；RA：右心房；RV：右心室

图14-10　TEE检查

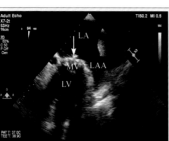

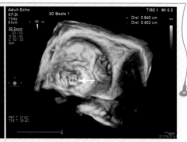

食管中段两腔心切面可见人工二尖瓣生物瓣上异常"团块样"强回声附着（箭头）。LA：左心房；LV：左心室；LAA：左心耳；MV：二尖瓣

图14-11　TEE检查

可见人工二尖瓣生物瓣上异常"团块样"强回声附着（箭头）。MV：二尖瓣

图14-12　三维TEE检查

【操作技巧】

（1）主动脉瓣赘生物常发生于右冠瓣，并引起不同程度的瓣膜关闭不全。赘生物较大者还可脱入左心室流出道。当怀疑主动脉瓣赘生物时尽量仔细扫查，尤其注意右冠瓣情况。伴发瓣周脓肿时，可在瓣叶窦部探查到无活动度的异常低回声。

（2）二尖瓣赘生物常发生于二尖瓣的前叶。对于怀疑二尖瓣赘生物的患者，建议采用胸骨旁左心室长轴切面（图14-13）、左心室短轴二尖瓣切面及心尖四腔心切面（图14-14，图14-15）对二尖瓣瓣叶尤其是前叶进行仔细探查以明确诊断。

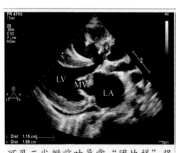

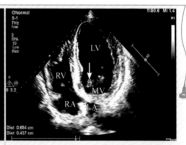

可见二尖瓣前叶异常"团块样"强回声附着（箭头）。LA：左心房；LV：左心室；MV：二尖瓣

图14-13　左心室长轴切面

可见二尖瓣腱索上异常"团块样"强回声附着（箭头）。LA：左心房；LV：左心室；RA：右心房；RV：右心室；MV：二尖瓣

图14-14　心尖四腔心切面

（3）三尖瓣赘生物常发生于三尖瓣的前叶。此时右心室流入道切面及心尖四腔心切面用于探查三尖瓣赘生物效果最佳。

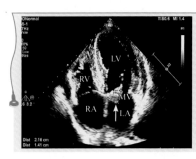

可见二尖瓣前叶瓣根部左心房面异常"团块样"强回声附着（箭头）。LA：左心房；LV：左心室；RA：右心房；RV：右心室；MV：二尖瓣

图14-15
心尖四腔心切面

（4）肺动脉瓣赘生物建议在胸骨旁及剑突下大动脉短轴切面、胸骨旁及剑突下右心室流出道长轴切面进行探查，如果赘生物引起了肺动脉瓣狭窄，还应注意观察主肺动脉是否有狭窄后扩张。

（5）TEE可清晰显示赘生物附着于瓣膜的部位、形态、大小及活动状态，也可清晰显示受累瓣膜的情况，诊断敏感性和特异性均较高。尤其是对人工瓣膜置换术后的患者，TTE诊断赘生物的难度较大，TEE具有一定优势。

【鉴别诊断】

陈旧性赘生物由于回声强且常伴钙化，需与其他瓣膜增厚、钙化的疾病相鉴别，如风湿性心瓣膜病及老年性瓣膜退行性改变。还有一些特殊情况，如痛风导致的二尖瓣赘生物易误诊为感染性心内膜炎，因此应结合患者病史、血培养等进行鉴别。

【报告书写】

1.描述

左心房、左心室内径增大，其余心脏各腔室大小正常；房间隔、室间隔回声未见明显中断，大动脉关系正常；二尖瓣上探及一个大小约3.5 cm×2.5 cm的异常强回声附着，随瓣膜活动，摆动度大，余各瓣膜回声未见明显异常。CDFI显示二尖瓣口收缩期大量反流血流信号。

2.结论

（1）病因诊断：二尖瓣上异常回声，多考虑赘生物形成。

（2）受累瓣膜反流及狭窄程度：二尖瓣重度关闭不全。

（3）是否合并肺动脉高压及程度：中度肺动脉高压。

（4）其他合并的心血管畸形。

## 【要点与讨论】

（1）先天性心脏病合并感染性心内膜炎时（较常见的为室间隔缺损），早期赘生物常因回声不强且较小而易漏诊，应调节仪器增益仔细观察。若赘生物附着于三尖瓣腱索，注意不要与三尖瓣腱索相混淆。

（2）人工瓣膜置换术后的患者，尤其是使用机械瓣的患者，由于机械瓣声影影响较难观察，此时可结合TEE，尤其是三维TEE进行诊断，以提高赘生物诊断的正确率。位于人工二尖瓣或主动脉瓣上的赘生物常引起一侧或两侧瓣叶启闭受限，瓣口流速增快且常伴有瓣膜反流，应结合TEE仔细观察瓣叶上是否有异常回声附着，并注意结合病史及实验室检查，与肉芽及血管翳相鉴别。

（3）当发现有瓣膜赘生物形成时，应密切随访观察赘生物大小、形态及活动度等是否有变化，若发现有变化疑似脱落者，需及时报告临床。

（4）瓣膜增厚、钙化、占位及血栓形成时常与赘生物有相似的超声表现，应结合病史、实验室检查及TEE等综合判断分析。

（5）特殊类型心内膜炎：Loffler心内膜炎是嗜酸性粒细胞增多综合征（hypereosinophilic syndrome，HES）累及心脏引起的以心内膜或心肌损害为特点的疾病，原因不明且预后较差，男性多见，临床表现为多系统嗜酸性粒细胞浸润，皮肤、心脏及神经系统常受累。据文献报道，有40%～50%的患者出现心脏受累，典型的超声心动图表现为心室流入部及心尖部心内膜增厚，严重者可导致心尖部心腔变窄甚至闭塞。

Libman-Sacks心内膜炎常见于系统性红斑狼疮（systemic lupus erythematosus，SLE）患者，又称非细菌性疣状心内膜炎，瓣膜表面有无菌性赘生物形成。最常累及二尖瓣，其次是主动脉瓣，三尖瓣及肺动脉瓣少见，腱索及心内膜表面亦可见赘生物形成。赘生物呈颗粒状、簇状分布，主要位于瓣尖对合缘，也可延伸到瓣体部使整个瓣叶增厚。本病患者虽有发热史，但血培养阴性，结合患者病史及免疫学检查可与感染性心内膜炎相鉴别。

## 【思考题】

由风湿性心脏瓣膜病引起的瓣膜增厚、钙化怎样与瓣膜赘生物相鉴别？

（罗庆祎）

第 **15** 章

心脏占位

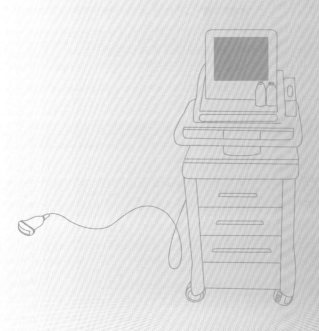

## 第一节 心脏血栓形成

血栓是血液成分在血管或心脏内膜表面形成的血液凝块或沉积物，它可以发生在血管中的任何地方，导致血液流动停止。栓塞是心脏或血管内已形成的血栓脱落，顺血流堵塞其他重要脏器血管的综合征。心脏血栓最主要的危害是栓塞，而体循环栓塞风险最高的是脑栓塞，一旦形成脑梗死，有可能造成患者的瘫痪或者死亡。下肢深静脉血栓形成可脱落堵塞肺动脉，引起急性右侧心力衰竭。血栓的形成要具备3个基本条件：①血管内皮的损伤；②血流状态改变；③血液凝固性的增加。心腔内血栓由血液淤滞而诱发形成。心脏超声是诊断心脏血栓的一种无创、简便的首要检查，能及时诊断血栓，为临床尽早干预治疗提供重要指导，有效降低患者的栓塞风险。

【超声解剖概要】

（1）左心房血栓：血栓可发生于左心房的任何部位，多发生在左心房后壁、侧壁及左心耳，少数可延伸至房间隔。可单发或多发，大小不一。任何造成左心房内血流淤滞的疾病均易引起血栓，如二尖瓣狭窄、心房颤动与左侧心力衰竭。

（2）左心室血栓：血栓常见于心肌梗死并发症、室壁瘤患者，心尖部或室壁运动异常处容易形成。DCM患者左心室内血流呈低速涡流，也易于形成血栓。

（3）右心房血栓：右心房血栓存在2种类型，分别是不活动血栓、活动性血栓。产生不活动血栓的原因主要是三尖瓣狭窄、心房颤动引发的右心室扩张，血液淤滞后形成。产生活动性血栓栓子的原因是右心房回流静脉血栓，活动性血栓脱落则会发生肺动脉栓塞。极少数情况下，当静脉血栓与右心房压升高同时存在时，就可能通过未闭的卵圆孔导致反常血栓，甚至导致脑卒中、体循环动脉栓塞。反常栓塞的标准：①患有脑及全身性梗死者，栓子来源与左心无关，常来源于下肢静脉血栓；②存在肺栓塞；③存在卵圆孔未闭右向左分流；④存在持续性肺动脉高压或短暂性的右心房高压。

（4）肺动脉血栓：栓塞的栓子可来自上、下腔静脉系统或右心，多源于下肢深静脉。肺动脉血栓栓塞可发生于单一或多部位。栓塞的动脉及其分支达到一定程度后，通过机械阻塞作用和神经体液、低氧血症引起的肺动脉收缩，会导致肺循环阻力增加，引起肺动脉高压。

【相关切面】

常用切面：常规切面及补充大动脉短轴切面、左心耳切面、剑突下上、下腔静脉长轴切面。

【超声表现】

1.左心房血栓

左心房内异常团块状回声，附着于左心房壁和（或）左心耳内。血栓基底部较宽，无蒂，游离面较大，多为椭圆形或不规则形。陈旧血栓形态不随血流而改变，新鲜血栓可发生轻微改变，有飘浮感。二尖瓣狭窄时，个别血栓脱落游离于左心房内，随血流而无规则活动。可见血栓回声，新鲜血栓回声较弱，陈旧性血栓回声较强，钙化时尤为明显（动图15-1-1～动图15-1-3）。

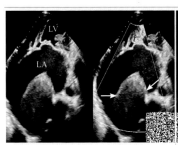

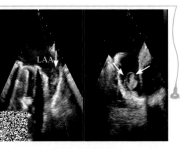

风湿性心脏病二尖瓣重度狭窄，于心尖四腔心切面可见左心房内一椭圆形中等回声团块（箭头）附着于左心房壁，左心房内血流可见超声自发显影。LA：左心房；LV：左心室

**动图15-1-1　左心房血栓**

二尖瓣人工机械瓣置换术后，于TEE双平面可见左心耳内不均质回声团块，活动度较大（箭头）。LAA：左心耳

**动图15-1-2　TEE左心耳血栓**

可见左心耳内血栓（箭头）

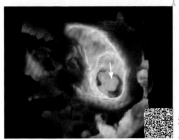

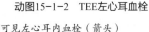

**动图15-1-3**
**三维TEE左心耳血栓**

### 2.左心室血栓

多位于心肌梗死部位，室壁节段性运动异常，室壁瘤内高发。附壁型：血栓扁平，分层状，表面与心内膜平行，基底广泛附着于左心室壁，多呈扁平或半月形。伸探型：血栓呈球形或不规则形，突入左心室腔，一般基底仍较宽，有蒂或活动很大的血栓罕见。血栓中央可发生液化，表现为无回声区。陈旧或机化血栓回声增强，与心内膜较易区分（动图15-1-4，动图15-1-5）。

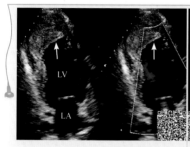

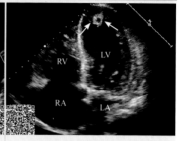

左心室心尖两腔心切面可见左心室心尖室壁瘤内有半月形实质性中等回声团块附着（箭头）。LV：左心室；LA：左心房

主动脉瓣重度狭窄并左心室壁运动减弱，于心尖四腔心切面可见左心室心尖球形血栓，中央液化，呈无回声区，突入左心室腔，活动度较大（箭头）。LV：左心室；LA：左心房；RV：右心室；RA：右心房

动图15-1-4　左心室心尖室壁瘤附壁血栓

动图15-1-5　左心室心尖部血栓

### 3.右心房活动性血栓

伸展性条索状回声、活动度高、随血流摆动和扭曲，游离端有时做蛇形运动，其附着部位很难确定，脱落则导致肺动脉栓塞；当伴有右向左分流的卵圆孔未闭时易发生矛盾性栓塞（动图15-1-6，动图15-1-7）。

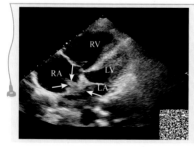

来源于下肢静脉血栓，于胸骨旁四腔切面可见一条索状回声通过房间隔卵圆孔骑跨于右心房与左心房之间（箭头）。LV：左心室；LA：左心房；RV：右心室；RA：右心房

动图15-1-6
右心房血栓并矛盾性栓塞

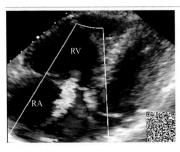

右心房活动性血栓脱落致肺栓塞，于心尖四腔心切面可见右心房、右心室明显扩大、三尖瓣中-大量反流。RV：右心室；RA：右心房

动图15-1-7
右心房血栓并三尖瓣关闭不全

**4.肺动脉血栓**

主肺动脉和（或）左、右肺动脉内可观察到血栓，血栓可以附壁或活动的形式存在，附壁者常见，多合并下肢静脉血栓（动图15-1-8）。

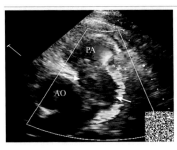

大动脉短轴切面主肺动脉内可见一较大实质性中等回声团块附着于主肺动脉内侧壁，活动度小（箭头）。PA：肺动脉；AO：主动脉

动图15-1-8
肺动脉血栓

【操作技巧】

（1）左心房血栓：风湿性心脏病二尖瓣狭窄较重者易形成血栓，左心房内的血栓一般较大，容易显示，此时也应注意探查左心耳，在大动脉短轴切面调整前倾探头，避开左肺动脉，可显示血栓位于肺动脉下方的左心耳。对临床怀疑有血栓，而TTE对血栓及左心耳观察不清者，特别是对伴有心房颤动的患者，建议行TEE检查。

（2）左心室血栓：左心室血栓最适于做TTE。以左心室心尖部位于近场的心尖切面显示最佳。没有突入心腔的较小层状血栓最易漏诊，图像质量较差也可影响诊断的准确性，从而出现假阴性或假阳性结果。左心声学造影技术的应用大大提高了左心室血栓，尤其是冠心病左心室心尖室壁瘤内附壁血栓的检出率。

【鉴别诊断】

（1）左心房黏液瘤：典型有蒂的黏液瘤根据其特点容易与

血栓鉴别，不典型的可借助左心声学造影及其他影像学检查与其他肿瘤、占位相鉴别。

（2）左心室黏液瘤：多有蒂，附着于左心室壁，有一定活动度；而部分血栓因其近似圆形、带蒂、附于心脏间隔而不易与黏液瘤相鉴别，要细致观察近期内团块位置、大小、形态、治疗前后的变化，心脏内血栓经过规范的抗凝治疗大多可以消失。

（3）心腔结构正常变异：心内解剖变异普遍存在，可发生于任何心腔或瓣膜，有时可误认为病理结构。①右心房解剖变异最常见，如Chiari网、下腔静脉瓣、冠状窦瓣和界嵴等均为右心房的正常结构；②华法林嵴又称左上肺静脉嵴，是位于左上肺静脉和左心耳之间的"嵴样"突起组织，对于"结节样"的华法林嵴，在过去经常被误诊为左心房血栓而使用华法林，故得名。对于这些正常变异，超声在检查时应多角度、多切面连续扫查，并结合患者血栓形成条件及相关病史进行鉴别。

【报告书写】

1.描述

右心房、右心室内径明显增大，室间隔与左心室后壁无增厚，室间隔运动异常。肺动脉内径增宽，主动脉瓣增厚，余各瓣膜回声、活动尚可。于右心房内探及大小约4.1 cm×1.4 cm的实质性条索状异常回声，通过房间隔卵圆孔骑跨于左、右心房之间，部分活动度大。房间隔中部较薄，膨向左心房侧。频谱多普勒及CDFI显示心房水平卵圆窝处可疑右向左细小分流；三尖瓣可见反流血流信号。频谱多普勒显示舒张期二尖瓣口血流频谱形态A峰升高，E/A<1。

2.结论

（1）右心房、右心室内径明显增大，肺动脉内径增宽，PASP为100 mmHg。

（2）室间隔运动异常。

（3）房间隔卵圆窝处异常条索状回声骑跨，卵圆孔未闭，心房水平右向左分流。

（4）三尖瓣中–重度关闭不全（阳性征象提示有反常栓塞形成）。

【要点与讨论】

（1）风湿性心脏病二尖瓣狭窄重或心房纤颤时会形成左心房血栓，而当伴二尖瓣反流明显时，由于二尖瓣反流冲击淤滞血液，则不易形成左心房血栓。左心室血栓多伴有节段性或弥漫性室壁运动异常，常见于DCM和心肌梗死。右心的血栓多为迁移性，来源于下肢静脉系统。

（2）超声需要重点观察血栓部位、大小、回声、形态及活动度的变化，注意与其他心脏占位、心内正常结构变异鉴别。可行经验性抗血栓治疗，动态观察近期变化，若团块变小或消失，则证实为血栓。

（3）在超声全面扫查的基础上，根据血栓形成的条件，对好发部位进行重点探查，如左心室心尖、左心室室壁瘤、房间隔膨出瘤、左心耳等血流容易淤滞的地方认真仔细寻找。发现超声自发显影时应警惕血栓形成。

（4）当双下肢静脉超声检查发现血栓、心脏超声表现肺高压征象时应引起注意，若右心及肺动脉主干，左、右肺动脉起始段未发现血栓，也应高度怀疑肺动脉远端分支栓塞，需进一步行肺部增强CT检查以排除肺栓塞。

（5）动脉系统出现异常栓子时，要注意左心系统有无原发血栓，而突发迅速升高的肺动脉压力时，要注意右心系统或体静脉有无血栓形成。

【思考题】

（1）血栓形成的条件及超声表现？
（2）什么是矛盾性栓塞，其形成条件如何？

（李海燕）

## 第二节　黏液瘤

黏液瘤是临床上最常见的心脏原发性肿瘤，占整个心脏肿瘤的30%~40%，占心脏良性肿瘤的40%~50%。病理性质虽属良性，但肿瘤的生物行为具有低度恶性倾向，主要表现为生长迅速和浸润性生长，但通常不会向心外发展。任何年龄均可发生，以30～60岁最为常见，女性多见，大多散发。临床表现主要取决于肿瘤的大小、生长速度、位置、瘤蒂长短及有无脱落。瘤体小蒂短者，可长期无症状；瘤体大可阻碍静脉回流或阻塞房室瓣膜口，引起血流动力学改变；黏液瘤碎片或瘤体表面血栓脱落可发生体、肺循环的栓塞。因此心脏黏液瘤及早检出至关重要，超声心动图应作为常规检查的首选。

【超声解剖概要】

黏液瘤是心内原发良性肿瘤，一般认为它起源于心内膜下多潜能的间质细胞，产生无定形酸性黏多糖，构成黏液瘤的组织成分，而这类细胞主要存在于房间隔卵圆孔区，该区为心脏黏液瘤的好发部位。黏液瘤多发生于心腔的心内膜面，并向腔内生长，极少数见于心脏瓣膜和大血管。约75%位于左心房，约15%位于右心房，左、右心室各占约5%。多为单发，少数于同一个心腔多发或在不同心腔同时发生，极少数可发生恶变，成为黏液肉瘤。①多数左心房黏液瘤通过一个粗而短的瘤蒂附着于房间隔左心房面的卵圆窝缘，少数附着于左心房后壁、左心房顶、房间隔的下部甚至二尖瓣瓣叶上，附着于房间隔以外区域的黏液瘤，其基底较宽，常无瘤蒂存在；②右心房黏液瘤一般较左心房黏液瘤小，基底较宽，多附着于房间隔、心房壁，也有极个别附着于三尖瓣上；③心室黏液瘤则多附着于游离壁或室间隔上，有时浸润心肌。心脏黏液瘤的大小差异较大，一般直径为4～6 cm。大体观察呈"黏液胶冻样"，表面散在暗红色出血点，质地不均匀，可出现中心液化或部分区域钙化，瘤体本身质软而脆（图15-2-1）。

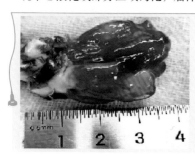

图15-2-1
黏液瘤手术标本

【相关切面】

常规切面：胸骨旁左心室长轴切面、胸骨旁短轴切面、心尖部四腔心切面、心尖部两腔心切面等；为了使占位显示清晰，可采用非标准切面或ZOOM放大观察扫查。

## 【超声图表现】

### 1.二维超声

通过二维超声可直接观察黏液瘤的部位、大小、形态、活动度等（动图15-2-2～动图15-2-7）。

（1）部位：大多数附着于卵圆窝边缘，极少数附着于心房壁、瓣膜及腔静脉等；另有少数无蒂而直接附着于房壁上；左右心房或其他心腔可同时发生。

（2）形态：瘤体多为椭圆形或类圆形，少数有分叶。多数瘤体柔顺度大，收缩期多为类圆形，舒张期移向房室瓣口，呈椭圆形。瘤体表面光滑或有小的突起。

（3）回声：黏液瘤一般为大致均匀的中等回声团，中心若出现钙化，则表现为斑点状或强回声，液化则表现为液性暗区。

（4）活动度：有蒂的可随心动周期舒缩而活动；蒂长、瘤体大、附着部位低的黏液瘤对房室瓣口阻塞重，反之则轻。

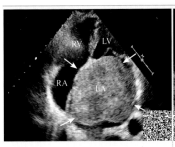

心尖四腔心切面可见左心房内巨大中等类圆形回声团块，有蒂附着于房间隔中部（箭头）。LV：左心室；LA：左心房；RV：右心室；RA：右心房

动图15-2-2　左心房巨大黏液瘤

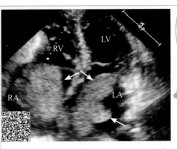

心尖四腔心切面可见左心房、右心房内椭圆形中等回声团块，有蒂附着于房间隔中部（箭头）。LV：左心室；LA：左心房；RV：右心室；RA：右心房

动图15-2-3　双心房黏液瘤

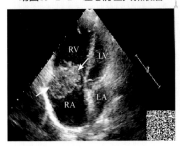

术中见右心房内淡黄色菜花样肿瘤延续于三尖瓣前叶，病理检查结果显示为黏液瘤组织，于心尖四腔心切面可见三尖瓣前叶右心房面异常回声团块附着，形态不规则，呈分叶状，活动度大，随心脏三尖瓣启闭进出右心房、右心室（箭头）。LV：左心室；LA：左心房；RV：右心室；RA：右心房

动图15-2-4　三尖瓣黏液瘤

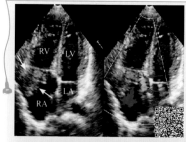

心尖四腔心切面可见三尖瓣黏液瘤影响三尖瓣闭合（白箭头），三尖瓣少-中等量反流（红箭头）。LV：左心室；LA：左心房；RV：右心室；RA：右心房

动图15-2-5
三尖瓣黏液瘤并三尖瓣关闭不全

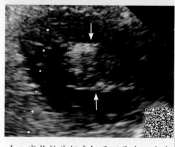

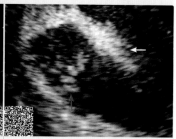

左心室长轴非标准切面可见左心室内一个椭圆形内部回声均匀、活动度不大的中等回声团块，似有蒂与室间隔中部相连（箭头），左心室流入道及流出道血流未见明显梗阻

动图15-2-6　左心室黏液瘤

左心腔造影可见左心室内充盈缺损（白箭头），其内少量造影剂灌注（红箭头），可能为良性病变，多考虑黏液瘤

动图15-2-7　左心室黏液瘤心腔造影

### 2.M型超声

左心房中有一光团反射，舒张期出现或变大，收缩期消失或变小。

### 3.彩色频谱多普勒及频谱多普勒

当瘤体较大，舒张期阻塞二尖瓣口时，在瘤体与瓣叶间可探及红色射流束，可用二尖瓣PHT法评估瓣口梗阻程度；影响瓣膜关闭时，收缩期可探及瓣膜反流（动图15-2-8，图15-2-9）。

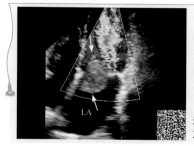

心尖四腔心切面可见左心房一中等回声团块，有蒂附着于房间隔卵圆窝处，舒张期阻塞二尖瓣口（白箭头），在瘤体与瓣叶间可探及红色射流束（红箭头）。LA：左心房；LV：左心室

动图15-2-8
左心房黏液瘤阻塞二尖瓣口

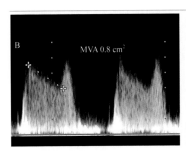

PHT法计算二尖瓣有效瓣口面积（约0.8 cm²），瘤体致二尖瓣口重度梗阻

图15-2-9
左心房黏液瘤阻塞二尖瓣口

【操作技巧】

（1）黏液瘤，质软而脆，部分蒂长，活动度较大，检查时须注意，嘱患者改变体位时，动作要缓慢，突然地改变体位可能引起瘤体嵌顿。

（2）由于黏液瘤易脱落导致栓塞，TEE检查对患者有机械刺激，TTE如能确诊，原则上不进行TEE。

【鉴别诊断】

（1）血栓：心房黏液瘤多发生于房间隔卵圆窝附近，瘤体大多有较短的蒂与房间隔相连，外形多为圆形或椭圆形，这一点与心房血栓有明显区别。心房血栓一般附着于心房底部或心耳处，形态多不规则，患者多具有风湿性心脏病、心房纤颤病史。冠心病心肌梗死后室壁瘤形成可并发血栓，多附着于室壁瘤部，接触广泛，活动度较小。

（2）赘生物：心脏瓣膜上大小不等的强回声团块，与瓣叶附着紧密，活动度较小，多发生于有感染性心内膜炎、先天性心脏病患者。

【报告书写】

1.描述

左心房内径增大，室间隔增厚，左心室壁运动尚可；主动脉内径正常，搏动尚可。左心房内可见一个椭圆形、内部回声均匀、活动度较大的团块回声，包膜完整，大小约4.5 cm×3.8 cm，有蒂与房间隔中下段相连，团块随心脏舒缩而进入左心室流入道及左心房，瓣膜回声未见明显异常，二尖瓣活动受限，瓣口梗阻。频谱多普勒及CDFI显示舒张期左心室流入道内可见五彩镶嵌血流束从团块边缘通过，峰值流速为259 cm/s，PHT法测量有效二尖瓣口面积为0.8 cm$^2$；二尖瓣可探及反流血流信号。

2.结论

左心房黏液瘤形成致左心室流入道中-重度梗阻，二尖瓣轻度关闭不全。

【要点与讨论】

（1）超声心动图重点观察黏液瘤的位置、形态、大小、活动度、蒂的附着部位。CDFI评估黏液瘤是否引起血流动力学变化、房室瓣口的阻塞程度。同时也要注意辨别房室瓣膜本身是否有病变，以及瘤体是否影响瓣膜的启闭活动，从而为手术是否要处理瓣膜提供有价值的信息。

（2）典型有蒂的左心房黏液瘤经超声不难诊断，对于不典型、发生于其他部位、无蒂的黏液瘤需结合病史、左心声学造影及其他影像学检查与其他心脏肿瘤、血栓、赘生物进行鉴别诊断，但最终需病理检查明确诊断。

（3）体会：①发现心脏黏液瘤，特别是年轻患者、多心腔发病者，要注意检查有无其他部位黏液瘤的存在；②发现左右心房或多源性黏液瘤时，要高度重视家族性发病的可能，必要时对患者的直系亲属进行超声检查；③对以脑梗死或肺栓塞病变就诊的年轻患者，除重视排查下肢静脉、心腔有无血栓外，还应警惕有无心脏黏液瘤的存在，减少黏液瘤动脉栓塞的并发症；④黏液瘤术后存在复发风险，应对术后的患者长期进行超声心动图追踪复查，观察有无复发。

【思考题】

心脏黏液瘤的超声诊断及注意事项?

（李海燕）

# 第三节　其他心脏肿瘤

心脏肿瘤分为原发性与继发性，除最常见的原发性心脏良性肿瘤——黏液瘤外，约25%的原发性心脏肿瘤属于恶性肿瘤，其中大多数是肉瘤，且好发于右心房。右心系统继发性肿瘤较为常见。临床上对于不同性质的心脏占位病变有着截然不同的治疗方案。虽然超声无法像病理检查一样对肿瘤性质做出准确判断，但仍然能根据不同的影像学特点，对其诊断及分型提供重要依据。

【超声解剖概要】

1.根据心脏肿瘤性质分类

（1）良性肿瘤：黏液瘤、脂肪瘤、乳头状纤维瘤、血管瘤、纤维瘤、横纹肌瘤、房室结间皮瘤、神经纤维瘤等。

（2）恶性肿瘤：血管肉瘤、横纹肌肉瘤、间皮瘤与间皮肉瘤、纤维肉瘤、恶性淋巴瘤、平滑肌肉瘤、脂肪肉瘤等。

2.根据心脏肿瘤发生部位

（1）心腔肿瘤：良性肿瘤呈椭圆形、圆形或息肉状，边缘整齐，表面光滑，常见的有黏液瘤、脂肪瘤等；恶性肿瘤形态多不规则，表面凸凹不平。

（2）心肌肿瘤：良性肿瘤呈圆形、椭圆形结节状，纹理排列规律，心内外膜回声保持完整、连续；恶性肿瘤分布不均匀，常伴有大小不同的出血性回声减弱区，边缘不清楚，分布不规律。

（3）心包肿瘤：①原发性：心包囊肿；②继发性：白血病、肺癌和恶性淋巴瘤等转移心包腔。

3.根据心脏肿瘤血供丰富程度

恶性肿瘤生长迅速，病灶内通常有丰富的新生血管为肿瘤细胞提供营养；良性肿瘤多为间质性肿瘤，其内的新生血管较为稀疏，最常见的黏液瘤主要成分为酸性黏多糖构成的大量黏液样基质，而血管分布稀少。心脏声学造影利用病灶血供特点来鉴别心脏占位病变的性质，但也存在一定的局限性，因为血供丰富并不仅仅是恶性肿瘤的特征，少数病理类型的心脏良性肿瘤也可有较为丰富的血管。

【相关切面】

常用切面：常规超声切面，为了使占位显示清晰，可采用非标准切面扫查，注意剑突下上、下腔静脉长轴切面探查。

【超声表现】

1.良性肿瘤

（1）乳头状瘤又称乳头状弹力纤维瘤：常见于50岁以上的

患者，多累及心脏瓣膜，也可生长于其他部位的心内膜。体积较小，直径通常为0.5～2.0 cm，常通过较细的蒂连于瓣膜下游、二尖瓣心房面或主动脉瓣心室面（图15-3-1）。超声心动图表现为回声均匀的圆形或椭圆形团块，表面呈乳头状，瘤体活动度较大，存在栓塞风险，与赘生物鉴别诊断困难，结合有无感染性心内膜炎病史鉴别（动图15-3-2）。

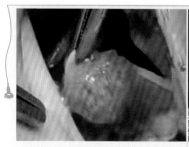

可见主动脉瓣上大小约1 cm×1 cm的"绒球透明样"肿物

图15-3-1　乳头状弹力纤维瘤手术标本

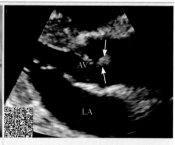

可见主动脉瓣左右冠瓣交界处中等回声团块附着，随瓣叶启闭活动（箭头）。LA：左心房；AV：主动脉瓣

动图15-3-2　主动脉瓣乳头状弹力纤维瘤

（2）纤维瘤：纤维瘤较为罕见，其发病率在原发性心脏肿瘤中＜5%，可发生于任何年龄，但以婴儿及儿童多见，90%发生于12岁以下儿童，其在儿童中的发病率仅次于横纹肌瘤。肿瘤多发生于心室心肌，以室间隔和左心室前壁最为多见。超声心动图表现为左、右心室壁心肌内出现异常回声团块，没有包膜，回声反射较心肌强（动图15-3-3）。部分纤维瘤可向心腔内生长，流出道或形体较大的纤维瘤可导致左心室或右心室流出道梗阻，利用CDFI和频谱多普勒可观察肿瘤对流出道产生的梗阻程度。

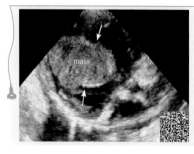

可见室间隔区域内异常稍强回声团块，向左、右心室膨出，无包膜，与室间隔分界不清（箭头）。mass：肿块

动图15-3-3 室间隔纤维瘤

（3）脂肪瘤：肿瘤组织由成熟的脂肪组织构成，通常起源

于心外膜或心包的脂肪,外面包以纤维及少许心肌组织,并含有周围结缔组织成分,瘤体大小不一,对心脏的影响亦存在差异(图15-3-4)。通常位于心腔外,但也可侵入心腔内,多发生于心室,可单发,亦可多发;心肌内的脂肪瘤常较小且有完整包膜。超声心动图于心腔内可见稍强回声团块,呈圆形或椭圆形,与房、室壁的附着面较大,活动度较小(动图15-3-5,动图15-3-6)。心脏脂肪瘤应与房间隔脂肪瘤样肥厚相鉴别。房间隔脂肪瘤样肥厚不是一种真正的肿瘤,而是无包膜的脂肪组织在除房间隔卵圆窝外的增生,常见于老年体型肥胖者(图15-3-7)。

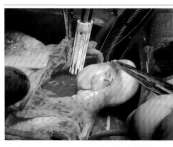

右心房壁可见一黄色椭圆形包膜光滑完整的肿物

**图15-3-4　右心房脂肪瘤手术标本**

心尖四腔心切面可见右心房壁一稍强回声团块,与右心房壁分界不清,基底部较宽,活动度不大(箭头)。LV:左心室;LA:左心房;RV:右心室;RA:右心房

**动图15-3-5　右心房脂肪瘤**

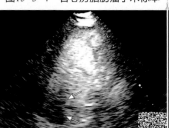

左心声学造影可见右心房内造影剂充盈缺损,其内有少量造影剂灌注,提示良性病变可能(箭头)

**动图15-3-6　右心房脂肪瘤**

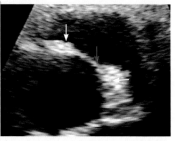

可见除卵圆窝(FO,红箭头)外房间隔脂肪沉积、增厚、回声增强(白箭头)

**图15-3-7　房间隔脂肪瘤样肥厚**

(4)横纹肌瘤:为仅次于黏液瘤的第二位常见的良性肿瘤,多见于15岁以下儿童,部分病例在子宫内时就已经得到诊断。约50%的病例伴有结节状硬化,主要发生于左、右心室。超

声表现为心腔内单个或多个圆形或椭圆形强回声团块，边界清晰，回声均质，位于室间隔或心室壁内，最常累及左心室，其次为右心室和室间隔（图15-3-8）。

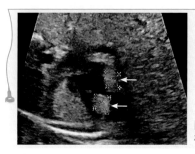

胎儿心脏超声可见室间隔左心室面及左心室壁分别探及2个实质性中等回声团块（箭头）

图15-3-8
横纹肌瘤

（5）心包囊肿：为心包的囊性突起，不随心脏活动，且心房壁、心室壁完整，其最常见部位为右侧心膈角处，但亦有发生较高位置。多为单房，也可为多房。超声心动图见囊肿位于心脏轮廓外，与心包相连，囊壁光滑，钙化时可见强反射带状或斑点状回声，囊腔内为液性暗区（图15-3-9）。

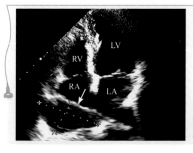

可见右心房顶外心包腔异常无回声区（箭头）。LV：左心室；LA：左心房；RV：右心室；RA：右心房

图15-3-9
心包囊肿

### 2.恶性肿瘤

（1）心脏恶性肿瘤可出现于心脏的任何部位，可侵犯心肌、心内膜和（或）心包，其中以心包最多见（动图15-3-10，动图15-3-11）。发生于心腔者以右心房最多见，多为肉瘤，其中以血管肉瘤最为常见。原发性心脏恶性肿瘤无家族趋向，多发生于30岁以上成年人。多数患者病变进展较快，可出现心肌的广泛浸润、心脏外脏器的转移和心血管腔的阻塞，迅速导致死亡，预后较差。

（2）超声表现：恶性肿瘤形体多数较大，呈分叶状或不规则形，内部回声不均匀，呈浸润性生长，多无蒂，活动度差，与瓣膜和房室壁广泛粘连。CDFI显示肿块内可见丰富血流信号。近几年发展的超声左心声学造影对肿瘤的良、恶性鉴别诊断也起到了重要的作用（动图15-3-12，动图15-3-13）。

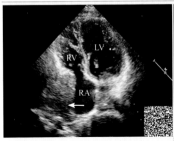

组织活检提示心包恶性间皮瘤，右心房外侧心包腔内可见稍强实质性回声团块，局部压迫右心房，相邻右心房壁欠光滑（箭头）。LV：左心室；RV：右心室；RA：右心房

动图15-3-10 心包腔占位

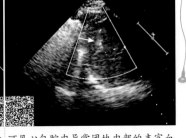

可见心包腔内异常团块内部的丰富血流信号（箭头）

动图15-3-11 心包占位血流丰富

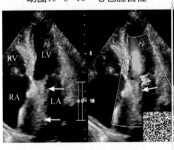

病理检查为未分化肉瘤伴大片出血，于心尖四腔心切面可见左心房内一实质性回声团块，附着于房间隔及二尖瓣前叶左心房面，形态不规则、基底部较宽，部分团块随二尖瓣启闭活动（箭头）。LV：左心室；LA：左心房；RV：右心室；RA：右心房

动图15-3-12 左心房占位

左心声学造影显示左心房内异常回声团块，其内可见较多造影剂灌注，提示恶性肿瘤的可能性大（箭头）

动图15-3-13 左心房占位

### 3.转移性肿瘤

（1）几乎全身所有脏器的恶性肿瘤均可转移到心脏，作为转移病灶的一部分，单纯转移到心脏者极为罕见。以右心系统多见，多为恶性，亦可为良性。心内平滑肌瘤病又称静脉内平滑肌瘤病，病理学上属良性肿瘤，但生长方式类似恶性肿瘤。多为子宫平滑肌瘤侵入子宫静脉沿静脉管腔生长，进而进入下腔静脉甚至右心腔所致，生长缓慢，细胞学性质温和，不具备侵袭能

力。子宫内膜间质肉瘤（endometrial stromal sarcoma，ESS）是一种罕见的起源于子宫内膜间质的恶性肿瘤，多发生于围绝经期女性。根据分化程度可分为低级别ESS和高级别ESS。发病原因尚不清楚，其肿瘤细胞周围浸润能力较强，可累及子宫旁血管，沿血管或韧带转移扩散，还具有脉管内瘤栓和易复发的特点（动图15-3-14～动图15-3-17）。低级别ESS与静脉内平滑肌瘤病生物学行为非常相似，故术前诊断极为困难，但前者细胞侵袭性更强，可伴血管浸润从而破坏血管壁，且多有肺部的转移。二者首选治疗均为手术切除瘤体，不同点在于ESS术后还需结合病情加以化疗、放疗或孕激素类药物治疗。

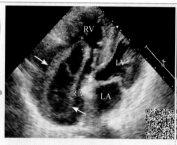 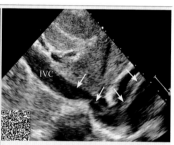

术后病理检查支持低度恶性间叶源性肿瘤，考虑低级别ESS，于心尖四腔心切面可见右心房内一较大"囊袋样"结构，随心脏舒缩活动，进入右心室流入道，活动度大（箭头）。LV：左心室；LA：左心房；RV：右心室；RA：右心房

动图15-3-14　右心房囊性占位

剑突下切面可见右心房内"囊袋样"结构向下腔静脉延伸（箭头）。IVC：下腔静脉

动图15-3-15　右心房囊性占位

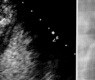 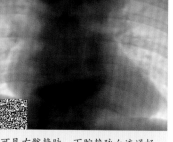

右心声学造影：按下腔静脉、右心房、右心室、左心室的顺序显影，之后可见"囊袋样"结构（箭头）内造影剂回声，强度低于下腔静脉及心腔

动图15-3-16　右心房囊性占位

可见右髂静脉、下腔静脉血流通畅，未见明显狭窄，下腔静脉左侧壁可见长条样缺损影

动图15-3-17　下腔静脉造影

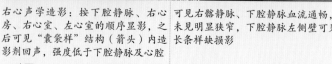

（2）恶性肿瘤如肺癌、肝癌、肾脏肿瘤等亦可转移至心脏。肝脏肿瘤转移多数为肝癌或其他肝脏肿瘤，主要累及下腔静脉和右心房，可通过下腔静脉进入右心房（动图15-3-18~图15-3-20）。恶性肿瘤累及心脏的方式可为邻近肿瘤直接侵犯、静脉播散或血行转移。心包为最常见的转移部位，可出现心包积液和心外膜受累，但缺乏心包炎的症状与体征，确定心包积液为恶性，通常需进行心包穿刺活检。

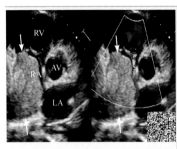 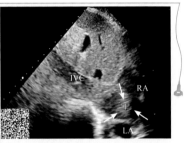

大动脉短轴切面可见右心房内类似椭圆形实质性团块，内部回声不均匀，基底较宽，附着于右心房顶及侧壁上，几乎固定不动（箭头）。AV：主动脉瓣；LA：左心房；RV：右心室；RA：右心房

剑突下下腔静脉长轴切面可见右心房肿块延伸至下腔静脉（箭头），致下腔静脉回流受阻，下腔静脉几乎充满中低回声结构。IVC：下腔静脉；RA：右心房；LA：左心房；T：肿瘤

动图15-3-18　右心房占位　　　　动图15-3-19　右心房占位

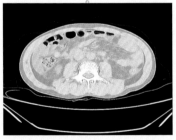

可见肿瘤向下延伸至下腔静脉-肝静脉-肝右静脉，肝右叶团块状病灶同源；下腔静脉及双侧髂总、髂外静脉内多发充盈缺损，考虑栓塞（血栓可能，瘤栓待排）；结合CT检查，肝占位穿刺（免疫组化结果考虑肝细胞非典型增生，部分区域考虑高分化肝细胞癌），多考虑该右心房肿瘤为肝癌转移性肿瘤

图15-3-20　全腹CT平扫+增强

【操作技巧】

（1）TEE能更清晰地显示肿瘤特征。对于体积较小、附着在心脏瓣膜上的肿瘤，如乳头状弹性纤维瘤，建议进行实时三维

TEE检查，以显示肿瘤的大小、位置、活动度、有无蒂连接及与心内各结构空间立体关系，同时有利于病变的定位和诊断。

（2）对心脏占位尤其是右心占位要注意探查剑突下上、下腔静脉长轴切面，明确占位是否累及上、下腔静脉，是否侵犯邻近周围组织，心包腔积液性质，并借助CDFI，适当降低彩色标尺，观察肿块内血供情况，以便为鉴别肿瘤良、恶性提供更多有价值信息。

【鉴别诊断】

肿瘤、血栓及赘生物是常见的心脏占位性病变，表现为单个或多个实质性团块，临床诊断困难。①心脏黏液瘤是心脏最常见的良性肿瘤，超声心动图对心脏黏液瘤的诊断灵敏度几乎达100%，根据其具备典型黏液瘤特征的超声结果不难做出诊断；②对于血栓或赘生物，应结合患者的病史、病理学基础，在治疗前后动态观察；③肿瘤主要鉴别良、恶性，是否为转移性心脏肿瘤，可以结合心脏声学造影、MRI或CT等其他影像学检查及生化检查等进行鉴别诊断，但最终确诊要做病理检查（表15-3-1）。

表15-3-1　心脏良性与恶性肿瘤的鉴别

|  | 良性肿瘤 | 恶性肿瘤 |
|---|---|---|
| 形态 | 规则 | 分叶状或不规则 |
| 内部回声 | 均匀 | 不均匀 |
| 基底 | 窄 | 宽 |
| 蒂 | 多有 | 多无 |
| 浸润性 | 无 | 有 |
| 活动度 | 幅度大 | 幅度小或固定不动 |
| 长径/基底直径 | 多>2 | 多<2 |
| 心包积液 | 少数有积液 | 多数有积液 |

【报告书写】

1.描述

右心室、右心房内径增大，室间隔与左心室后壁无增厚，室间隔运动减弱。心包腔内右心房外侧可探及大小约5.3 cm×3.7 cm的稍强实质性回声团块，局部压迫右心房，右心房变形，相邻右心房壁欠光滑，其上探及多个低回声，活动度偏大，最大约 0.9 cm×0.5 cm，心包腔内可探及宽约 0.5 cm 的液性暗区。各瓣膜回声，活动尚可。CDFI 显示心包腔内异常团块内部可探及较丰富血流信号；三尖瓣可见少量反流血流信号。

2.结论

（1）心包腔内右心房外侧占位（性质待定，右心房壁受累）。

（2）少量心包积液。

## 【要点与讨论】

（1）超声心动图是心脏占位性病变的首选检查，可以通过观察肿瘤的位置、形态、大小、活动度、内部回声、血供情况、有无蒂、与周围组织的关系、对心脏血流动力学的影响、有无心包积液、有无肿瘤全身转移及栓塞风险，从而对心脏占位的性质做出预判，为临床治疗策略的选择提供可靠的依据。

（2）在检查心脏占位时，检查医师要具备整体与局部观，二者统一结合。不仅要做到对心脏肿瘤局部观察细致，而且要对可能是恶性的肿瘤，结合患者的相关病史、好发年龄、可能转移途径、其他辅助检查如 CT、造影等，从全身、整体综合考虑心脏肿瘤是原发性还是继发性。

（3）心脏原发性恶性肿瘤远少于转移性心脏肿瘤，一般右心肿瘤向周围浸润，累及上下腔静脉者，应首先考虑转移性肿瘤，且此时往往属于恶性肿瘤晚期的表现，预后极差。

（4）心脏内肿瘤类型不同，治疗方法也截然不同：①心脏良性肿瘤的治疗方案，首选早期手术切除，将肿瘤完全切除后复发率低，预后良好；②心脏原发性恶性肿瘤因发病率低，其最佳治疗方法尚不明确，预后较差；③心脏外恶性肿瘤患者出现心脏内转移灶，通常意味着肿瘤已发生全身广泛转移，不推荐对心脏内转移灶进行手术治疗，针对恶性肿瘤原发灶进行规范化疗后，心脏内转移灶可能缩小或消失。

## 【思考题】

心脏良性、恶性肿瘤的分类、超声表现及鉴别诊断要点？

## 【分析思路】

超声心动图是诊断心脏占位病变的首选影像学方法。心脏声学造影可以在二维超声心动图的基础上为心脏占位病变的性质提供重要的鉴别诊断价值（图15-3-21）。

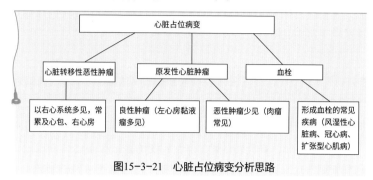

图15-3-21　心脏占位病变分析思路

（李海燕）

# 第 16 章

# 主动脉相关疾病

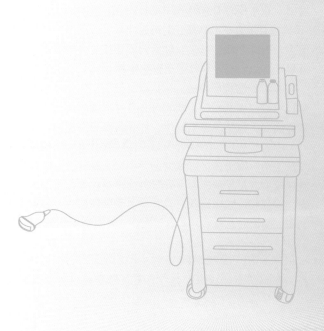

# 第一节　马方综合征

马方综合征（Marfan syndrome）是常染色体显性遗传性疾病，为编码肌原纤维蛋白的*FBN1*基因突变所导致的一种全身结缔组织病。发病率为2‰～3‰。心血管系统、骨骼系统及眼部损害是其典型的临床特征。升主动脉近端和（或）主动脉根部扩张或形成夹层是特征性表现之一。马方综合征的遗传学特征如下：①致病基因存在于常染色体上，与性别无关，男女发病率相等；②连续几代均可见患者，但无隔代遗传；③患者双亲中往往有一方为发病者；④患者后代患病可能性为1/2。

## 【超声解剖概要】

升主动脉瘤、夹层动脉瘤和二尖瓣脱垂是马方综合征三大心血管系统表现。主动脉壁中层变薄，表现为弹性纤维和平滑肌明显减少或消失，动脉壁变薄和弹性强度降低，随年龄增长，病变愈明显。病变多从主动脉根部开始，继而累及整个主动脉。首先表现为升主动脉扩张，主动脉根部明显扩张造成主动脉瓣瓣环扩大，引起主动脉瓣的相对性关闭不全。严重并发症有主动脉夹层破裂、充血性心力衰竭。

二尖瓣病变主要是二尖瓣瓣叶和腱索黏液变性，酸性黏多糖增多。瓣叶变薄、过长、腱索伸展导致二尖瓣脱垂。主动脉瓣也可发生类似病变并导致主动脉瓣脱垂。

患者骨骼特征明显，包括身材修长，四肢过长，手指和脚趾细长，呈"蜘蛛指"，同时可有脊柱或胸廓畸形。大多数患者有眼部病变，包括晶体半脱位、虹膜震颤和继发性青光眼等。早期可无心血管表现，当伴有明显主动脉瓣反流和二尖瓣反流时，可闻及主动脉瓣听诊区舒张期杂音和二尖瓣听诊区收缩期杂音。反流量较大时可导致左心室容量负荷过重，失代偿期可导致心力衰竭，出现相应临床症状。当并发主动脉夹层时，临床上可有剧烈胸痛、两上肢血压差异明显等表现，严重者可引起猝死。

## 【相关切面】

探查切面包括胸骨旁左心室长轴切面、主动脉根部短轴切面和心尖四腔心、五腔心切面等，当TTE图像质量不佳时，可选择TEE。

## 【超声心动图表现】

### 1.二维超声

主动脉长轴和短轴切面均可显示主动脉窦壁变薄，明显膨出，其特征为呈弥漫性的整体向外扩张，瘤体一般较大，窦管交界部以远的升主动脉内径逐渐减小至正常。主动脉这种"底大口小"的球形动脉瘤形态，是Marfan主动脉瘤的特征性超声表现（图16-1-1）。合并主动脉夹层时可出现相应征象，详见本章第二节"主动脉夹层与主动脉壁间血肿"。

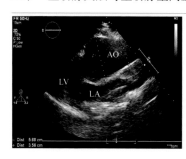

可见主动脉窦部明显膨出。LV：左心室；LA：左心房；AO：主动脉

图16-1-1
马方综合征二维超声

主动脉瓣口短轴切面显示主动脉瓣被过度牵拉，收缩期开放明显受限，瓣叶呈三角形，与各自窦壁之间有明显的距离，舒张期3个瓣叶对合不良，可见明显对合间隙，出现关闭不全（图16-1-2）。伴有主动脉瓣脱垂时，可见主动脉瓣舒张期脱向左心室流出道。主动脉瓣关闭不全时，可导致左心室容量负荷过重，左心室明显扩大，室间隔与左心室后壁呈逆向活动，幅度亦增大。

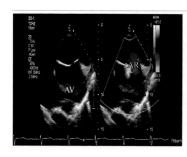

主动脉瓣口短轴切面可见主动脉瓣舒张期对合不良，CDFI探及主动脉瓣口舒张期反流信号。AV：主动脉瓣；AR：主动脉瓣反流

图16-1-2
马方综合征二维超声及CDFI

部分患者合并二尖瓣异常改变，表现为二尖瓣瓣叶及腱索冗

长、脱垂等。心动周期中活动幅度较大，或出现前后叶对合不良。

2.多普勒超声

CDFI及频谱多普勒可探及主动脉瓣和二尖瓣的反流血流信号，能快速评估反流程度（图16-1-3，动图16-1-4）。当并发夹层动脉瘤时，可显示相应图像特征。

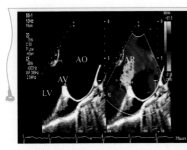

二维超声主动脉长轴切面可见主动脉窦部明显扩张、向外膨出，CDFI可探及主动脉瓣口舒张期反流信号。LV：左心室；AO：主动脉；AV：主动脉瓣；AR：主动脉反流

图16-1-3 马方综合征

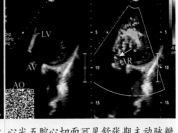

心尖五腔心切面可见舒张期主动脉瓣叶对合不良，CDFI显示舒张期主动脉瓣口反流信号（箭头）。LV：左心室；AO：主动脉；AV：主动脉瓣；AR：主动脉反流

动图16-1-4 马方综合征

3.经食管超声心动图

患者如行TTE检查不能获取清晰的图像，此时可行TEE检查。TEE可清晰显示主动脉全程，明确主动脉病变，并能清楚显示主动脉瓣、二尖瓣有无脱垂及关闭不全等。

值得注意的是，以往认为TEE是一项十分安全的检查，但近年来有研究报道，马方综合征患者在行TEE检查的插管过程中，可因夹层动脉瘤破裂并发急性心包压塞而死亡。探头插入时的机械刺激或检查时患者血压升高等，也可能是诱发突然死亡的因素之一。

【鉴别诊断】

主要与各种常见的高血压病、冠心病、风湿性心脏病等所致的主动脉增宽，或动脉硬化所致的主动脉弥漫性扩张相鉴别。Marfan主动脉瘤有特征性超声表现及特征性的骨骼、眼异常表现和家族史，因此鉴别诊断并不困难。

【操作技巧】

主动脉窦部、主动脉根部扩张或夹层是特征性超声图像表现之一。超声心动图检查所发现的心血管病变，常常是提示存在本病的一个重要线索。结合家族遗传病史和患者其他系统，如骨骼、眼部等特征性临床表现，往往可以明确诊断。

【报告书写】

1.描述

左心房、左心室内径增大，主动脉窦瘤形成，升主动脉内径增宽，左心室壁增厚，左心室壁运动尚可，二尖瓣较冗长，收缩期稍脱入左心房。CDFI可见舒张期源于主动脉瓣中等量反流血流信号，二尖瓣、三尖瓣少到中等量反流血流信号。

2.结论

（1）主动脉窦瘤形成，升主动脉增宽，主动脉瓣关闭不全（中度）。

（2）左心房、左心室内径增大。

（3）左心室壁增厚。

（4）二尖瓣、三尖瓣关闭不全（轻–中度）。

结合患者临床体征，考虑马方综合征可能，建议进一步检查。

【诊断要点与讨论】

TTE是马方综合征患者心血管病变的首选影像学检查方法。儿童和年轻人的主动脉病变可能较轻，且无临床症状，可利用TTE进行动态随访观察。

【思考题】

（1）马方综合征心血管系统的病理学特征与主要表现是什么？

（2）马方综合征诊断要点是什么？

（王庆慧）

## 第二节　主动脉夹层与主动脉壁间血肿

### 一、主动脉夹层

主动脉夹层（aortic dissection，AD）是指主动脉内膜与中层发生撕裂，并可沿主动脉纵轴剥离扩展，主动脉腔呈双腔结构改变。主动脉夹层属心血管危急病症，其起病急、变化快、死亡率高。男性发病多见，男女比例约2∶1，可发生于所有年龄段，但以50岁左右最多见。主要病因是高血压，其次为马方综合征、妊娠、动脉粥样硬化等。

### 【超声解剖概要】

主动脉是人体最大、最坚韧的动脉，管壁结构包含三层：内膜层、中层和外膜层。内膜层薄、易损。中层富含平滑肌及多层弹力纤维，为管壁提供力量支撑，具有可扩张性及弹性，是主动脉壁的主要支撑结构层。

主动脉夹层主要病理学改变为主动脉内膜和中层病变，可导致主动脉壁胶原及弹性组织退化、断裂、囊性变，或中层营养血管破裂形成壁内血肿，导致主动脉内膜撕裂。血液从破裂口处进入主动脉壁中层形成夹层血肿。这种剥离性血肿可沿主动脉壁及其分支延伸一定的距离，严重者可累及锁骨下动脉、颈动脉、肾动脉及髂、股动脉等。常见升主动脉受累，其次是主动脉弓及降主动脉。发生主动脉夹层时，原来的主动脉血管腔称为真腔，主动脉壁内撕裂形成的腔隙为假腔，真腔与假腔于撕裂口处相交通。

1955年，DeBakey根据内膜撕裂的部位及夹层累及的范围，将主动脉夹层分为3型（图16-2-1）。

DeBakey I 型：破口位于升主动脉或主动脉弓部，内膜撕裂累及升主动脉、主动脉弓和降主动脉全程。

DeBakey II 型：破口位于升主动脉，夹层局限于升主动脉，可累及部分主动脉弓。

DeBakey III 型：破口位于左锁骨下动脉远端，累及胸主动脉（DeBakey III a型）或腹主动脉（DeBakey III b型）。

Stanford提出了另外一种分型方法。由于DeBakey I 型和

DeBakey Ⅱ型均累及升主动脉，统称为Stanford A型，DeBakey Ⅲ型仅累及降主动脉，称为Stanford B型。

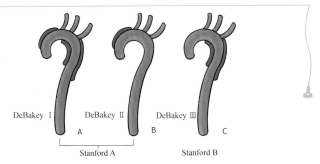

图16-2-1　主动脉夹层的分型

急性主动脉夹层发生时表现为剧烈而持续的前胸和后背疼痛，伴瘤体破裂可导致患者休克和猝死，是最凶险的危急重症之一。如病变侵犯主动脉大分支，则相应的脏器可发生缺血症状。慢性主动脉夹层患者，可能无明显剧烈的疼痛，多数患者伴有长期高血压病史。伴有明显主动脉瓣反流时，可闻及主动脉瓣舒张期杂音。

【相关切面】

主动脉夹层超声心动图检查常用切面为胸骨旁左心室长轴切面、升主动脉长轴切面（在左心室长轴切面基础上，更靠近胸骨）、主动脉短轴切面、胸骨上主动脉弓长轴及短轴切面、剑突下腹主动脉长轴及短轴切面。

【超声表现】

1.M型超声

对本病诊断起提示性作用。主动脉波群显示主动脉内径增宽，腔内可见"内膜样"线状或条索状回声。二尖瓣波群显示左心室扩大，左心室流出道增宽，左心室壁增厚。如夹层累及冠状动脉，可见冠状动脉供血区域室壁运动降低。夹层病变累及主动脉瓣者，可引起主动脉瓣关闭不全，舒张期反流束冲击二尖瓣前叶，可出现二尖瓣前叶震颤。

2.二维超声心动图

多切面探查显示受累主动脉内径增宽，部分呈瘤样扩张，管腔内可见撕裂的内膜呈带状回声，将主动脉腔分为真腔和假腔（动图16-2-2~图16-2-5）。撕裂的内膜随心动周期而改变位置，收缩期摆向假腔侧，舒张期摆向真腔侧。根据内膜撕裂的部位及累及范围可判断夹层类型。

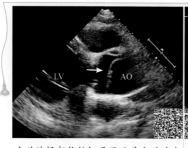

主动脉根部长轴切面显示升主动脉内可见撕裂的内膜回声。LV：左心室；AO：主动脉；箭头：内膜撕裂

动图16-2-2　主动脉夹层二维超声

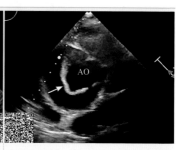

主动脉根部短轴切面可见撕裂的"内膜样"回声，随心动周期摆动（箭头）。AO：主动脉

动图16-2-3　主动脉夹层二维超声

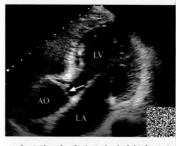

心尖五腔心切面显示主动脉根部于主动脉瓣上可见撕裂的内膜回声（箭头）。LV：左心室；LA：左心房；AO：主动脉

动图16-2-4　主动脉夹层二维超声

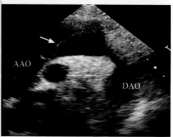

胸骨上窝主动脉弓长轴切面显示主动脉弓部管腔内可见撕裂的内膜回声（箭头）。AAO：升主动脉；DAO：降主动脉

图16-2-5　主动脉夹层动脉瘤二维超声

### 3.多普勒超声心动图

CDFI可直接显示真腔、假腔和交通口处血流，一般真腔内血流速度快，故色彩较明亮（图16-2-6A），假腔内血流缓慢，故色彩暗淡（图16-2-6B），撕裂的内膜分隔两种颜色。如假腔中有附壁血栓形成，则仅显示血栓反射，而无血流信号出现。真腔、假腔内血流于内膜破口处相交通，血流收缩期由真腔流入假腔，舒张期则很少见血流信号或由假腔向真腔的血流信号。血流方向与真腔、假腔之间的压力变化有关，也与远端是否存在另外

的交通口有关。频谱多普勒显示真腔内血流速度较高，与正常人基本相同。假腔内血流速度较低。脉冲波取样容积置于破口处可记录到收缩期由真腔流向假腔的多普勒频谱。

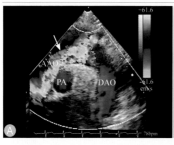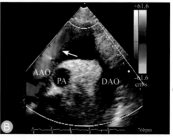

A.主动脉弓长轴切面可见真腔内血流较明亮；B.假腔内血流较暗淡，内膜撕裂部位（箭头）。AAO：升主动脉；DAO：降主动脉；PA：肺动脉

**图16-2-6　主动脉夹层动脉瘤CDFI**

　　主动脉根部夹层动脉瘤累及主动脉瓣时可见主动脉瓣舒张期反流血流信号（图16-2-7）。

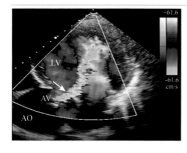

心尖五腔心切面显示舒张期主动脉瓣口可见大量反流血流信号（箭头）。LV：左心室；AO：主动脉；AV：主动脉瓣

**图16-2-7**
**主动脉根部夹层累及主动脉瓣CDFI**

### 4.经胸三维超声心动图

　　三维TTE能立体显示夹层的空间结构和毗邻关系，为诊断主动脉夹层提供更为详细的信息（动图16-2-8）。

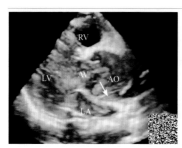

显示主动脉根部管腔内可见撕裂的内膜回声（箭头）。LV：左心室；LA：左心房；RV：右心室；AO：主动脉；AV：主动脉瓣

**动图16-2-8**
**主动脉夹层三维TTE检查**

### 5.经食管超声心动图

TEE能准确诊断急性期的主动脉夹层，但因为夹层动脉瘤患者病情危急、耐受较差，临床应用受限。当TTE质量不佳时，可考虑选择TEE检查。TEE于主动脉长、短轴切面观察内膜撕裂及交通口情况，主要超声改变与TTE特征类似（图16-2-9，图16-2-10）。此外，TEE能够显示几乎所有患者的冠状动脉开口及近端部分，可帮助判断主动脉夹层动脉瘤时冠状动脉受累情况。

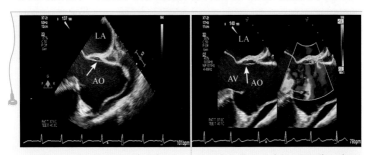

可见升主动脉局部内膜撕裂（箭头）。LA：左心房；AO：主动脉

可见升主动脉局部内膜撕裂，真腔与假腔间血流交通。LA：左心房；AO：主动脉；AV：主动脉瓣；箭头：撕裂内膜

**图16-2-9 主动脉夹层TEE检查**　　**图16-2-10 主动脉夹层TEE检查**

【鉴别诊断】

需注意与升主动脉内的伪像相鉴别，鉴别要点如下。

（1）伪像活动方向及幅度与主动脉壁完全一致，位置较为固定，撕裂的内膜活动方向及幅度与主动脉壁无一定关系。

（2）CDFI图像可见由血流信号充填覆盖伪像所致的回声带，回声带两边的色彩一致，而对于夹层患者，彩色血流信号不能充填覆盖真正的撕裂内膜，其两侧的血流信号色彩不一样。

【操作技巧】

（1）主动脉夹层超声诊断需多切面探查，明确主动脉腔内见撕裂的内膜回声，若其将主动脉分为真腔和假腔，即可诊断为主动脉夹层动脉瘤。

（2）需注意与主动脉内超声伪像鉴别，多切面并仔细观察主动脉内"内膜样"回声，若与主动脉壁平行且位置固定，则为伪像。

（3）超声心动图显示阴性结果时，并不能完全排除主动脉夹层的诊断，需要做进一步的影像学检查。

（4）发现主动脉夹层需仔细扫查累及范围，必要时进行颈部血管、腹部、下肢血管的扫查，同时注意是否累及冠状动脉。

（5）主动脉夹层需要同时评估主动脉瓣反流情况。

【报告书写】

### 1.描述

左心室、左心房内径增大，主动脉内径明显增宽，左心室壁增厚，左心室壁运动尚可，主动脉内距主动脉瓣瓣环约1.0 cm处可见"内膜样"回声飘动，将主动脉分为真腔和假腔，范围累及升主动脉、主动脉弓、降主动脉。心包腔内可见宽约0.5 cm的液性暗区，局限于左心室后壁。CDFI显示主动脉真腔血流明亮，假腔血流暗淡，可见交通血流，宽约0.5 cm，主动脉瓣舒张期可见大量反流血流信号。

### 2.结论

（1）主动脉夹层动脉瘤形成（Stanford A）。

（2）主动脉瓣关闭不全（重度）。

（3）心包积液（少量）。

【要点与讨论】

在怀疑主动脉夹层时，CT常常是首选的确诊检查方法。TTE常作为急诊室首选的影像学检查技术。超声心动图能显示动脉结构和内膜撕裂征象，特别是对主动脉根部病变，显示更为清晰，对早期诊断、准确分型、评估主动脉瓣反流、心脏腔室内径变化及心脏功能等具有重要临床价值。部分患者TTE图像质量较差，在显示撕裂的内膜有困难时，可考虑选择TEE。

【思考题】

（1）主动脉夹层导致主动脉瓣反流形成的机制是什么？

（2）怀疑主动脉夹层动脉瘤时如何选择影像学检查？

## 二、主动脉壁间血肿

主动脉壁间血肿（intramural hemorrhage and hematoma，IMH）是发病率较低的一种心血管疾病，占急性主动脉综合征的10%～30%，其中累及升主动脉的为Stanford A型，仅累及胸降主动脉的为Stanford B型。

【超声解剖概要】

主动脉壁环形或新月形增厚，最大厚度＞5 mm（图16-2-11），未形成真腔和假腔。多数学者认为IMH的发病机制为：主动脉壁内滋养血管破裂、动脉粥样硬化斑块内膜破裂及穿透性溃疡出血后，血液在动脉壁中层蔓延形成。高血压、动脉粥样硬化及高龄等是发病的主要因素。由于血肿的作用，主动脉壁容易破裂，向外演变为动脉瘤，向内形成夹层，严重者向外穿通主动脉壁。

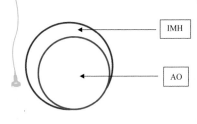

图16-2-11
IMH解剖结构示意

【常用切面】

与主动脉夹层常用切面相同。

【超声心动图表现】

1.经胸超声心动图

受肋骨、肺气、分辨率等的影响，诊断有一定困难。

2.经食管超声心动图

二维超声见IMH，典型的特征为主动脉壁新月形或环形增厚≥5 mm的无回声或中低回声区域，CDFI未见明显血流交通信号。典型超声表现为：①局限性主动脉壁增厚（新月形多于圆形）；②保持完整的管腔形状伴有光滑的管壁；③没有撕裂内膜和假腔；④主动脉壁中可能呈现无回声区；⑤内膜钙化的中心性移位。

TEE诊断IMH的灵敏度和特异度分别为100%和91%，同时还能发现IMH的并发症，如心包渗出、纵隔出血、主动脉破裂。CT与TEE结合诊断急性IMH及其并发症的效果最好，但TEE应在全身麻醉外科手术或血管内介入手术前应用。

【操作技巧】

IMH诊断操作技巧与主动脉夹层相同，但超声有时缺乏特征表现，需结合其他影像学检查诊断。

【其他影像学检查】

（1）CT：IMH最常见的诊断方法是CT。急性IMH因继发性壁内血栓致主动脉壁增厚，在平扫CT中表现为典型的新月形增厚，少部分病例可表现为环形增厚。研究显示，新月形增厚＞7 mm则考虑IMH。主动脉壁间的对比增强可帮助鉴别IMH、典型夹层、穿透性溃疡及其他主动脉壁的病理情况，其中CT血管造影术诊断IMH的灵敏度和特异度均为100%。

（2）磁共振成像：可根据$T_1$和$T_2$相判定血肿时期，根据信号的强度分为急性期（0~7天）和亚急性期（8~30天），急性期IMH的氧合血红蛋白在$T_1$加权像中表现为等信号强度，$T_1$加权像不易与正常主动脉壁相区别，在$T_2$加权像中，急性期IMH显示较高的信号强度，$T_2$弛像时间降低后，广泛降低的信号强度仍然较强。亚急性期IMH有高铁血红蛋白的形成，导致在$T_1$和$T_2$相中都表现出高信号。磁共振预期信号强度的演进过程在评估伴有复发症状的患者预后时具有较高价值，无预期信号强度提示有继发出血。磁共振诊断IMH的灵敏度为100%，但因为扫描时间长，相比CT缺乏实用性。

【鉴别诊断】

IMH应与主动脉夹层、大动脉炎、主动脉粥样硬化相鉴别。

（1）主动脉夹层：内膜多沿主动脉长轴切面螺旋剥离，有真假腔形成，并见破口，而IMH均匀环绕主动脉，动脉内膜完整、腔内缘表面光滑平整，血肿与动脉腔无交通。

（2）大动脉炎：管壁多为均匀增厚，常累及主动脉弓部分支及肾动脉分支，病变多为节段性。管腔狭窄甚至闭塞。

（3）主动脉粥样硬化：为管壁不规则增厚、钙化、钙化斑无内移。腔内缘不光滑平整。壁厚一般＜5 mm，而IMH管壁增厚相对规则。

【报告书写】

1.描述

左心室、左心房内径增大，主动脉内径明显增宽，左心室壁增厚，左心室壁运动尚可，主动脉弓降部、主动脉侧壁探及范围约4.2 cm、厚约2.0 cm的无回声/中低回声区，于主动脉未见明显交通血流。CDFI显示主动脉瓣舒张期未见明显反流血流信号。

2.结论

（1）主动脉弓降部壁间血肿形成，

（2）左心室、左心房内径增大，主动脉内径明显增宽，

（3）左心室壁增厚。

【要点与讨论】

临床表现与主动脉夹层相似，大多数患者表现为突发胸背部的疼痛，少数患者仅为腹痛，疼痛性质多为切割样、撕裂样或钝痛等。IMH的预后与年龄、病变部位及穿透性溃疡有关，高龄患者和壁间血肿位于升主动脉或合并穿透性溃疡的患者预后较差。预后好者血肿可逐渐完全或部分吸收，预后差者可进展为典型夹层、动脉瘤或破裂。

【思考题】

IMH的演变发展方式?

（王庆慧）

## 第三节　主动脉窦瘤及主动脉窦瘤破裂

主动脉窦瘤（aneurysm of sinus of valsalva，ASV）是指各种生理或病理原因致主动脉窦部扩张，内径超过正常值的1.5倍以上者。瘤体破裂，称为主动脉窦瘤破裂。主动脉窦瘤为少见畸形，发病率为1.2%~1.8%，主要见于先天性心脏病，常合并室间隔缺损、右心室流出道狭窄、主动脉瓣畸形等。也可见于后天性心脏损害，如感染性心内膜炎、梅毒、动脉硬化、创伤等。

【超声解剖概要】

主动脉窦是与主动脉瓣相对的动脉壁向外膨出，瓣膜与主动脉壁之间形成的内腔，称主动脉窦。主动脉窦可分为左冠窦、右冠窦和无冠窦。主动脉窦的上界为弧形。左、右冠状动脉分别开口于左窦和右窦内，绝大多数开口于窦的中1/3。

　　主动脉窦壁中层弹性纤维和平滑肌先天性发育不良或在某些疾病（梅毒性心内膜炎、动脉硬化等）时，主动脉管腔内长期血流高压导致病变的窦壁进一步变薄，向外膨出，形成主动脉窦瘤，甚至破裂。窦瘤形成以右冠窦居多，约占3/4，其次为无冠窦，起源于左冠窦者少见。

【相关切面】

　　胸骨旁左心室长轴切面、大动脉短轴切面、胸骨旁四腔心切面、心尖五腔心切面、剑突下大动脉短轴切面，以及能够显示主动脉窦瘤的系列非标准切面。如TTE显示不满意，可选择TEE。

【超声心动图表现】

1.二维超声

　　（1）主动脉窦瘤：正常主动脉窦壁厚度较均匀，各窦形态呈稍膨出状，主动脉窦部径略大于升主动脉内径。窦瘤形成时，可见窦壁局部变薄，呈"瘤样"或"囊袋样"向外膨出（图16-3-1），可膨入任何邻近心腔或血管，以右心室多见，其次为右心房，瘤壁完整（图16-3-2）。

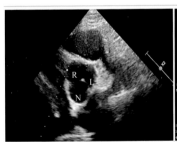

大动脉短轴切面可见主动脉右冠窦、左冠窦、无冠窦呈不同程度膨出。R：右冠窦；L：左冠窦；N：无冠窦

图16-3-1　主动脉窦瘤二维超声

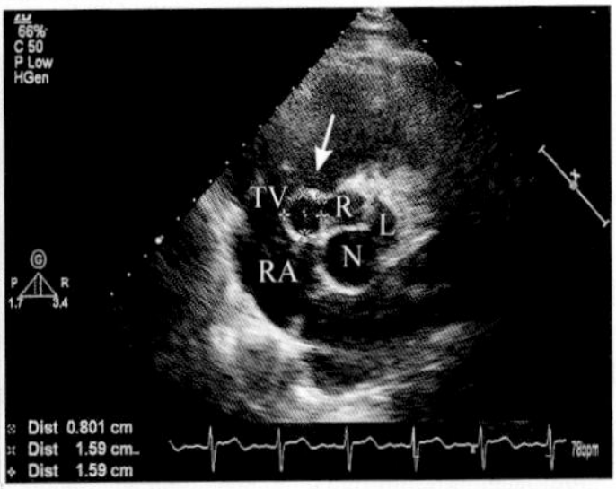

大动脉短轴切面可见膨大的主动脉窦右冠窦瘤（箭头），位于三尖瓣根部，突入右心房，测量标示窦瘤大小及窦口宽度。TV：三尖瓣；RA：右心房；R：右冠窦；L：左冠窦；N：无冠窦

图16-3-2　主动脉窦右冠窦瘤二维超声

　　（2）主动脉窦瘤破裂：窦瘤破裂与窦瘤大小无关，破口数目可呈一个或多个。破口部位的窦壁回声连续中断，呈"膜样"或"细长囊袋样"结构随心动周期飘动。如破口较大导致血流动

力学改变，可表现出心室容量负荷过重征象，如心腔扩大，常为全心扩大，并以右心房室增大为主。如破口较小，心腔大小也可正常（动图16-3-3，图16-3-4）。

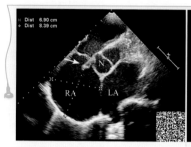

胸骨旁短轴切面可见主动脉无冠窦瘤破入右心房（箭头），右心房明显扩大。RA：右心房；LA：左心房；N：无冠窦

动图16-3-3　主动脉无冠窦瘤破入右心房二维超声

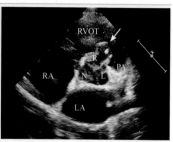

大动脉短轴切面可见主动脉窦瘤位于右心室流出道，破口靠近肺动脉瓣（箭头）。RVOT：右心室流出道；RA：右心房；LA：左心房；PA：肺动脉；N：无冠窦；R：右冠窦；L：左冠窦

图16-3-4　主动脉右冠窦瘤破入右心室流出道二维超声

（3）合并畸形：主动脉瓣下室间隔缺损是最常见的合并畸形，但膨大的窦瘤壁可遮挡室间隔缺损口，导致室间隔缺损分流量减少甚至消失，易造成室间隔缺损漏诊或低估缺损大小，需注意仔细甄别。其他合并畸形包括主动脉瓣畸形、主动脉瓣脱垂等，有相应的超声表现（图16-3-5）。

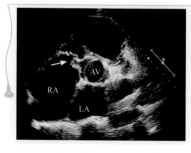

大动脉短轴切面可见主动脉瓣呈二叶式左右排列，箭头所示为破入右心房的窦瘤。RA：右心房；LA：左心房；AV：主动脉瓣

图16-3-5　主动脉瓣二叶畸形合并主动脉窦瘤破入右心房二维超声

2.多普勒超声

主动脉窦瘤未破时，局部膨出的瘤体内于舒张期呈现五彩镶嵌的涡流信号，但瘤壁完整，无穿壁血流信号。主动脉窦瘤破裂时，于破口处显示穿过瘤壁的五彩镶嵌样分流信号。破入左心室

者，仅于舒张期见分流信号；破入其他腔室者，于全心动周期见持续性分流信号（动图16-3-6）。当合并室间隔缺损时，于窦瘤下方与室间隔之间可见收缩期穿隔血流信号（动图16-3-7）。将CW取样容积置于破口处，可探及经主动脉窦瘤分流的双期血流信号，频谱特征为双期连续性高速湍流频谱（图16-3-8）。

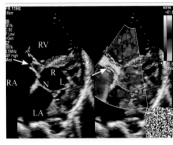

二维超声大动脉短轴切面可见主动脉右冠窦瘤破入右心房（箭头所指为破口处），右心房明显扩大；CDFI可见穿过破口处的五彩镶嵌样分流信号进入右心房，持续于整个心动周期。RA：右心房；LA：左心房；RV：右心室；N：无冠窦；R：右冠窦；L：左冠窦

动图16-3-6 主动脉右冠窦瘤破入右心房

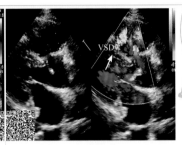

二维超声左心室长轴切面可于主动脉瓣瓣环上方见右冠窦瘤形成，主动脉瓣瓣环下方见小室间隔缺损；CDFI证实主动脉窦瘤破裂（红箭头所示为穿壁分流信号）合并室间隔缺损（白箭头所示为过隔分流信号）。VSD：室间隔缺损

动图16-3-7 主动脉窦瘤破裂合并室间隔缺损

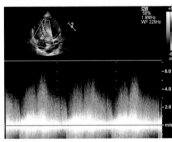

于窦瘤破口处记录到双期连续性高速分流频谱

图16-3-8
主动脉窦瘤破入右心房CW频谱图

### 3.经食管超声心动图

TEE检查因探头紧贴左心房壁，避免了胸骨及肺气的干扰，且探头频率更高，图像质量优良，能更清晰地显示主动脉窦瘤的起源、突入部位、大小、有无破裂及分流情况（图16-3-9，图16-3-10）。

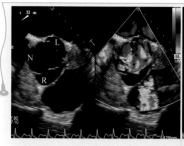
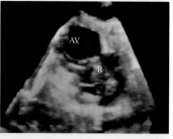

二维TEE于大动脉短轴切面可见膨大的主动脉右冠窦瘤；CDFI显示局部膨出的瘤体内可见五彩镶嵌的涡流信号，但瘤壁完整，无穿壁血流信号。N：无冠窦；R：右冠窦；L：左冠窦

**图16-3-9 TEE显示主动脉窦瘤**

可见主动脉右冠窦瘤。AV：主动脉瓣；R：右冠窦

**图16-3-10 三维TEE**

【鉴别诊断】

（1）室间隔缺损伴主动脉瓣脱垂：当室间隔缺损合并主动脉瓣脱垂与主动脉瓣关闭不全时，临床上于胸前区亦可闻及双期杂音。二维超声心动图显示主动脉窦部呈一瘤状结构，室间隔缺损突向右心室。多普勒检查时，可探测到收缩期室间隔缺损分流信号与舒张期主动脉瓣反流信号，因而可被误诊为右冠窦瘤破裂。鉴别诊断的关键在于正确识别瓣环位置。瘤样结构位于瓣环上方者为右冠窦瘤破裂，位于瓣环下方者为右冠瓣脱垂合并室间隔缺损（图16-3-11）。彩色血流显像可清晰显示收缩期来源于室间隔缺损的分流信号，以及舒张期来源于主动脉瓣的反流信号，借此可与窦瘤破裂鉴别。

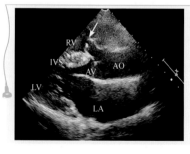

胸骨旁左心室长轴切面可见窦瘤结构位于主动脉瓣瓣环上方。RV：右心室；LV：左心室；AV主动脉瓣；AO：主动脉；IVS：室间隔；LA：左心房；箭头所示为破入右心室的右冠窦瘤

**图16-3-11
主动脉右冠窦瘤破入右心室流出道**

（2）右冠状动脉瘘：右冠状动脉瘘与右冠窦瘤破裂均可于主动脉瓣瓣环水平以上探及异常扩张的结构，且均可探及双期高

速分流信号。仔细扫查可见前者为呈长管状扩张的右冠状动脉，而非呈囊袋状的窦瘤（图16-3-12）。

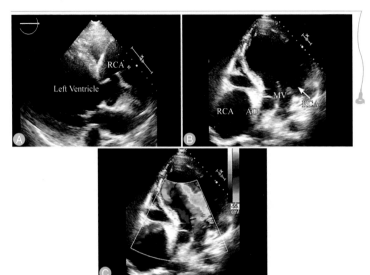

A.左心室长轴切面可见明显增宽的右冠状动脉，最宽处内径达3.9 cm；B.心尖五腔心切面可见右冠状动脉在二尖瓣瓣环游离壁一侧瘘入左心室（箭头）；C.可见右冠状动脉的血流经瘘口进入左心室。RCA：右冠状动脉；AO：主动脉；MV：二尖瓣；RA：右心房；Left Ventricle：左心室

**图16-3-12　右冠状动脉左心室瘘声像图**

【诊断技巧】

（1）二维超声心动图上直接显示主动脉瓣瓣环上方的主动脉窦壁有局部膨出。破裂后可见瘤壁回声中断，常呈"风袋样"膨向邻近腔室与管腔，且可直接显示破口大小和位置。

（2）主动脉窦瘤破裂时，多普勒探测尤其是CDFI，可于破口处显示穿过瘤壁的五彩镶嵌样分流信号。破入左心室者仅于舒张期见分流频谱信号，破入其他腔室者，于全心动周期见持续分流频谱信号。

（3）检查过程中，注意探查合并存在的室间隔缺损、主动脉瓣反流或其他病变。

【报告书写】

1.描述

右心室、右心房内径增大，主动脉窦部内径增宽，左心室壁无明显增厚，室间隔运动减弱，余左心室壁运动尚可，主动脉右冠窦明显膨向右心室，基底1.0 cm，膨出0.8 cm，其上可见2个破口，分别约0.3 cm、0.5 cm。CDFI显示右心室内主动脉右冠窦瘤处探及两束双期分流血流信号，主动脉瓣舒张期中等量反流血流信号。

2.结论

（1）主动脉右冠窦瘤破入右心室，2个破口，分别约0.3 cm、0.5 cm，左向右分流。

（2）主动脉瓣关闭不全（中度）。

【要点与讨论】

超声心动图是临床诊断主动脉窦瘤的首选方法，在诊断和鉴别诊断方面具有明显优势，可明确窦瘤起源部位及形态大小、破口数目及大小、分流量大小及有无合并畸形等。在主动脉窦瘤破裂介入治疗的术前病例筛选、术中监测引导及术后随访观察等方面，超声心动图检查具有重要临床意义。

室间隔缺损合并主动脉窦瘤破裂有时诊断较困难，特别是同时合并明显主动脉瓣反流时，需要仔细观察区分，多切面运用PW探查分辨。

【思考题】

（1）主动脉窦瘤破裂是先天性还是后天性疾病？主要病理学改变是什么？

（2）主动脉窦瘤破裂与室间隔缺损在超声诊断时的鉴别要点是什么？

【分析思路】

主动脉相关疾病主要包括以上的主动脉夹层动脉瘤与IMH，马方综合征、主动脉窦瘤及主动脉窦瘤破裂，主要超声诊断分析思路如下（图16-3-13）。

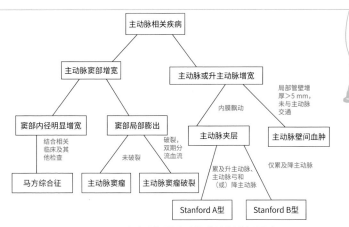

图16-3-13　主动脉相关疾病超声诊断分析思路

（王庆慧）

# 第17章

## 介入治疗

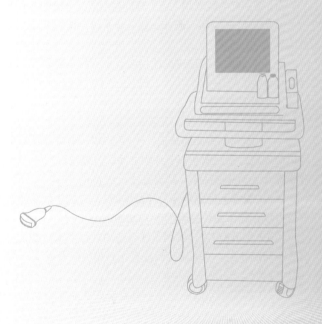

# 第一节　超声心动图在先天性心脏病介入治疗中的应用

随着器械和医疗技术的进步，越来越多解剖条件合适的患者可以通过介入封堵术治疗先天性心脏病，该项技术也以创面小、恢复快的特点得到越来越多的患者的认可。作为基层超声医师，对这类患者最重要的工作就是严格把握适应证，筛选真正适合介入治疗的患者，所以在以下章节中主要就先天性心脏病介入治疗适应证进行介绍，并展示超声心动图在介入治疗各阶段的应用。

【适应证】

中国儿童常见先天性心脏病介入治疗专家共识对先天性心脏病介入治疗推荐类别的表述沿用国际上通常采用的方式。

Ⅰ类：已证实和（或）一致公认某诊疗措施有益、有用和有效。

Ⅱ类：某诊疗措施的有用性和有效性的证据尚有矛盾或存在不同观点。

Ⅱa类：有关证据和（或）观点倾向于有用和有效。

Ⅱb类：有关证据和（或）观点尚不能充分说明有用和有效。

Ⅲ类：已证实和（或）一致公认某诊疗措施无用和无效，并可能有害。

超声心动图也应该遵循该指南要求评价患者行介入手术的可行性。

**1.室间隔缺损**

Ⅰ类：

（1）膜周型室间隔缺损：年龄≥3岁；有临床症状或有左心超负荷表现；室间隔缺损上缘距主动脉右冠瓣≥2 mm，无主动脉瓣脱垂及主动脉瓣反流；缺损直径<12 mm。

（2）肌部室间隔缺损：年龄≥3岁，有临床症状或有左心超负荷表现，肺体循环血流量比（Qp/Qs）>1.5。

（3）年龄≥3岁、解剖条件合适的外科手术后残余分流或外伤后室间隔缺损，有临床症状或有左心超负荷表现。

Ⅱa类：

（1）膜周型室间隔缺损：有临床症状或左心超负荷表现，

年龄2~3岁。

（2）室间隔缺损上缘距离主动脉右冠瓣≤2 mm，虽有轻度主动脉瓣脱垂但无明显主动脉瓣反流。

（3）肌部室间隔缺损：体重≥5 kg，有临床症状或有左心超负荷表现，Qp/Qs＞2.0。

Ⅱb类：

（1）心房水平出现短暂性右向左分流且疑似出现栓塞后遗症（卒中或复发性短暂脑缺血发作）的患儿。

（2）缺损较小，但有血栓栓塞风险。

Ⅲ类：

（1）双动脉下型室间隔缺损。

（2）伴轻度以上主动脉瓣反流。

（3）合并梗阻性肺动脉高压。

（4）既往无感染性心内膜炎病史且无血流动力学意义的膜周和肌部室间隔缺损。

**2.房间隔缺损**

Ⅰ类：

年龄≥2岁，有血流动力学意义（缺损直径≥5 mm）的继发孔型房间隔缺损；缺损至冠状静脉窦、上下腔静脉及肺静脉的距离≥5 mm，至房室瓣的距离≥7 mm；房间隔直径超过所选用封堵器左心房侧的直径；不合并必须外科手术的其他心血管畸形。

Ⅱa类：

（1）年龄＜2岁，有血流动力学意义且解剖条件合适的继发孔型房间隔缺损。

（2）前缘残端缺如或不足，但其他边缘良好的具有血流动力学意义的继发孔型房间隔缺损。

（3）具有血流动力学意义的多孔型或筛孔型房间隔缺损。

Ⅱb类：

（1）心房水平出现短暂性右向左分流且疑似出现栓塞后遗症（卒中或复发性短暂脑缺血发作）的患儿。

（2）缺损较小，但有血栓栓塞风险。

Ⅲ类：

（1）原发孔型、静脉窦型及无顶冠状静脉窦型房间隔缺损。

（2）伴有与房间隔缺损无关的严重心肌疾患或瓣膜疾病。

（3）合并梗阻性肺动脉高压。

### 3.动脉导管未闭

**Ⅰ类：**

动脉导管未闭伴有明显左向右分流，并且合并充血性心力衰竭、生长发育迟滞、肺血增多及左心房或左心室扩大等表现之一者，且患儿体重及解剖条件适宜，推荐行经导管介入封堵术。

**Ⅱa类：**

心腔大小正常的左向右分流的小型动脉导管未闭，如果通过标准的听诊技术闻及杂音，可行经导管介入封堵术。

**Ⅱb类：**

（1）通过标准听诊技术不能闻及杂音的"沉默型"动脉导管未闭伴有少量左向右分流（包括外科术后或者介入术后残余分流）。

（2）动脉导管未闭合并重度肺动脉高压，动脉导管水平出现以左向右分流为主的双向分流，如果急性肺血管扩张试验阳性，或者试验性封堵后肺动脉收缩压降低20%或30 mmHg以上，且无主动脉压力下降和全身不良反应，可以考虑介入封堵。

**Ⅲ类：**

（1）依赖于动脉导管开放来维持有效肺循环或体循环的心脏畸形。

（2）动脉导管未闭合并严重肺动脉高压，动脉导管水平出现双向分流或右向左分流，并且急性肺血管扩张试验阴性。

超声心动图在介入手术的应用主要是术前评估、引导配合手术顺利进行、术后手术效果评价及长期随访。

## 【术前超声评估】

介入手术患者的术前评价，主要从定性诊断转变为定量诊断，诊断信息包括缺损精确的位置、大小、缺损边缘的条件、与瓣膜的关系、相关瓣膜的条件。较准确的术前诊断是手术成败的关键，既能提高手术的成功率，还能缩短手术时间、减少并发症。以下对常见先天性心脏病的介入治疗术前超声评价中常用切面及观察要点做简要介绍。

### 1.房间隔缺损

房间隔缺损的术前评估要点主要通过"3个切面"，测量"2个大小，4个边缘、2个距离"来总结。"2个大小"指缺损的大小及房间隔总长，"4个边缘"指房间隔缺损上腔静脉、下腔静脉、心房顶、心房后壁侧残缘长度，"2个距离"指房间隔缺损距二尖瓣瓣环的距离及距主动脉瓣的距离。而这些工作主要由"3个重要切面"完成。

大动脉短轴切面：测量缺损大小、心房后壁侧残缘长度、残缘距主动脉瓣瓣环的距离，很多初学者认为主动脉侧距离为零就没有手术机会，其实不然，没有残缘也不影响手术，只是手术医师在选择封堵器大小时会有区别。

胸骨旁四腔心切面：注意这里是胸骨旁四腔心切面而不是心尖四腔心切面，因为胸骨旁切面声束与房间隔呈一定角度可更好地显示房间隔情况，该切面可测量房间隔缺损大小及房间隔总长、房间隔缺损心房顶侧残缘长度及缺损距二尖瓣瓣环的距离。

剑突下上、下腔静脉长轴切面：测量房间隔缺损的大小及房间隔缺损上、下腔静脉侧残缘长度。

另外，TEE对房间隔缺损的诊断价值是被广泛肯定的，有条件的医院要求只要患者无禁忌证必须术前行TEE检查。

### 2.室间隔缺损

主要也通过"3个切面"测量"1个位置，1个大小，2个关系"。"1个位置"指缺损位置，"1个大小"指缺损大小，包括假性膜部瘤瘤体大小及破口大小，"2个关系"指三尖瓣及主动脉瓣情况及与室间隔缺损的关系。而这些工作也主要由"3个重要切面"完成。

大动脉短轴切面：测量缺损位置、大小、主动脉瓣膜条件。

心尖四腔心切面：测量缺损位置、大小、三尖瓣瓣膜条件及室间隔缺损与三尖瓣关系。

心尖五腔心切面：测量缺损位置、大小、主动脉瓣膜条件及室间隔缺损与主动脉瓣关系。

### 3.动脉导管未闭

主要通过大动脉短轴及胸骨上切面明确导管大小、导管类型。必须注意的是，一些复杂先天性心脏病的生存依赖于动脉导管的开放，在做术前评估的时候一定要先排外这种情况。

此部分内容具体操作及图像显示详见第十一章第三节"动脉导管未闭"，此处就不做赘述。

## 【术中超声评估】

超声心动图对先天性心脏病的术中评估包括引导封堵器到

位、评价释放条件、检验封堵器稳定性、检查有无并发症。

### 1.房间隔缺损

大动脉短轴切面：封堵器成形情况，有无残余分流，封堵器与主动脉瓣关系。

胸骨旁切面：封堵器成形情况，有无残余分流，封堵器与二尖瓣关系。

剑突下上、下腔静脉长轴切面：封堵器成形情况，有无残余分流，封堵器与上、下腔静脉关系。

TEE：全程引导封堵器到位、释放、检验。

先天性心脏病介入治疗的超声评估在房间隔缺损封堵中运用最多，且以TEE监测最为准确，所以以下对封堵全程的超声表现做详细介绍（动图17-1-1～动图17-1-5）。

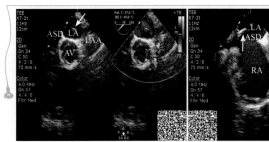

可见导丝通过房间隔缺损到达左心耳（箭头）。ASD：房间隔缺损；LA：左心房；LAA：左心耳；AV：主动脉瓣

**动图17-1-1　TEE检查**

可见输送鞘管通过缺损（箭头）。ASD：房间隔缺损；RA：右心房；LA：左心房

**动图17-1-2　TEE检查**

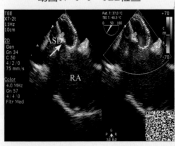

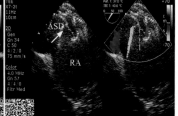

可见左伞盘释放，准备推送右伞盘（箭头）。ASD：房间隔缺损；RA：右心房

**动图17-1-3　TEE检查**

可见伞盘推拉试验，确保伞盘稳定性（箭头）。ASD：房间隔缺损；RA：右心房

**动图17-1-4　TEE检查**

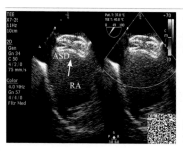

可见导丝撤离，封堵器释放成功，左右伞形态好（箭头）。ASD：房间隔缺损；RA：右心房

动图17-1-5
TEE检查

### 2.室间隔缺损

心尖四腔心切面：封堵器成形情况，有无残余分流，封堵器与三尖瓣及二尖瓣关系。

心尖五腔心切面：封堵器成形情况，有无残余分流，封堵器与主动脉瓣关系。

## 【术后超声评估】

（1）评价手术效果，包括封堵器成形情况、有无残余分流（动图17-1-6～动图17-1-8）、腔室大小变化、肺动脉压力变化。

（2）判断有无并发症，包括有无瓣膜反流等。

（3）房间隔缺损、动脉导管未闭封堵术后存在少量分流时，如封堵器位置形态正常，可定期随访，不做处理，随着心内膜覆盖封堵器，分流多在3个月至半年消失，但室间隔缺损时要特别关注分流流速，如持续高速分流，冲刷锋利的封堵器边缘，容易出现红细胞破裂，最终造成患者溶血。

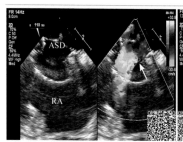

可见房间隔缺损封堵器位置固定，形态膨隆，心内膜未能覆盖伞面，阻流片吸收，心房水平通过封堵器的左向右大量分流（箭头）。ASD：房间隔缺损；RA：右心房

动图17-1-6　TEE检查

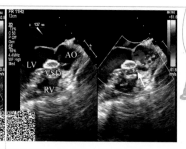

可见室间隔缺损封堵器位置固定，形态正常，封堵器上缘少量左向右分流（箭头）。VSD：室间隔缺损；LV：左心室；RV：右心室；AO：主动脉

动图17-1-7　TEE检查

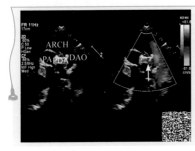

可见动脉导管未闭封堵器位置固定、形态正常，大动脉水平分流消失（箭头）。PDA：动脉导管未闭；PA：肺动脉；ARCH：主动脉弓部；DAO：降主动脉

动图17-1-8
胸骨上窝切面

【思考题】

室间隔缺损介入治疗适应证的超声评价？

（苏　璇）

# 第二节　主动脉窦瘤破裂介入治疗

主动脉窦瘤是一种少见的先天性畸形，其病理机制是由于主动脉窦壁中层弹力纤维及肌层组织减少或缺乏，长期在主动脉高压血流的冲击下，窦壁变薄并向邻近的心腔呈瘤样突出；在某种因素（如剧烈活动、撞击等）诱发主动脉内压力骤然升高的情况下，可发生窦瘤破入邻近的心腔，称为主动脉窦瘤破裂（ruptured sinus of valsalva aneurysm，RSVA）。RSVA发病后可迅速发生心功能不全，需尽早手术治疗。近年来，随着介入技术的不断发展，应用封堵器进行RSVA封堵成为可能。

## 【RSVA介入治疗的适应证和禁忌证】

目前还没有公认统一的RSVA介入治疗的适应证及禁忌证。

（1）适应证：①理想适应证：TTE及TEE证实主动脉窦瘤破口存在，且为主动脉右冠窦到右心室水平的左向右分流，瘤体未累及瓣环或主动脉瓣，窦瘤破口边缘至主动脉瓣瓣环距离≥7 mm，并且窦瘤破口距右冠状动脉开口≥5 mm，心功能可耐受手术，排除其他严重心脏畸形者；②相对适应证：RSVA合并其他先天性心脏畸形，但无右向左分流，心功能良好者，可以慎重综合考虑后选择行介入治疗。

（2）禁忌证：严重肺动脉高压并已导致右向左分流者；合并其他复杂先天性心脏畸形需外科手术处理者；封堵器放置处有血栓存在，导管插入途径有血栓形成者；心内膜炎及出血性疾病、败血症、封堵术前1个月内患有严重感染者等。

## 【术前超声评估】

筛选病例，明确受累的主动脉窦破入的腔室，瘤体的大小及活动度，破口的形态、大小及是否存在多个破口，破口与主动脉瓣、三尖瓣的关系及破口周围瘤壁组织的牢固程度等。

## 【术中超声评估】

（1）常用超声切面：胸骨旁左心室长轴切面、大动脉短轴切面、胸骨旁四腔心切面、心尖五腔心切面、剑突下大动脉短轴切面，以及能够显示主动脉窦瘤的系列非标准切面。如TTE显示不满意，可选择TEE，特别是三维TEE，能够清晰显示破口、封堵器、周围组织的三维空间关系。

（2）指导封堵器选择，将窦瘤破裂分为漏斗形和隧道形。帮助临床选择合适大小的封堵器型号，确定导丝是否通过瘤体破口，放置封堵器时注意主动脉窦侧封堵器是否紧贴瘤壁，其后再释放心腔侧伞，封堵器释放后观察其形态及对主动脉瓣、三尖瓣有无影响，是否存在残余分流等。

## 【术后超声评估】

观察心腔内径及心功能的变化；封堵器的位置及形态，是否出现封堵器移位；是否残存左向右分流；封堵器对周边组织是否影响，包括对主动脉窦、冠状动脉开口、主动脉瓣、三尖瓣等。

## 【注意事项】

术前仔细观察窦瘤情况，明确诊断，如破口位置、数量，多切面测量破口大小，是否合并室间隔缺损；术中注意观察封堵器位置，多切面观察是否对周围组织造成不良影响，特别是主动脉瓣和右心室流入道；术后再次确认封堵器位置、稳定性和周围组织情况。

（王庆慧）

# 第三节　左心耳介入治疗

　　心房颤动（以下简称房颤）是临床常见的心律失常，随着年龄的增长，患病人数不断增加，80岁以上人群中发病率高达7.5%。由于房颤时心房失去了有效收缩，心房内很容易形成血栓，并造成高卒中风险。房颤患者血栓形成的最常见部位为左心耳。目前，经皮左心耳封堵术（percutaneous left atrial appendage occlusion，PLAAO）已被推荐用于具有高卒中风险、不能耐受长期抗凝治疗的非瓣膜性房颤患者的卒中预防，对房颤患者左心耳进行封堵，能有效预防脑卒中事件的发生。自2001年首例PLAAO成功实施后，PLAAO作为预防血栓栓塞的治疗手段之一，已成为房颤治疗领域的研究热点。超声心动图，特别是TEE具有较高的空间分辨率，在排除血栓及实时显像等方面较其他影像技术具有不可替代的优势，已成为PLAAO手术的常规影像检查方法。

## 【左心耳形态特征】

　　左心耳多为长盲管状、钩状结构，外观常呈锯齿形、分叶状，内壁附有丰富的梳状肌形成的小梁，且小梁间的左心耳壁薄。持续性房颤患者左心耳重塑主要表现为左心耳增大、伸展、心耳内梳状肌数目减少、内膜纤维化、左心耳复杂的几何形态主要表现为左心耳口形状、心耳分叶信息及左心耳与毗邻组织结构空间位置关系的个体差异较大。左心耳口形状可分为圆形、卵圆形及不规则形。左心耳形态可分为：①菜花型（3%）；②风向标型（19%）；③仙人掌型（30%）；④鸡翅型（48%）。这是PLAAO术前超声评估左心耳的重点和难点。

## 【超声心动图在PLAAO术前的应用】

　　对于拟行PLAAO的房颤患者，术前常规行TTE，可以排除左心耳封堵及手术禁忌证，包括左心房前后径＞65 mm、LVEF＜35%、TEE发现心内血栓、严重二尖瓣病变、心包积液、房间隔形态异常等。但TTE不能清晰显示左心耳，因此不能明确评估左心耳解剖特征及左心耳内血栓情况。而TEE可清晰显示左心耳，可用于术前筛选合适患者、准确评估左心耳解剖形态，在左心耳介入封堵术中具有重要价值，是PLAAO术前评估的主要影像方法。在 TTE 基础上，TEE 可排查左心房及左心耳血栓，如有血栓则不宜进行封堵治疗。

（1）TEE 准确评估左心耳解剖形态。合适的封堵器型号对确保封堵装置的稳定性、实现最佳封堵尤为重要，封堵器的型号过小可能存在封堵器移位、栓塞及残余漏等风险；过大则有心脏穿孔、心包积液及心包压塞等风险。为了选择合适型号的封堵器，应在封堵术前左心耳尺寸最大时进行测量，即在左心室收缩末期及正常左心房灌注的状态下，使用 TEE 获取左心耳测量数据，需通过旋转食管探头在食管中段水平 4 个不同的切面（即 0°、45°、90°、135° 切面）的位置来进行测量，一般最大开口径线可在 135° 切面获取。同时准确测量左心耳深度，以左心耳开口直径中点至心耳尖部最远距离作为左心耳深度（图 17-3-1 ~ 图 17-3-4）。不同类型封堵器对小叶深度要求略不同，一般深度应大于内口径。

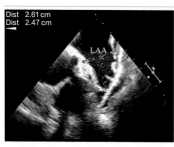

TEE 在 0° 测量左心耳开口直径及深度。LAA：左心耳

图 17-3-1  0° 切面

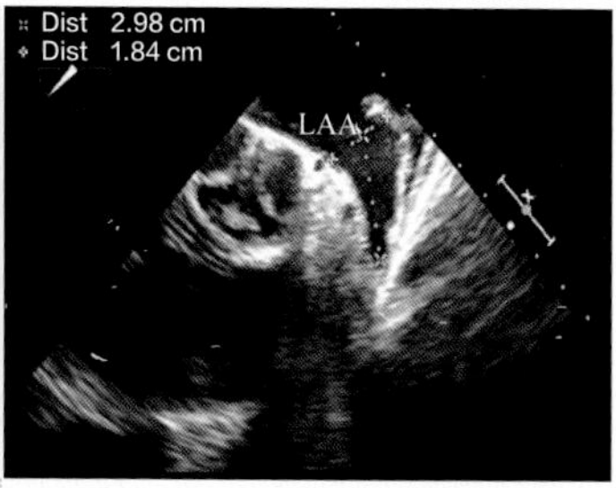

TEE 在 45° 测量左心耳开口直径及深度。LAA：左心耳

图 17-3-2  45° 切面

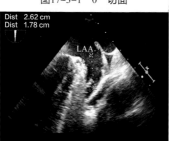

TEE 在 90° 测量左心耳开口直径及深度。LAA：左心耳

图 17-3-3  90° 切面

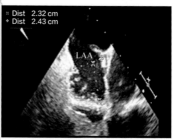

TEE 在 135° 测量左心耳开口直径及深度。LAA：左心耳

图 17-3-4  135° 切面

（2）左心耳分叶情况评估。左心耳内小叶定义为单个腔的宽度和长度均＞1 cm。实时三维TEE可通过切割及旋转获取多角度切面，观察左心耳主叶走行、左心耳小叶的数目及分叶开口部位，通常分叶数目越多，封堵越困难，但是影响封堵成败及难易程度的主要还是靠近心耳开口的主叶，靠近心耳顶部小分叶对封堵影响较小，实时三维TEE不仅可直观地观察左心耳小叶的走行及分叶数目，还可通过软件后处理及智能切割等功能，更直观地显示左心耳分叶信息。

（3）超声心动图观测房间隔和卵圆窝有无明显异常。术前准确了解房间隔及卵圆窝结构，确定房间隔穿刺的位置（一般位于房间隔后下方），是确保PLAAO成功的关键步骤之一。术前TEE能进一步帮助确定是否存在房间隔缺损、卵圆孔未闭、房间隔膨出瘤及异常增厚等。此外，TEE还可提供左心耳及肺静脉的解剖结构、空间位置关系等。

## 【超声心动图在PLAAO术中的应用】

### 1.术中超声心动图实时引导和封堵器大小的选择

（1）术中超声心动图引导选择房间隔穿刺点。TEE能实时、动态地引导鞘管在房间隔的后下部准确穿刺进入左心房，快速到达左上肺静脉和左心耳，建立轨道（动图17-3-5）。常规二维TEE引导时，一般在30°～60°方位上的主动脉短轴切面上可显示房间隔的前后关系，在110°～120°方位的上、下腔静脉汇入右心房切面上可显示房间隔的上下关系，因此上述两个切面结合能清晰显示PLAAO房间隔穿刺的常规穿刺点，即房间隔的后下部，双平面功能可以同时显示这两个切面（图17-3-6）。

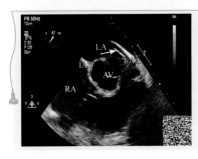

LA：左心房；LAA：左心耳；IAS：房间隔；RA：右心房；AV：主动脉瓣；箭头：鞘管

动图17-3-5
TEE指导建立封堵治疗轨道

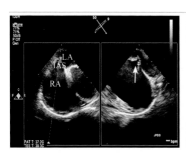

穿刺位置（箭头）。RA：右心房；
LA：左心房；IAS：房间隔

图17-3-6
双平面超声指导房间隔穿刺位置

（2）术中超声心动图在封堵器型号选择和封堵器置入实时监控中的作用。术中TEE所测的左心耳开口和深度与左心耳DSA检查或增强CT综合对比参考，进而选择封堵器型号。实时三维TEE可配合介入医师实时动态地监测封堵器输送到左心耳内、展开与左心耳内释放的全过程。

**2.封堵器置入后TEE即刻评估**

左心耳封堵器展开后，需要在术中即刻评估封堵器的位置、效果和稳定性，封堵器的最佳位置是封堵器表面位于左心耳开口处或略高于左心耳开口平面（图17-3-7），术中TEE必须多方位确认是否成功封堵左心耳的所有分叶、是否存在封堵器位置偏移，同时应用CDFI技术检测封堵器周边是否存在残余分流。一般而言，封堵成功后封堵器周围应无残余血流（动图17-3-8）或少量残余分流（<5 mm），术中与介入医师配合检验封堵器的稳定性。左心耳封堵器释放前，需要术中使用TEE进一步确认封堵器的稳定性和封堵器的压缩率，一般由介入医师进行2~3次牵拉试验来确定封堵器的稳定性（动图17-3-9），当术中TEE和X线造影均显示封堵器和左心耳同步伸缩时，代表封堵器具有良好的稳定性。一般要求测量0°、45°、90°和135°这4个方位封堵器的横径以计算封堵器横向压缩率（图17-3-10~图17-3-13），为保证横径测量是最大的测量，必须采用露出封堵器轴的切面，封堵器压缩率在10%~30%是理想范围，压缩率过小存在封堵器移位甚至脱落的风险；压缩率过大容易引起封堵器变形、压迫左心耳周围其他组织、心包积液等并发症。左心耳封堵器与周围组织的关系正常也是封堵术中TEE需要明确的检测内容，主要包括封堵器有无影响二尖瓣的开闭、左上肺静脉回流是否正常、心包有无积液等。

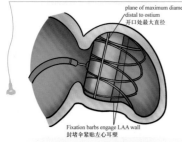
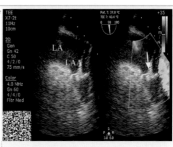

封堵器的最佳位置是封堵器表面位于左心耳开口处或略高于左心耳开口平面。plane of maximum diameter distal to ostium：开口处最大直径；Fixation barbs engage LAA wall：封堵伞紧贴左心耳壁

CDFI观察封堵器周围是否有残余分流。LA：左心房；LAA：左心耳；箭头：封堵器

图17-3-7　封堵器的最佳位置

动图17-3-8　CDFI检查

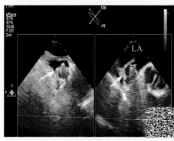
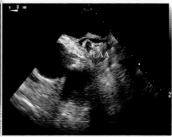

LA：左心房；箭头：封堵器

动图17-3-9　牵拉试验检验封堵器稳定性

TEE食管中段0°测量封堵器横径。LAA：左心耳

图17-3-10　0°测量封堵器横径

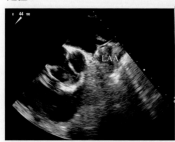
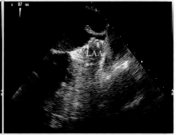

TEE食管中段45°测量封堵器横径。LAA：左心耳

TEE食管中段90°测量封堵器横径。LAA：左心耳

图17-3-11　45°测量封堵器横径

图17-3-12　90°测量封堵器横径

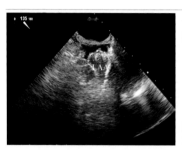

TEE食管中段135°测量封堵器横径。
LAA：左心耳

图17-3-13
135°测量封堵器横径

## 【术后监测及左心功能的评估】

### 1.左心耳封堵器周边残余血流

研究证实，左心耳介入封堵术成功后一般需要持续服用华法林抗凝45天，然后行TEE检查评估封堵器的情况，如果TEE复查显示左心耳封堵器周围无残余分流或残余血流<5 mm，表示左心耳基本封堵完全，可停止服用华法林，改服阿司匹林和氯吡格雷直至术后6个月。如果此时TEE显示残存血流量>5 mm，则应继续服用华法林。

### 2.心包积液

由于手术操作和封堵器选择过大造成的心包积液是PLAAO常见的并发症，发生率为1%～5%，TTE或TEE均能清晰显示左心室侧壁或后壁、右心室前壁心包腔内无回声区。心包积液一般发生在术后24小时以内，但也有极个别患者在术后第二天甚至在术后2周至1个月发生。TTE能准确、方便、快捷地判断PLAAO术后是否存在心包积液及其程度。

### 3.封堵器血栓形成

随着PLAAO的持续开展，与封堵器相关血栓的并发症也逐渐增加并受到关注，PLAAO术后TEE定期检查具有必要性。研究发现，与左心耳封堵器相关的血栓发生率为5%～8%。实时三维TEE能全面显示血栓的位置、大小和立体结构，有利于封堵器表面及其周围结构血栓的早期发现和治疗随访。

注意事项：在进行TEE检查时需要将左心耳内血栓与伪像、粗大梳状肌相鉴别，血栓通常靠近心耳顶部，且与左心耳壁贴合紧密，而伪像常位于沿着声束的左心耳脊部后方的左心耳体部，可能为混响效应导致，因此可通过不同角度、深度调整切面观察左心耳内回声有无变化来鉴别；有时超声切面仅仅显示增粗肌束的一个断面，易误认为是血栓形成，利用双平面或多切面多角度可以显示梳状肌全貌及与左心耳壁关系，进而依此鉴别。同时术前TEE有助于排除其他源性栓子，如心脏肿瘤、动脉粥样硬化斑块等，且三维TEE较二维TEE可更准确地评估栓子大小、活动性、类型及其与周围结构的空间毗邻关系。若术前评估发现左心房或左心耳内有血栓，需在进行抗凝治疗且行TEE评估血栓消失后才能进行左心耳封堵。

超声心动图在经皮左心耳封堵患者的筛选，房间隔穿刺术的引导，封堵器的型号选择、置入、释放及效果评价中具有其他影像学检查不可替代的作用。特别是TEE探头位于食管内，具有不干扰介入手术视野、可清晰显示左心耳及其封堵器形态的优点。同时实时三维TEE能帮助临床介入医师及患者家属更直观形象地认识左心耳及其封堵器位置、大小、形态及毗邻关系（动图17-3-14），有利于超声医师、心外科医师、介入医师组成的多学科团队进行协作和沟通。

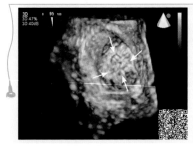

可见左心耳封堵器全貌（箭头）

动图17-3-14
三维TEE检查

【思考题】

超声心动图在PLAAO术中的作用？

（王庆慧）

# 第四节　主动脉瓣介入治疗

经导管主动脉瓣置换/置入术（transcatheter aortic valve replacement，TAVR或transcatheter aortic valve implantation，TAVI）已逐渐成为有临床症状但不能耐受外科手术治疗的重度主动脉瓣狭窄患者的替代治疗方案，目前，随着能够解决主动脉瓣反流的TAVI人工瓣膜的研发和应用，外科手术高风险的重度主动脉瓣反流患者也可选择TAVI治疗。

TAVI人工瓣膜的置入途径主要为经股动脉路径，其次为经心尖路径，经升主动脉路径和经锁骨下动脉路径应用较少。TAVI人工瓣膜分为自膨瓣和球扩瓣两大类。2017年我国国家食品药品监督管理总局批准上市了两款国产瓣膜，一款是Venus-A瓣膜，属于自膨瓣，经股动脉途径置入；另一款是J-ValveTM瓣膜，属于球扩瓣，经心尖途径置入。根据主动脉瓣瓣环径以及主动脉根部解剖特点选择合适的人工瓣膜型号。

超声心动图在TAVI术前筛选评估、术中监测、术后即刻评估中都具有重要的作用，超声心动图医师须要充分了解主动脉根部的解剖结构特点，熟悉TAVI手术过程、人工瓣膜类型以及术中各环节可能出现的并发症。

## 【术前超声评估】

### 1.主动脉瓣病变基本情况

TTE可以探查主动脉瓣二叶式或三叶式类型，观察瓣叶启闭活动，瓣叶是否增厚、粘连、钙化，是否有瓣膜连枷运动及穿孔。如明确感染性心内膜炎、主动脉窦内夹层为TAVI手术禁忌证。

### 2.评估病变程度

评估主动脉瓣狭窄程度的主要参数有跨瓣峰值速度、平均跨瓣压差及EOA，重度主动脉瓣狭窄的定义为：跨主动脉瓣峰值速度≥4.0 m/s、跨主动脉瓣平均压差≥40 mmHg、EOA<1.0 cm²。测量时尽量使超声声束与跨瓣血流方向平行，多切面测量取最大值。

对于跨主动脉瓣峰值速度<4.0 m/s、跨主动脉瓣平均压差<40 mmHg、EOA<1.0 cm²（低流速低跨瓣压差）的患者，如果LVEF<50%，行多巴酚丁胺负荷试验判断是否存在重度狭窄；如果LVEF≥50%，须结合左心室壁肥厚、左心房扩大、升主动脉扩张、患者血压综合评价；对于超声不能判断的重度狭窄，可结合CT钙化评分进行评估。

评估主动脉瓣反流程度也应结合其他超声表现，如左心室扩张、室壁肥厚、二尖瓣前叶舒张期细颤、降主动脉全舒张期反流等进行综合判断。缩流束宽度>6 mm、EROA≥30 mm²或

RVol≥60 mL、反流分数（RVol/LVOT每搏输出量）>50%提示为重度主动脉瓣反流。

### 3.主动脉根部结构

观察左心室流出道的钙化分布、室间隔基底段形态，在左心室长轴切面测量左心室流出道直径、瓣环径、窦部直径和高度、窦管交界及升主动脉直径、冠状动脉开口距主动脉瓣瓣环的距离。这些测量值是决策瓣膜置入、选择人工瓣膜型号的主要依据。

### 4.主动脉瓣瓣环的测量

主动脉半月瓣附着点构成了"皇冠状"的瓣环，TAVI需要测量的主动脉瓣瓣环径是瓣叶附着最低点构成的虚拟环的径线。三维TEE较TTE能够更准确测量主动脉瓣瓣环的长径、短径及周长，在主动脉短轴切面，TEE可清晰显示钙化与冠状动脉开口的关系，预测人工瓣膜置入后钙化阻塞冠状动脉开口的可能性。

目前TAVI手术的瓣环测量和瓣膜选择主要参考CT血管造影（CT angiography，CTA）数据，瓣膜的严重钙化常常限制了超声心动图的精细测量，但是显示图像良好的TTE尤其是三维TEE可用于辅助选择瓣膜型号。对于不能耐受CTA检查、急诊TAVI手术的情况，超声心动图的评估尤为关键。

## 【术中超声监测】

TAVI的术中监测和评估主要由TEE完成。对于经心尖路径的手术，在手术室首先用TTE帮助术者选择心尖最佳穿刺切口位置。

### 1.留存基线资料

在患者麻醉镇静后观察主动脉瓣结构、狭窄和（或）反流程度，探查是否合并主动脉夹层或IMH，评估左心室功能及二尖瓣功能、心包积液量等，记录基线资料以备出现并发症时做出对照判断及手术效果评价。

### 2.操作监测

（1）导丝和穿刺置管：任何导丝置入心脏均需要监测有无心包积液，排除穿孔。在经心尖路径的手术中，心尖穿刺后可于左心室长轴切面见强回声，导丝由左心室心尖经主动脉瓣入升主动脉（动图17-4-1），此时须留意导丝是否与二尖瓣腱索缠绕，注意观察二尖瓣反流是否增加。

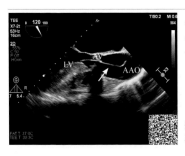

导丝通过主动脉口（箭头）。LV: 左心室；AV：主动脉瓣；AAO：升主动脉

动图17-4-1
导丝通过主动脉瓣口

（2）球囊扩张成形：球囊扩张主动脉瓣口时的严重并发症包括冠状动脉口堵塞、严重的主动脉瓣反流和主动脉根部破裂、心脏压塞等。在球囊扩张时TEE监测一般在主动脉长轴切面进行观察，主动脉短轴切面可用于评估左冠状动脉开口是否堵塞，球囊扩张后的超声图像可用于测量主动脉瓣瓣环径。人工瓣膜置入后进行球囊扩张，可帮助瓣膜支架成形和稳定（动图17-4-2）。

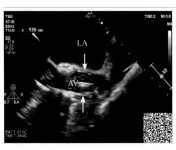

球囊扩张（箭头）。LA：左心房；AV：主动脉瓣

动图17-4-2
人工瓣膜置入后球囊扩张

（3）人工瓣膜置入：膨瓣完全释放后，人工瓣膜支架的理想位置应在主动脉瓣瓣环下4～10 mm。释放位置过高会导致瓣周反流、人工瓣膜移位或冠状动脉开口堵塞，释放位置过低会导致瓣周反流及传导阻滞。J-valve人工瓣膜支架（经心尖路径）置入需缓慢释放定位器，超声多平面（主动脉窦短轴和长轴切面）确定3个定位器均位于主动脉窦内后，再引导释放支架瓣膜。球扩瓣释放后的理想位置是瓣环下1～2 mm。

【 术后即刻评估 】

术后即刻TEE快速评估人工瓣膜功能、准确评估人工瓣膜反流（瓣口、瓣周）、监测并发症及在血流动力学不稳定时快速寻找病因；在主动脉长轴切面判断人工瓣膜支架位置，在主动脉短轴切面评估人工瓣膜支架形态、鉴别瓣口反流和瓣周反流、探查冠状动脉开口的血流情况。在深胃底五腔心切面或食管下段左心室长轴切面测量人工瓣膜跨瓣流速、跨瓣压差或使用连续方程估测瓣口面积（动图17-4-3～图17-4-6）。

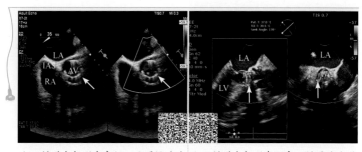

人工瓣膜支架形态良好、无明显反流（箭头）。LA：左心房；IAS：房间隔；RA：右心房；AV：主动脉瓣

动图17-4-3　人工瓣膜支架形态良好、无明显反流

人工瓣膜支架形态不良、瓣周反流明显（箭头）。LA：左心房；LV：左心室；AV：主动脉瓣

动图17-4-4　人工瓣膜支架形态不良、瓣周反流明显

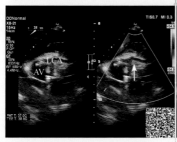

左冠状动脉开口血流通畅（箭头）。LCA：左冠状动脉；AV：主动脉瓣

动图17-4-5　人工瓣膜置入后

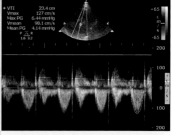

术后测量主动脉跨瓣压差和流速

图17-4-6　术后测量

瓣周反流的原因主要有：人工瓣膜型号偏小、瓣膜置入位置过低或过高、瓣膜释放位置严重钙化导致人工瓣膜支架形态膨胀不良。瓣口反流常见于导丝未退出时影响瓣叶关闭，退出导丝后瓣口反流消失或明显减少；人工瓣膜支架形态失常也可影响瓣叶关闭，引起瓣口反流。

多切面探查瓣周反流，综合考虑反流的瓣周范围占支架周长的比例、缩流束宽度、反流束的路径等，在主动脉短轴切面，反流的瓣周范围占支架周长的百分比<10%为轻度、10%～29%为中度、≥30%为重度。

同时还需密切注意二尖瓣反流、左心室功能、心包积液或升主动脉夹层、IMH等并发症。

【思考题】

围术期超声心动图监测TAVI术中需注意的并发症有哪些?

（李建华）

## 第五节　瓣周漏介入治疗

瓣周漏（paravalvular leakage，PVL）是人工心脏瓣膜置换术后人工瓣环与自体组织之间的缝线撕脱、开裂或者人工瓣环缝合处自体组织撕裂等所致，人工二尖瓣比主动脉瓣多见，发生率为2%~17%。人工机械瓣或生物瓣置换术后均可发生PVL，前者更常见。发生机制主要包括自体组织的钙化和形变、人工瓣膜与自体瓣环不匹配、缝合区空间不足、炎性变态反应和感染等。

2017年更新的AHA/ACC心脏瓣膜病管理指南中，对存在溶血、心功能Ⅲ~Ⅳ级和外科手术高危的瓣周漏患者，如解剖条件适宜封堵，建议首选介入治疗方案（推荐级别为Ⅱa）。经导管瓣周漏介入封堵的手术路径主要包括经心尖直接穿刺、经股动脉逆行途径和经股静脉房间隔顺行途径，根据漏口的大小、形态、边缘，观察漏口与瓣周的解剖关系，选择合适的封堵器或血管塞。

【术前超声评估】

### 1.常用切面与观察内容

TTE人工主动脉瓣瓣周漏多采用胸骨旁左心室长轴切面、大动脉短轴切面和心尖五腔心切面，人工二尖瓣瓣周漏多采用胸骨旁左心室长轴切面、心尖四腔心切面和心尖两腔心切面。根据人工瓣种类分为机械瓣瓣周漏、生物瓣瓣周漏；根据漏口大小分为小型（1~2mm）、中型（3~5mm）和大型（6~15mm）。需要与人工瓣中心性反流相鉴别：瓣周漏的反流束起源于瓣环之外，呈偏心性反流，反流速度快，反流量大（图17-5-1）；中心性反流起源于瓣环内，持续时间短，范围局限且对称，流速低，色彩暗淡。

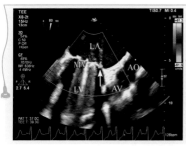

可见二尖瓣机械瓣回声，瓣周偏心反流（箭头）。LA：左心房；LV：左心室；MV：二尖瓣；AV：主动脉瓣；AO：主动脉

图17-5-1
TEE检查

### 2.经食管超声心动图

TEE人工主动脉瓣瓣周漏重点观察食管中段30°（主动脉瓣短轴）、120°（主动脉瓣长轴切面）、经胃底20°（五腔心切面）。人工二尖瓣瓣周漏重点观察食管中段0°（四腔心切面）、45°~60°（二尖瓣交界区）、90°（两腔心）、120°（左心室长轴切面）。

人工瓣的混响及伪像等因素通常会影响PVL的观察和评估，TEE可以从外科视野观察PVL的位置及形状，测量PVL的反流颈宽度、周向范围、长度及宽度，通过钟面模式提供精确定位，准确评估瓣周漏的大小和形状，显示人工瓣周的"裂隙样"低回声区，呈现不规则圆形、新月形等，可进一步结合3D Color模式使PVL的有效反流口的部位、大小、形态及走行可视化（动图17-5-2，动图17-5-3）。主动脉瓣瓣周漏多位于右、无冠窦结合处，二尖瓣瓣周漏多位于10~11点、5~6点。由于PVL的形状各异，尤其在存在偏心反流时，二维测量值会较三维测量偏低，造成反流程度的低估，三维TEE测量的PVL反流颈宽度及周向范围较TTE偏大。另外，TEE还可准确评估人工瓣架位置是否固定，是否合并瓣周脓肿等其他并发症。

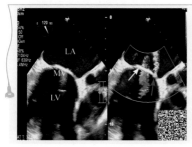

可见二尖瓣机械瓣回声，二尖瓣收缩期中心性反流（白箭头）及瓣周反流（靠主动脉的内侧瓣叶）（红箭头）。LA：左心房；LV：左心室；MV：二尖瓣

动图17-5-2
TEE左心室长轴切面

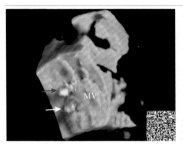

可见左心房视野的二尖瓣中心性反流（白箭头）及瓣周漏（红箭头），瓣周反流位于12点位置。MV：二尖瓣

动图17-5-3
三维TEE结合Color直观

### 3.适应证与禁忌证

经导管瓣周漏介入封堵术的适应证：人工瓣周漏的瓣架位置固定、缝线无撕裂和松脱。禁忌证：感染性心内膜炎、瓣周脓肿、血栓或血管翳、缝线开裂、瓣架脱位、漏口范围>1/4的人工瓣环周径。

【 术中超声评估 】

（1）多角度测量瓣周漏大小，监测实时位置并引导导丝顺利通过漏口，指导封堵器释放。

（2）术后即刻评估封堵器的位置及形态，有无影响瓣膜启闭，是否伴发心包积液。

【 术后超声评估 】

（1）对比观察心脏各腔室大小、心脏收缩及舒张功能、有无心包积液。

（2）评估人工瓣膜形态与功能（图17-5-4）、封堵器的位置及形态（动图17-5-5～图17-5-7）。

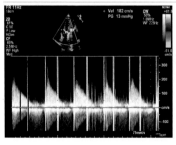

舒张期前向血流速度正常，峰值流速182 cm/s，峰值压差13 mmHg

图17-5-4
人工二尖瓣

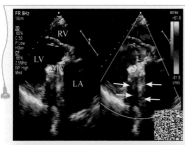

二尖瓣机械瓣置换术后，人工二尖瓣启闭正常，后外侧机械瓣瓣周可见封堵器回声，无瓣周反流，无心包积液。RV：右心室；LV：左心室；LA：左心房；MV：二尖瓣；箭头：封堵器回声

动图17-5-5
胸骨旁左心室长轴切面

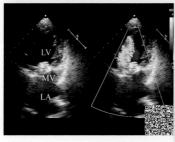

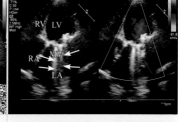

LA：左心房；LV：左心室；MV：二尖瓣

二尖瓣机械瓣回声，后外侧机械瓣瓣周可见封堵器回声（白箭头），收缩期少量中心性反流（红箭头），未见明显瓣周反流，无心包积液。RA：右心房；RV：右心室；LA：左心房；LV：左心室；MV：二尖瓣

动图17-5-6　心尖四腔心切面

图17-5-7　心尖四腔心切面

（赵　丽）

—— 参考文献 ——

[1] 中华医学会超声医学分会超声心动图学组.中国心血管超声造影增强检查专家共识[J].中华医学超声杂志（电子版），2015，12（9）：667–680.

[2] 谢峰，吴爵非，钱丽君.超声增强剂在超声心动图中的临床应用：2018美国超声心动图指南更新[J].中华超声影像学杂志，2019，28（7）：553–580.

[3] 王新房.超声心动图学[M].4版.北京：人民卫生出版社，2009.

[4] KADAPPU K K，THOMAS L.Tissue doppler imaging in echocardiography：value and limitations[J].Heart Lung Circ，2015，24（3）：224–233.

[5] 王志斌.菲根鲍姆超声心动图学[M].6版.北京：人民卫生出版社，2009.

[6] 周永昌，郭万学.超声医学[M].6版.北京：人民军医出版社，2011：622–633.

[7] 张立平.左室17节段分法评价室壁运动异常的应用分析[J].医学影像学杂志，2020，30（10）：1948–1950.

[8] 袁春苗.冠心病的超声诊断及超声表现回顾分析[J].影像研究与医学应用，2019，3（2）：64–65.

[9] 曹玲，张雪梅，赵颖，等.左心腔声学造影与经胸超声心动图对冠心病患者心尖部室壁瘤及其附壁血栓的检出情况比较[J].实用心脑肺血管病杂志，2020，28（12）：109–112.

[10] 王少博.分析心脏超声在诊断冠心病节段性室壁运动异常中的效果[J].医学理论与实践，2020，33（20）：3448–3449.

[11] 中华医学会超声医学分会超声心动图学组.负荷超声心动图规范化操作指南[J].中国医学影像技术，2017，33（4）：632–638.

[12] 中华医学会超声医学分会超声心动图学组，中国医师协会心血管内科分会超声心动图委员会.超声心动图诊断心肌病临床应用指南[J].中华超声影像学杂志，2020，29（10）：829–845.

[13] 刘延玲.超声心动图诊断思维解析[M].北京：科学出版社，2010.

[14] 李治安，杨娅.超声心动图临床疑难病例解析[M].北京：科学技术文献出版社，2007.

[15] NISHIMURA R A，OTTO C M，BONOW R O，et al.2017 AHA/ACC focused update of the 2014 AHA/ACC Guideline for the

management of patients with valvular? Heart Disease：a report of the American College of Cardiology/American Heart Association Task Force on clinical practice guidelines[J].J Am Coll Cardiol, 2017, 70（2）：252-289.

[16] BAUMGARTNER H, FALK V, BAX J J, et al.2017 ESC/ EACTS Guidelines for the management of valvular heart disease[J]. Eur Heart J, 2017, 38（36）：2739-2791.

[17] ZAIDI A, OXBOROUGH D, AUGUSTINE D X, et al.Echocardiographic assessment of the tricuspid and pulmonary valves：a practical guideline from the British Society of Echocardiography[J].Echo Res Pract, 2020, 7（4）：G95-G122. https://doi.org/10.1530/erp-20-0033.

[18] HAUDE M, Management of valvular heart disease：ESC/EACTS guidelines 2017[J].Herz, 2017, 42（8）：715-720.

[19] LANCELLOTTI P, TRIBOUILLOY C, HAGENDORFF A, et al.European Association of echocardiography recommendations for the assessment of valvular regurgitation.Part 1：aortic and pulmonary regurgitation（native valve disease）[J].Eur J Echocardiogr, 2010, 11（3）：223-244.

[20] ZOGHBI W A, ADAMS D, BONOW R O, et al.Recommendations for noninvasive evaluation of native valvular regurgitation：a report from the American Society of echocardiography developed in collaboration with the society for Cardiovascular Magnetic Resonance[J].J Am Soc Echocardiogr, 2017, 30（4）：303-371.

[21] 中华医学会心血管病学分会心血管影像学组，北京医学会心血管病学会影像学组.中国成人心脏瓣膜病超声心动图规范化检查专家共识[J].中国循环杂志, 2021, 36（2）：109-125.

[22] 朱振辉.超声心动图评估主动脉瓣狭窄：2017年EACVI/ASE临床建议更新解读[J].中国循环杂志, 2017, 32（z2）：173-178.

[23] GOLDSTONE A B, HOWARD J L, COHEN J E, et al.Natural history of coexistent tricuspid regurgitation in patients with degenerative mitral valve disease：implications for future guidelines[J].J Thorac Cardiovasc Surg, 2014, 148（6）：2802-2809.

[24] HELMUT B, JUDY H, JAVIER B, et al.Echocardiographic

assessment of valve stenosis：EAE/ASE recommendations for clinical practice[J].Eur J Echocardiogr，2009，10（1）：1-25.

[25] BUCK T，BÖSCHE L，PLICHT B. Echtzeit-3-D-Echokardiographie zur Schweregradbeurteilung vonHerzklappenvitien[J].Herz，2017，42（3）：241-254.

[26] FRANK E，SILVESTRY，MERYL S，et al.Guidelines for the echocardiographic assessment of atrial septal defect and patent foramen ovale：from the American Society of Echocardiography and Society for Cardiac Angiography and Interventions [J].J Am Soc Echocardiography，2015，28：910-958.

[27] FURLANETTO G，FURLANETTO B H，HENRIQUES S R，et al.Mixed type total anomalous pulmonary venous connection：early results and surgical techniques[J].World J Pediatr Congenit Heart Surg，2015，6（1）：26-32.

[28] 刘延玲，熊鉴然.临床超声心动图学[M].2版.北京：科学出版社，2007.

[29] 欧洲心血管影像学会，姚桂华，刘艳，等.人工心脏瓣膜的影像学评价指南[J].中华超声影像学杂志，2017，26（3）：185-227.

[30] ROLDAN C A，TOLSTRUP K，MACIAS L，et al.Libman-Sacks Endocarditis：detection，characterization，and clinical correlates by three-dimensional transesophageal echocardiography[J].J Am Soe Echocardiogr，2015，28（7）：770-779.

[31] 冀威，丁明岩，张慧慧，等.痛风致二尖瓣赘生物超声误诊为感染性心内膜炎1例[J].临床超声医学杂志，2019，21（10）：768-771.

[32] 李治安.临床超声影像学[M].北京：人民卫生出版社，2002.

[33] 杨娅.超声掌中宝心血管系统[M].2版.北京：科学技术文献出版社，2017.

[34] 王玲，樊文峰，张源祥，等.彩色多普勒超声对心脏血栓与黏液瘤的鉴别诊断价值[J].中华超声影像学杂志，2006，15（7）：550-557.

[35] 胡玉美，黄进，张华民，等.经食管及经胸超声心动图对风湿性心脏病左心房及左心耳血栓的诊断价值[J].中国心血管病杂志，2002，7（4）：292.

[36] OZKAN M，KAYMAZ C，KIRMA C，et al.Predictors of left

atrial thrombus and spontaneous echo contrast in rheumatic valve disease before and after mitral valve disease[J].Am J Cardiol, 1998, 82（9）: 1066-1070.

[37] 刘延玲，熊鉴然.临床超声心动图学[M].3版.北京：科学出版社，2014.

[38] 李志刚，徐志云，邹良建，等.心脏黏液瘤新的分型探讨——附复发性心脏黏液瘤2例报告及国内文献复习[J].中国胸心血管外科临床杂志，2010，17（1）: 13-17.

[39] 胡艳芳.心房粘液瘤超声特征分析及与房室瓣膜狭窄相关性研究[J].健康研究，2013，33（4）: 265-267.

[40] 曾炜，刘维永，张宝仁.心脏外科学[M].1版.北京：人民军医出版社，2003: 1493.

[41] 李冬蓓，张洪彬，宫春颖，等.超声心动图对左房粘液瘤与左房活动性血栓的鉴别诊断[J].中国超声诊断杂志，2002，3（10）: 742-743.

[42] 燕丽，刘丽丽，李新功.WHO（2015）心脏肿瘤组织学分类介绍[J].诊断病理学杂志，2016，23（11）: 895-896.

[43] 何怡华.经食管超声心动图学[M].2版.北京：人民卫生出版社，2019.

[44] 邓琦.心脏原发性肿瘤的诊断与治疗进展[J].心血管病学进展，2015，36（5）: 592-595.

[45] 牛华，赵晓兰，刘保民，等.超声心动图在胎儿期及儿童期心脏肿瘤中的诊断价值[J].临床超声医学杂志，2015，17（12）: 853-854.

[46] AMANO J，KONO T，WADA Y，et al.Cardiac myxoma: its origin and tumor characteristics[J].Ann Thorac Cardiovasc Surg, 2003, 9（4）: 215-221.

[47] FIDLER I J.Critical factors in the biology of human cancer metastasis[J].Am Surg, 1995, 61（12）: 1065-1066.

[48] 汤乔颖，邓又斌，毕小军，等.声学造影对心脏占位病变性质的鉴别诊断价值[J].中华医学超声杂志，2019，16（10）: 742-748.

[49] 甘玲，高云华，谢满英，等.经食管超声心动图在心脏占位性病变中的应用价值[J].中国临床医学影像杂志，2017，28（6）: 416-419.

[50] 王新房，谢明星.超声心动图学[M].5版.北京：人民卫生出版社，2016.

[51] 姜玉新，张运.超声医学[M].2版.北京：人民卫生出版社，2016.

[52] 中国医师协会儿科医师分会先天性心脏病专家委员会，中华医学会儿科学分会心血管学组，《中华儿科杂志》编辑委员会.儿童常见先天性心脏病介入治疗专家共识[J].中华儿科杂志，2015，53（1）：17-24.

[53] 王逸轩.超声心动图在非瓣膜性心房颤动患者经皮左心耳封堵术中的应用进展[J].临床超声医学杂志，2020，22（3）：212-215.

[54] 李菁，马小静，程冠.实时三维经食管超声心动图在经皮左心耳封堵术治疗非瓣膜病性心房颤动患者中的应用价值[J].中国医学影像技术，2019，35（9）：1295-1299.

[55] 崔晶晶，宋红宁，谭团团，等.经食管超声心动图评估左心耳形态在左心耳介入封堵中的价值[J].临床超声医学杂志，2017，19（6）：408-411.

[56] 宋宏宁，周青，陈金玲，等.基于经食管三维超声心动图和3D打印的左心耳封堵术前模拟系统的建立和评估[J].中华超声影像学杂志，2017，26（1）：1-6.

[57] 中华医学会超声医学分会超声心动图学组《经导管主动脉瓣置入术围术期超声心动图检查专家共识》写作组.经导管主动脉瓣置入术围术期超声心动图检查专家共识[J].中华超声影像学杂志，2018，27（2）：93-107.

[58] 蒲俊舟，吴文辉，黄连军.心脏瓣膜替换术后瓣周漏介入治疗的现状[J].中华心血管病杂志，2018，46（10）：825-827.

[59] 王洪鹄，赵瑃，侯苏芸.实时三维经食管超声心动图在二尖瓣瓣周漏诊断及封堵治疗中的应用价值[J].中国临床医学影像杂志，2020，31（3）：204-207.

[60] 经食管超声心动图临床应用中国专家共识专家组.经食管超声心动图临床应用中国专家共识[J].中国循环杂志，2018，33（1）：11-23.

# 中英文名词对照索引

## A

acceleration time，AT　加速时间

aneurysm of sinus of Valsalva，ASV　主动脉窦瘤

annulus　瓣环

anomalous origin of one pulmonary artery，AOPA　单侧肺动脉异常起源

anomalous origin of right pulmonary artery，AORPA　右肺动脉异常起源

anterior mitral leaflet，AML　二尖瓣前叶

antero-lateral mitral commissure，AL　前外交界

antero-lateral papillary muscle，APM　前外侧乳头肌

aorta，AO　主动脉

aortic arch，ARCH　主动脉弓

aortic dissection，AD　主动脉夹层

aortic insufficiency，AI　主动脉瓣关闭不全

aortic regurgitation，AR　主动脉瓣反流

aortic valve，AV　主动脉瓣

aortic valve stenosis，AS　主动脉瓣狭窄

arrhythmogenic cardiomyopathy，ACM　致心律失常性心肌病

arrhythmogenic left ventricular cardiomyopathy，ALVC　致心律失常性左心室心肌病

arrhythmogenic right ventricular cardiomyopathy，ARVC　致心律失常性右心室心肌病

ascending aorta，AAO　升主动脉

atrial septal defect，ASD　房间隔缺损

## B

Bernoulli　伯努利

blood pressure，BP　血压

body surface area，BSA　体表面积

brachiocephalic trunk　头臂干

## C

cardiac index，CI　心脏指数

cardiac output，CO　心输出量

cardiac papillary elastofibroma，CPE　心脏乳头样弹性纤维瘤

chordae tendineae　腱索

color Doppler flow imaging，CDFI　彩色多普勒血流成像

common pulmonary venous trunk，CPV　共同肺静脉干

compaction，C　致密层心肌

continuous wave Doppler，CW　连续波多普勒

coronary sinus，CS　冠状静脉窦

crista terminalis，CT　界嵴

cross section area，CSA　流出道横截面积

## D

descending aorta，DAO　降主动脉

dilated cardiomyopathy，DCM　扩张型心肌病

Doppler velocity index，DVI　多普勒速度指数

## E

effective mitral regurgitation orifice area，EROA　二尖瓣有效反流口面积

effective orifice area，EOA　有效瓣口面积

ejection fraction，EF　射血分数

ejection time，ET　射血时间

end diastole，ED　舒张末期

end-diastolic volume，EDV　舒张末期容积

endocardial cushion defects，ECD　心内膜垫缺损

endometrial stromal sarcoma，ESS　子宫内膜间质肉瘤

endocarditis　心内膜炎

end systole，ES　收缩末期

end-systolic volume，ESV　收缩末期容积

E-point of septal separation，EPSS　E峰至室间隔距离

eustachian valve，EV　欧氏嵴

## F

fractional of area change，FAC　面积变化分数

fractional shortening，FS　短轴缩短率

## G

global longitudinal strain，GLS　整体长轴应变

guideline of American Heart Association/American College of Cardiology，AHA/ACC　美国心脏学会 / 美国心脏病学会指南

guideline of European Society of Cardiology，ESC　欧洲心脏病学会指南

## H

heart failure，HF　心力衰竭
hypereosinophilic syndrome，HES　嗜酸性粒细胞增多综合征
hypertrophic cardiomyopathy，HCM　肥厚型心肌病

## I

infective endocarditis，IE　感染性心内膜炎
inferior vena cava，IVC　下腔静脉
interatrial septum，IAS　房间隔
interventricular septum，IVS　室间隔
interventricular septal thickness，IVST　室间隔厚度
intramural hemorrhage and hematoma，IMH　主动脉壁间血肿
intravenous ultrasound，IVUS　冠状动脉血管内超声
isovolumic contraction time，IVCT　等容收缩时间
isovolumic relaxation time，IVRT　等容舒张时间

## L

Lambl excrescences，LE　兰伯赘生物
left atrial appendage，LAA　左心耳
left atrial pressure，LAP　左心房压
left atrial volume index，LAVI　左心房容积指数
left atrium，LA　左心房
left brachiocephalic vein　左头臂静脉
left common carotid artery，LCCA　左颈总动脉
left coronary artery，LCA　左冠状动脉
left coronary sinus，L　左冠窦
left pulmonary artery，LPA　左肺动脉
left subclavian artery，LSCA　左锁骨下动脉
left superior pulmonary vein，LSPV　左上肺静脉
left ventricle，LV　左心室
left ventricular ejection fraction，LVEF　左心室射血分数
left ventricular end-diastolic dimension，LVDd　左心室舒张末期内径
left ventricular end-diastolic volume，LVEDV　左心室舒张末期容积
left ventricular end-systolic dimension，LVDs　左心室收缩末期内径
left ventricular end-systolic volume，LVESV　左心室收缩末期容积
left ventricular false tendon，LVFT　左心室假腱索

left ventricular opacity，LVO　左心声学造影

left ventricular outflow tract，LVOT　左心室流出道

left ventricular posterior wall，LVPW　左心室后壁

left ventricular posterior wall enddiastolic thickness，LVPWTd　左心室后壁厚度

Libman-Sacks　疣状心内膜炎

liver　肝脏

## M

main pulmonary artery，MPA　主肺动脉

Marfan syndrome　马方综合征

mass　肿块

mechanical index，MI　机械指数

mitral regurgitation，MR　二尖瓣反流

mitral stenosis，MS　二尖瓣狭窄

mitral valve，MV　二尖瓣

mitral valve area，MVA　二尖瓣口面积

mitral valve quantification，MVQ　二尖瓣定量分析

myocardial contrast echocardiography，MCE　心肌造影超声心动图

myocardial end-diastolic length，MLd　心肌舒张末期长度

myocardial end-systolic length，MLs　心肌收缩末期长度

## N

nodules of arantius，NA　阿郎希乌斯小结

non-compaction，NC　非致密层心肌

non-coronary sinus，N　无冠窦

## P

papillary muscles，PM　乳头肌

paravalvular leakage，PVL　瓣周漏

partial anomalous pulmonary venous connection，PAPVC　部分型肺静脉异位引流

patent ductus arteriosus，PDA　动脉导管未闭

patent foramen ovale，PFO　卵圆孔未闭

patient-prosthesis mismatch，PPM　患者-人工瓣膜不匹配

percutaneous left atrial appendage occlusion，PLAAO　经皮左心耳封堵术

pericardial effusion，PE　心包积液

posterior-internal commissure，PM　后内交界

posterior mitral leaflet，PML　二尖瓣后叶

posterior papillary muscle，PPM　后内乳头肌

pressure half time，PHT　压差减半时间

pulmonary artery，PA　肺动脉

pulmonary artery sling，PAS　肺动脉吊带

pulmonary artery systolic pressure，PASP　肺动脉收缩压

pulmonary insufficiency，PI　肺动脉瓣关闭不全

pulmonary stenosis，PS　肺动脉瓣狭窄

pulmonary valve，PV　肺动脉瓣

pulse repeative frequency，PRF　脉冲重复频率

pulsed wave Doppler，PW　脉冲波多普勒

## R

real time three-dimensional echocardiography，RT-3DE　实时三维超声心动图

regurgitant fraction，RF　反流分数

regurgitant volume，RVol　反流容积

restrictive cardiomyopathy，RCM　限制型心肌病

right atrial appendage，RAA　右心耳

right atrial pressure，RAP　右心房压

right atrium，RA　右心房

right coronary artery，RCA　右冠状动脉

right coronary sinus，R　右冠窦

right pulmonary artery，RPA　右肺动脉

right ventricle，RV　右心室

right ventricular anterior wall，RVAW　右心室前壁

right ventricular diameter，RVD　右心室内径

right ventricular ejection fraction，RVEF　右心室射血分数

right ventricular index of myocardial performance，RIMP　右心室心肌工作指数

right ventricular inflow chamber，RVEC　右心室流入腔

right ventricular outflow chamber，RVOC　右心室流出腔

right ventricular outflow tract，RVOT　右心室流出道

right ventricular systolic pressure，RVSP　右心室收缩压

right ventricular wall，RVW　右心室壁

ruptured sinus of valsalva aneurysm，RSVA　主动脉窦瘤破裂

## S

sinus of Valsalva　瓦氏窦

stroke volume，SV　每搏输出量

superior vena cava，SVC　上腔静脉

systemic lupus erythematosus，SLE　系统性红斑狼疮

systolic anterior motion，SAM　SAM 征

## T

thrombus，TH　血栓

time gain compensation，TGC　时间增益补偿

tissue Doppler imaging，TDI　组织多普勒成像

tissue harmonic imaging，THI　组织谐波成像

total anomalous pulmonary venous connection，TAPVC　完全型肺静脉异位引流

transcatheter aortic valve replacement，TAVR/transcatheter aortic valve implantation，TAVI　经导管主动脉瓣置换 / 置入术

transesophageal echocardiography，TEE　经食管超声心动图

transmitting frequency，FT　发射频率

transthoracic echocardiography，TTE　经胸超声心动图

tricuspid annular plane systolic excursion，TAPSE　三尖瓣环收缩期位移

tricuspid insufficiency，TI　三尖瓣关闭不全

tricuspid regurgitation，TR　三尖瓣反流

tricuspid stenosis，TS　三尖瓣狭窄

tricuspid valve，TV　三尖瓣

tumour，T　肿瘤

## U

ultrasound contrast agents，UCA　超声造影剂

unilateralabsence of pulmonary artery，UAPA　先天性单侧肺动脉缺如

## V

valvular heart disease，VHD　心脏瓣膜病

velocity time integral，VTI　速度 – 时间积分

ventricular septal defect，VSD　室间隔缺损

vertical vein，VV　垂直静脉

## W

wall motion score index，WMSI　室壁运动计分指数